高等院校医学类系列教材

医用高等数学

第2版

主　　编　刘启贵　吕兴汉
副 主 编　彭继世　唐　晓
编　　委　（以姓氏笔画排序）
　　　　　王　川（首都医科大学）
　　　　　吕兴汉（首都医科大学）
　　　　　刘启贵（大连医科大学）
　　　　　李国荣（大连医科大学）
　　　　　张胜刚（大连医科大学）
　　　　　陈　群（宁夏医科大学）
　　　　　胡志敏（广州医科大学）
　　　　　闻凤霞（包头医学院）
　　　　　顾作林（河北医科大学）
　　　　　郭淑霞（锦州医科大学）
　　　　　唐　晓（大连医科大学）
　　　　　彭继世（贵州医科大学）
　　　　　韩文静（首都医科大学）
学术秘书　李国荣（大连医科大学）

科学出版社
北　京

内 容 简 介

本书根据我国近年高等医药院校对高等数学教学的需求,按照教育部非数学专业数学基础课程教学指导委员会制定的"医科数学教学基本要求"编写. 书中讲述了微分学、积分学、常微分方程、概率论及线性代数方面的基础知识,重点突出了基本概念、基本理论和基本微积分学计算方法. 本书再版从生活中的具体问题入手,给出了一定数量的例题和习题,并用微积分的方法处理医学的实际问题.

本书可供普通高等医药院校作为高等数学教材使用,也可供医学工作者作为相关的参考使用.

图书在版编目（CIP）数据

医用高等数学 / 刘启贵,吕兴汉主编. —2 版. —北京:科学出版社,2018.8
ISBN 978-7-03-058008-5

Ⅰ. ①医… Ⅱ. ①刘… ②吕… Ⅲ. ①医用数学–高等学校–教材
Ⅳ. ①R311

中国版本图书馆 CIP 数据核字（2018）第 131840 号

责任编辑：王 颖 / 责任校对：郭瑞芝
责任印制：徐晓晨 / 封面设计：陈 敬

版权所有，违者必究。未经本社许可，数字图书馆不得使用

科学出版社 出版
北京东黄城根北街 16 号
邮政编码：100717
http://www.sciencep.com

北京盛通商印快线网络科技有限公司 印刷
科学出版社发行 各地新华书店经销

*

2013 年 7 月第 一 版　开本：850×1168　1/16
2018 年 8 月第 二 版　印张：14
2022 年 7 月第 八 次印刷　字数：322 000

定价：49.80 元
（如有印装质量问题，我社负责调换）

前　言

医用高等数学是基础、临床、预防、口腔等医学专业及药学各专业必修的一门基础课，它包含了医学研究中所涉及的大学数学基础和数学方法，以及数学在医学上的应用．它是医学各门学科的基础课，为医学院校学生提供必备的高等数学素质教育；同时为研究医学实际问题和生命现象(或过程)的数量规律提供重要的数学研究方法与思维．但由于医学院校的专业培养目标不尽相同，课程设置也有较大的差别．本书根据我国近年高等医药院校对高等数学教学的需求，在总结本人二十余年数学教学经验的基础上，按照教育部非数学专业数学基础课程教学指导委员会制定的"医科数学教学基本要求"编写．

本书面向医学数学教材建设与改革的方向，立足于医学教学与医学实践的需要，在大量调查的基础上，与相关医学院校有多年医学数学教学经验的教师进行了深入、广泛的讨论，在本书编写过程中突出以下特点：精炼教材内容，兼顾数学理论体系，强调"三基"即基本概念、基本理论和基本方法，并增加了用高等数学方法处理常见的医学相关问题．全书力求做到重点突出，层次分明，例题典型，深入浅出，行文流畅，说理透彻．在内容体系的安排上尽可能科学合理．

全书分九章，第一章至第六章，按 48 教学学时数编写，属于基础部分．第七章至第九章相对独立．全书总教学时数大约72学时，可满足不同教学层次的需求，各章节的取舍可自行调整．本书的内容包含一元函数微积分、多元函数微积分、线性代数初步与概率论基础等几个部分．一元函数微积分部分以极限、连续、微分、积分为主线展开讨论，(常)微分方程本质上也是一元函数的积分；多元函数微积分部分在简单介绍空间解析几何知识的基础上，以二元函数为对象，介绍极限与连续、偏导数与全微分、极值、二重积分等知识；线性代数部分，主要讲述行列式的性质与运算、矩阵的初等变换、线性方程组的解等内容；概率论基础部分，在介绍了事件与概率等基本概念之后，以古典概型为基础，讲述概率的加法与乘法公式，进而讨论了常见随机变量的概率分布及其数字特征．本书每章的首页为本章的高度概括，希望读者认真阅读与思考．

本书在文字表达上力求精炼准确，通俗易懂，尽量避免过于数学化的语言．从应用角度出发，对教材中定理、性质的讲述理解重于证明，以求达到数学上的逻辑性与医学上的应用性二者之间的相对平衡．每节之后附有适量、难度稍大的思考与讨论，可以启发读者的思维．每章之后提供大量的习题并附参考答案，方便读者自学．

本书在编写与出版过程中得到各参编学校的领导、科学出版社的全力支持和帮助，在此一并致谢．

由于编者水平有限，难免有不当之处，恳请读者批评指正．

刘启贵

2018 年 4 月

目　　录

前言
第一章　函数与极限 ··· 1
　　第一节　函数 ··· 2
　　第二节　极限 ··· 4
　　第三节　函数的连续性 ·· 12
　　习题一 ·· 16
第二章　导数与微分 ·· 18
　　第一节　导数的概念 ·· 19
　　第二节　函数的求导法则 ·· 23
　　第三节　隐函数的导数 ··· 26
　　第四节　高阶导数 ··· 29
　　第五节　微分 ·· 29
　　习题二 ·· 32
第三章　导数的应用 ·· 36
　　第一节　微分中值定理 ··· 37
　　第二节　洛必达法则 ·· 39
　　第三节　函数的单调性与曲线的凹凸性 ································ 43
　　第四节　函数的极值与最值 ··· 47
　　第五节　函数图形的描绘 ·· 52
　　习题三 ·· 55
第四章　不定积分 ··· 57
　　第一节　不定积分的概念与性质 ··· 58
　　第二节　换元积分法 ·· 61
　　第三节　分部积分法 ·· 65
　　第四节　有理函数积分法 ·· 66
　　习题四 ·· 68
第五章　定积分 ·· 69
　　第一节　定积分的概念和性质 ·· 70
　　第二节　微积分基本公式 ·· 76
　　第三节　定积分的换元与分部积分法 ··································· 79
　　第四节　定积分的应用 ··· 82
　　第五节　反常积分 ··· 88
　　习题五 ·· 90
第六章　常微分方程基础 ·· 93
　　第一节　微分方程的基本概念 ·· 94
　　第二节　一阶微分方程 ··· 95
　　第三节　可降阶的高阶微分方程 ··· 99
　　第四节　二阶常系数齐次线性微分方程 ······························· 102
　　第五节　微分方程在医学上的应用 ····································· 105

习题六 ·· 109

第七章　多元函数微积分 ·· 111
 第一节　极限与连续 ·· 112
 第二节　偏导数与全微分 ·· 117
 第三节　多元复合函数与隐函数的偏导数 ·· 122
 第四节　多元函数的极值 ·· 125
 第五节　二重积分 ·· 128
 习题七 ·· 135

第八章　概率论基础 ·· 137
 第一节　随机事件与概率 ·· 138
 第二节　概率基本公式 ·· 141
 第三节　随机变量及其概率分布 ·· 147
 第四节　随机变量的数字特征 ·· 155
 习题八 ·· 161

第九章　线性代数初步 ·· 164
 第一节　行列式 ··· 165
 第二节　矩阵 ··· 172
 第三节　矩阵的初等变换 ·· 182
 第四节　矩阵的特征值与特征向量 ·· 194
 习题九 ·· 198

附录 ·· 201
 附录1　不定积分表 ·· 201
 附录2　泊松分布数值表 ·· 206
 附录3　标准正态分布函数数值表 ·· 207

参考答案 ·· 208
 习题一 ·· 208
 习题二 ·· 208
 习题三 ·· 210
 习题四 ·· 211
 习题五 ·· 212
 习题六 ·· 212
 习题七 ·· 213
 习题八 ·· 214
 习题九 ·· 216

第一章 函数与极限

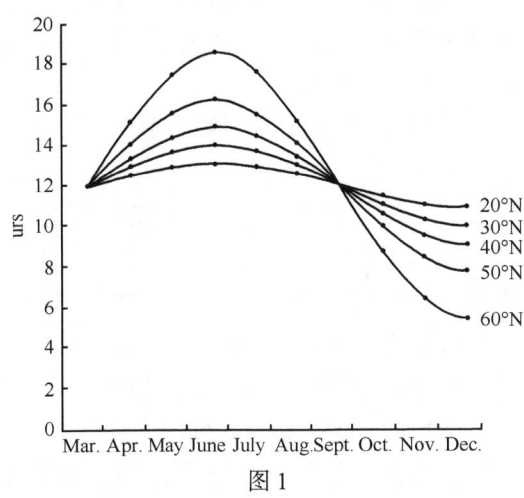

图 1

图 1 给我们展示的是地球上不同纬度的地方，日照时间随季节的变化．由此我们可以非常容易地看到日照时间的变化规律，这就是函数的表达方式之一．本章将复习最基本的函数，以及介绍函数的图像、转换及复合函数，为下一步学习微积分打下基础．

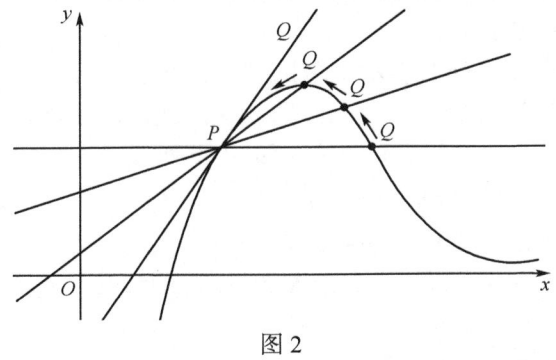

图 2

数学史上有两个最经典的例子，一是通过一点的割线逼近求其切线的正切值(见图 2)；二是确定物体的瞬时速度(见第二章例 2-2)，都需要使用极限来解决问题．我们将从研究极限和极限的性质开始微积分的学习．

第一节 函 数

一、函数的概念

无论何时,当一个变量依赖于另外一个变量时,就产生了函数.例如,圆的面积 S 依赖于它的半径 r. 圆的面积和半径之间的关系可以通过等式 $S=\pi r^2$ 来表达.对于每一个正数 r,都有一个 S 与之对应,我们说 S 是 r 的函数.

又如,全世界的人口数 N 依赖于时间 t,表 1-1 给出世界人口数 N 和确定年份之间的关系.

表 1-1 1900～2000 年全世界人口数 (单位:亿)

年份	1900	1910	1920	1930	1940	1950	1960	1970	1980	1990	2000
人口数	16.50	17.50	18.60	20.70	23.00	25.60	30.40	37.10	44.50	52.80	60.80

对于某个确定的年份如 1950 年,可以得到相应人口数的近似值 $N(1950)=25.60$(亿). 实际上,对于任意时刻 t,都有一个 N 值与之对应. 我们说 N 是时间 t 的函数.

函数的定义:设 x,y 是同一变化过程中的两个变量,如果对于变量 x 的每一个取值,按某一规律,变量 y 总有一个确定的值与之对应,则称 y 为 x 的**函数**(function). 记为
$$y = f(x),$$
变量 x 称为**自变量**(independent variable),变量 y 称为**因变量**(dependent variable).

自变量 x 允许取值的集合称为函数的**定义域**(domain of definition),如果 x_0 是函数定义域中的一点,把它对应的因变量的值称为函数值,记为 $f(x_0)$ 或 $y|_{x=x_0}$,所有函数值的集合称为函数的**值域**(range).

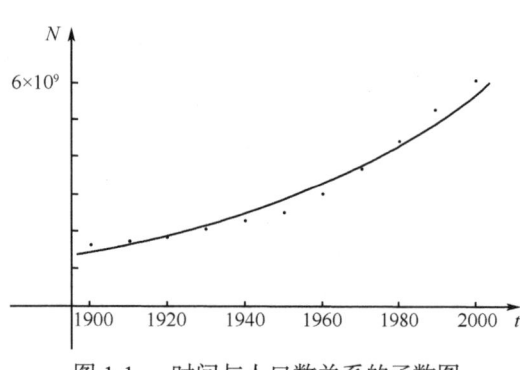

图 1-1 时间与人口数关系的函数图

实际中,根据具体的情况,可使用解析式、图像、表格等形式表示函数关系.

解析式法是最典型的表示函数的方法,也是我们对函数进行微积分计算时最常采用的函数表达形式. 如在全世界人口数 N 和时间 t 关系的例子中,可以用下列表达式给出近似人口数(单位:亿)与时间的关系
$$N(t)=0.008079266 \times 1.013731^t,$$
也可以用图像法表示全世界人口数 N 和时间 t 的关系,见图 1-1 所示.

表格法表示如表 1-1 所示.

二、初等函数 分段函数

1. 基本初等函数

常函数　　$y=C$ (C 为常数);

幂函数　　$y=x^a$ ($a \in R$);

指数函数　　$y=a^x$ ($a>0, a \neq 1$);

对数函数　　$y=\log_a x$ ($a>0, a \neq 1$);

三角函数　　$y=\sin x$,$y=\cos x$,$y=\tan x$,$y=\cot x$;

反三角函数　　$y=\arcsin x$,$y=\arccos x$,$y=\arctan x$,$y=\operatorname{arccot} x$.

这几种函数统称为**基本初等函数**(basic elementary function).

2. 复合函数

设 $y=f(u)$ 是变量 u 的函数,而 $u=\varphi(x)$ 是变量 x 的函数,如果变量 x 取某些值时,相应地 u 使 y 有

定义,则称 y 是 x 的**复合函数**(function composition),记为
$$y = f[\varphi(x)],$$
其中的变量 u 称为**中间变量**.

例 1-1 设 $f(x) = \sqrt{x}$,$g(x) = \sqrt{2-x}$,并确定下列复合函数及定义域.

(1) $f[g(x)]$; (2) $g[f(x)]$; (3) $f[f(x)]$; (4) $g[g(x)]$.

解 (1) $f[g(x)] = \sqrt{\sqrt{2-x}} = \sqrt[4]{2-x}$,定义域为 $(-\infty, 2]$;

(2) $g[f(x)] = \sqrt{2 - \sqrt{x}}$,定义域为 $[0, 4]$;

(3) $f[f(x)] = \sqrt{\sqrt{x}} = \sqrt[4]{x}$,定义域为 $[0, +\infty)$;

(4) $g[g(x)] = \sqrt{2 - \sqrt{2-x}}$,定义域为 $[-2, 2]$.

注意:不是任意两个函数都可以复合. 例如,$y = \ln u$,$u = -\sqrt{x}$,因任意允许的 x 都使得 $u = -\sqrt{x} \leq 0$,$\ln u$ 无意义,因此它们不能复合.

在后面的微积分计算中,我们常需要把复合函数分解成若干个基本初等函数或由基本初等函数通过四则运算得到的"简单函数",再利用基本初等函数的性质与公式进行相应的微积分计算.

例 1-2 将下列复合函数分解为简单函数.

(1) $y = [\cos(x+9)]^2$; (2) $y = \dfrac{(x+3)^{10}}{1+(x+3)^{10}}$.

解 (1) 函数由 $y = u^2$,$u = \cos v$,$v = x + 9$ 复合而成.

(2) 函数由 $y = \dfrac{u}{1+u}$,$u = v^{10}$,$v = x + 3$ 复合而成.

3. 初等函数 由基本初等函数经过有限次四则运算及有限次复合所得到的仅用一个解析式表达的函数,称为**初等函数**(elementary function).

例如,$y = x^3 + \ln(x + \sqrt{x^2+1})$,$y = x\tan x + \sin(e^x + 1)$ 等都是初等函数.

4. 分段函数 当自变量 x 位于定义域的不同区间段时,函数由不同的解析式来定义,这种函数称为**分段函数**(piecewise function).

例 1-3 中国邮寄特快专递信函的价格准则为:信件重量不超过 200g 需花费 20 元,信件重量每再续重 200g 则需增加 4 元的花费. 价格 $C(w)$ (单位: 元)和信件重量 w(单位: g)之间的关系为(图 1-2)

$$C(w) = \begin{cases} 20, & 0 < w \leq 200 \\ 24, & 200 < w \leq 400 \\ 28, & 400 < w \leq 600 \\ 32, & 600 < w \leq 800 \end{cases},$$

在例 1-3 中,价格 C 是重量 w 的函数,但其函数关系是用不同区间段的四个解析式来表达的,因此价格 $C(w)$ 是一个分段函数.

分段函数是一个函数,而不是多个函数. 在求分段函数的函数值时,要先判断自变量属于哪个定义区间,再代到这个区间相应的函数解析式里进行运算.

例 1-4 $f(x) = \begin{cases} 1-x, & x \leq 1 \\ x^2, & x > 1 \end{cases}$,求 $f(0)$,$f(1)$ 和 $f(2)$,并作图.

解 $f(0) = 1 - 0 = 1$,$f(1) = 1 - 1 = 0$,$f(2) = 2^2 = 4$,作图 1-3.

三、函数的几种特性

1. 有界性 设 I 是函数 $f(x)$ 有定义的区间,如果存在一个正数 M,使对所有的 $x \in I$,恒有 $|f(x)| \leq M$,则称函数 $f(x)$ 在区间 I 内**有界**,否则称函数 $f(x)$ 在 I 内**无界**.

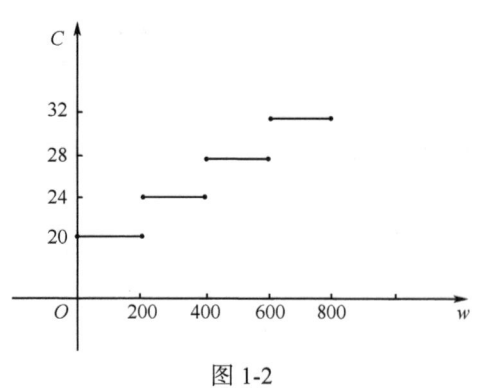

图 1-2

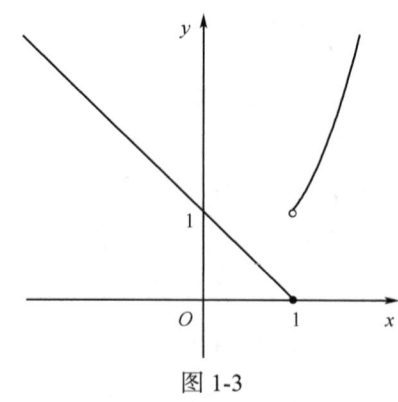

图 1-3

例如，$\tan x$ 在 $\left(-\dfrac{\pi}{4},+\dfrac{\pi}{4}\right)$ 内有界，但在 $\left(-\dfrac{\pi}{2},+\dfrac{\pi}{2}\right)$ 内无界。$\sin x$ 在其定义域上是有界的。

2. 单调性 设 x_1，x_2 是函数 $f(x)$ 的某个有定义的区间 (a,b) 内的任意两点，且 $x_1<x_2$。若 $f(x_1)<f(x_2)$，则称 $f(x)$ 在 (a,b) 内是**单调递增的**；反之若 $f(x_1)>f(x_2)$，则称 $f(x)$ 在 (a,b) 内是**单调递减的**。

例如，e^x 在 $(-\infty,+\infty)$ 内是单调递增的；x^2 在 $(-\infty,0)$ 内是单调递减的，在 $(0,+\infty)$ 内是单调递增的。

3. 奇偶性 设函数 $f(x)$ 的定义域关于原点对称。对于定义域内的任意 x，如果 $f(-x)=f(x)$ 恒成立，则称 $f(x)$ 为**偶函数**；如果 $f(-x)=-f(x)$ 恒成立，则称 $f(x)$ 为**奇函数**。

例如，x^2，$\cos x$ 是偶函数；x^3，$\sin x$ 是奇函数；而 x^3-x^4，$\arccos x$ 是非奇非偶函数。

奇函数的图像关于原点对称，偶函数的图像关于 y 轴对称。

4. 周期性 设 x 是函数 $f(x)$ 定义域内的任意一点，如果存在一个正数 l，使得 $f(x+l)$ 也有定义，且等式 $f(x+l)=f(x)$ 恒成立，则称 $f(x)$ 为**周期函数**，满足这个等式的最小正数 l 称为函数的**最小正周期**，简称为**周期**。

例如：$\sin x$，$\cos 2x$ 都是周期函数，它们的周期分别为 2π，π。

【思考与讨论】

1. $f(x)=e^{\ln x}$，$g(x)=x$ 是不是相同的函数？
2. 若变量 x,y 满足 $x^2+y^2=4$，y 是否为 x 的函数？

第二节 极 限

一、极限的概念

引例 从多伦多著名的高达 450m 的加拿大国家电视台的露天平台上滚下一个球，求过 5s 以后球的瞬时速度。

解 已知位移是时间的函数，$S(t)=4.9t^2$。

我们不能直接得到 5s 以后的瞬时速度，可以先考虑从 $t=5\,\text{s}$ 到 $t=5.1\,\text{s}$ 这段很短的时间内的平均速度

$$\bar{v}=\frac{S(5.1)-S(5)}{0.1}$$
$$=\frac{4.9\times 5.1^2-4.9\times 5^2}{0.1}$$
$$=49.49\,\text{m}/\text{s}.$$

我们不断缩短从 $t=5\text{s}$ 开始的时间间隔，得到各段时间的平均速度见表 1-2。

表 1-2

时间间隔	[5, 5.1]	[5, 5.05]	[5, 5.01]	[5, 5.001]
平均速度	49.49	49.245	49.049	49.0049

容易看出，时间间隔越来越短，平均速度越来越近于 49m/s，这就是当时间 t 无限接近 $t=5$s 时，平均速度的极限，即为 $t=5$s 的瞬时速度.

从求瞬时速度的问题看出，当自变量无限靠近某点时，函数的变化趋势存在一定规律性，这就是极限概念所要描述和解答的问题.

1. $x \to \infty$ 时函数的极限　当 $x \to \infty$ 时，考察函数 $f(x) = \dfrac{1}{x}$ 的变化趋势. 如表 1-3 所示.

表 1-3

x	± 1	± 10	± 100	± 1000	± 10000	± 100000	$\cdots$	$\to \infty$
$f(x)$	± 1	± 0.1	± 0.01	± 0.001	± 0.0001	± 0.00001	$\cdots$	$\to 0$

可以看出，当 $|x|$ 无限增大(即为 $x \to \pm\infty$)时，函数 $f(x) = \dfrac{1}{x}$ 无限趋向 0. 见图 1-4.

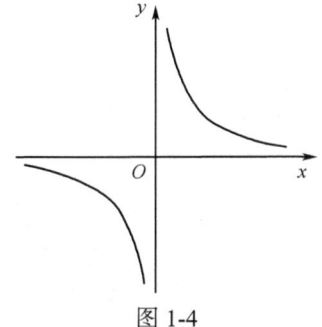

定义 1-1　设当 $|x|$ 大于某一正数时函数 $f(x)$ 有定义，如果 $|x|$ 无限增大时，函数 $f(x)$ 无限趋向某一常数 A，就称当 x 趋向无穷大时，函数 $f(x)$ 以 A 为**极限**(limit)或收敛于 A，记为

$$\lim_{x \to \infty} f(x) = A \text{ 或 } f(x) \to A\,(x \to \infty).$$

上例的变化趋势用极限表示就是 $\lim\limits_{x \to \infty} \dfrac{1}{x} = 0$.

图 1-4

如果 $|x|$ 无限增大时，函数 $f(x)$ 不趋向某个常数，就称 $x \to \infty$ 时，$f(x)$ 的极限不存在(或称发散).

例如：函数 $y = \cos x$，当 $x \to \infty$ 时，函数值在 -1 与 $+1$ 之间波动，故 $x \to \infty$ 时，$\cos x$ 的极限不存在.

例如：函数 $y = x^2$，当 $x \to \infty$ 时，y 无限增大. 故 $x \to \infty$ 时，x^2 的极限不存在. 但这种情况可以记为

$$\lim_{x \to \infty} x^2 = \infty \text{ 或 } x^2 \to \infty\,(x \to \infty),$$

这并不意味着极限存在，而是表示在这一极限过程中函数绝对值不断增大.

例 1-5　当 $x \to \infty$ 时，考察 $\arctan x$ 的极限.

解　由图 1-5 可见，当 x 从正方向趋近于无穷大时，$\arctan x$ 趋近于 $\dfrac{\pi}{2}$；当 x 从负方向趋近于无穷大时，$\arctan x$ 趋近于 $-\dfrac{\pi}{2}$；故 $x \to \infty$ 时，由于 $\arctan x$ 不趋近于同一个常数，$\lim\limits_{x \to \infty} \arctan x$ 不存在.

在例 1-5 中若只考虑 $x \to +\infty$ 或只考虑 $x \to -\infty$ 时，$\arctan x$ 的极限存在，称为单侧极限，记为

$$\lim_{x \to +\infty} \arctan x = \dfrac{\pi}{2}, \quad \lim_{x \to -\infty} \arctan x = -\dfrac{\pi}{2}.$$

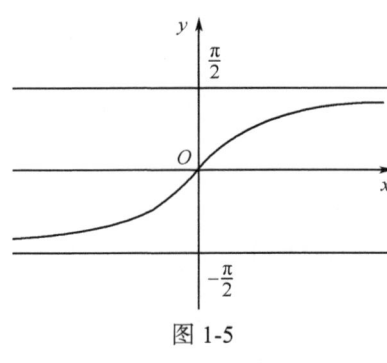

图 1-5

单侧极限　仅当自变量 x 沿 x 轴正方向无限增大(或沿 x 轴负方向绝对值无限增大)时，函数 $f(x)$ 无限趋近于某常数 A，称 A 为函数 $f(x)$ 的**单侧极限**(one-sided limit)，即

$$\lim_{x \to +\infty} f(x) = A\,(\text{或} \lim_{x \to -\infty} f(x) = A).$$

2. $x \to x_0$ 时函数的极限　以函数 $f(x) = \dfrac{1}{x}$ 为例，我们观察自变量 x 从 $x=1$ 的左右两个方向趋向 1 但不等于 1(记为 $x \to 1$)时，函数的变化趋势. 如表 1-4 所示.

表 1-4

x	0.9	0.99	0.999	...	→	1	←	...	1.001	1.01	1.1
$f(x)$	1.100	1.010	1.001	...	→	1	←	...	0.999	0.990	0.909

显然，自变量 x 无论是从 1 的左边还是从 1 的右边趋向 1，其函数值都趋向常数 1.

定义 1-2 设函数 $f(x)$ 在点 x_0 附近有定义(在这点本身可以没有定义)，当自变量 x 以任何方式无限趋向定点 x_0 但不等于 x_0 时，如果函数无限趋向某常数 A，就称当 x 趋向 x_0 时，函数以 A 为极限，记为

$$\lim_{x \to x_0} f(x) = A \text{ 或 } f(x) \to A (x \to x_0).$$

表 1-4 中的变化趋势记为 $\lim\limits_{x \to 1} \dfrac{1}{x} = 1$. 如果当 $x \to x_0$ 时，$f(x)$ 不趋向一个常数，则称当 $x \to x_0$ 时，$f(x)$ 的极限不存在. 例如：$\lim\limits_{x \to \frac{\pi}{2}} \tan x = \infty$ 或 $\tan x \to \infty \left(x \to \dfrac{\pi}{2}\right)$.

例 1-6 用来描述电流在 $t=0$ 时刻变化的 Heaviside 函数如图 1-6 所示，考察 $t \to 0$ 时函数的极限.

$$H(t) = \begin{cases} 0, & t<0 \\ 1, & t \geq 0 \end{cases}.$$

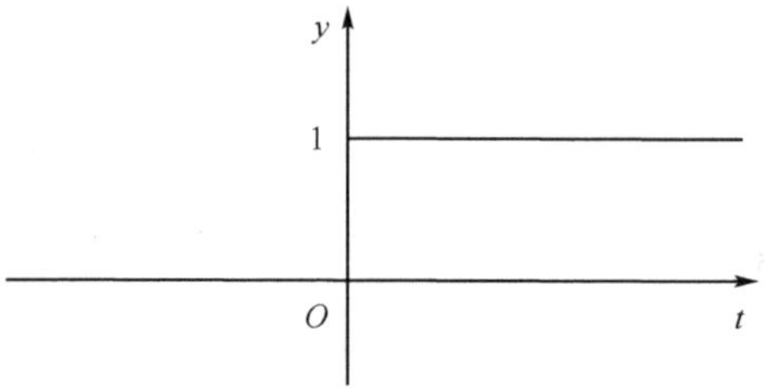

解 当 t 从 0 的左侧趋近于 0 时，$H(t)$ 趋近于 0；当 t 从 0 的右趋近于 0 时，$H(t)$ 趋近于 1. 由于函数没有趋近于同一个常数，故当 $t \to 0$ 时，$H(t)$ 的极限不存在.

在例 1-6 中，虽然当 $t \to 0$ 时，$H(t)$ 极限不存在，但如果只考虑 t 从 0 的左侧或仅从 0 的右侧趋近于 0 时，$H(t)$ 极限存在. 这就是左右极限的概念.

图 1-6

左右极限 自变量 x 仅从 x_0 的左侧 ($x<x_0$) 趋向 x_0 但不等于 x_0 时，若函数 $f(x)$ 趋向某一常数 A，则称 A 为函数 $f(x)$ 当 $x \to x_0$ 时的**左极限**(left-hand limit)；自变量 x 仅从 x_0 的右侧 ($x>x_0$) 趋向 x_0 但不等于 x_0 时，若函数 $f(x)$ 趋向某一常数 B，则称 B 为函数 $f(x)$ 当 $x \to x_0$ 时的**右极限**(right-hand limit). 记为

$$\lim_{x \to x_0^-} f(x) = A, \quad \lim_{x \to x_0^+} f(x) = B$$

或

$$f(x_0^-) = A, \quad f(x_0^+) = B.$$

显然，当 $x \to x_0$ 时，函数 $f(x)$ 极限存在的充分必要条件是左、右极限都存在并且相等.

例 1-7 请根据图 1-7 确定：

(1) $\lim\limits_{x \to 2^-} g(x)$；(2) $\lim\limits_{x \to 2^+} g(x)$；(3) $\lim\limits_{x \to 2} g(x)$；(4) $\lim\limits_{x \to 5^-} g(x)$；(5) $\lim\limits_{x \to 5^+} g(x)$；(6) $\lim\limits_{x \to 5} g(x)$.

解 (1) $\lim\limits_{x \to 2^-} g(x) = 3$；(2) $\lim\limits_{x \to 2^+} g(x) = 1$；

(3) $x \to 2$ 时，$g(x)$ 左、右极限存在但不相等，因此 $\lim\limits_{x \to 2} g(x)$ 不存在；

(4) $\lim\limits_{x \to 5^-} g(x) = 2$；(5) $\lim\limits_{x \to 5^+} g(x) = 2$；

(6) $x \to 5$ 时 $g(x)$ 左、右极限都存在且相等，因此 $\lim\limits_{x \to 5} g(x) = 2$.

例 1-8 讨论函数 $f(x) = \begin{cases} 1+x, & x<0 \\ 1-x, & x>0 \end{cases}$，当 $x \to 0$ 时的极限.

解 如图 1-8，

$$f(0^-) = \lim_{x \to 0^-} f(x) = \lim_{x \to 0^-} (1+x) = 1, \quad f(0^+) = \lim_{x \to 0^+} f(x) = \lim_{x \to 0^+} (1-x) = 1,$$

左、右极限都存在且相等，因此当 $x \to 0$ 时，$f(x)$ 的极限存在，即 $\lim\limits_{x \to 0} f(x) = 1$.

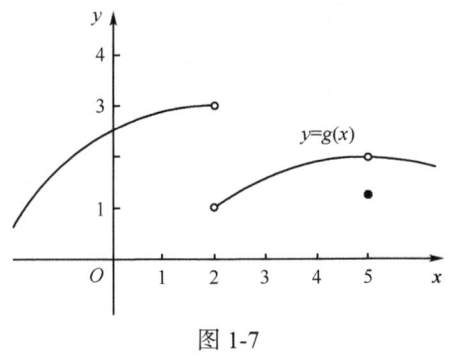

图 1-7

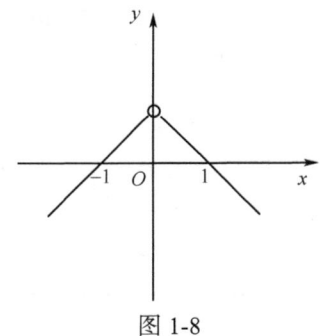

图 1-8

二、无穷小量及其性质

1. 无穷小量与无穷大量的概念

定义 1-3 当 $x \to x_0$ (或 $x \to \infty$)时,如果函数 $f(x)$ 的极限为零,则称 $f(x)$ 为当 $x \to x_0$ (或 $x \to \infty$)时的无穷小量,简称**无穷小**(infinitesimal). 常用 α, β, γ 等表示.

例如:$\lim\limits_{x \to \infty} \dfrac{1}{x^2} = 0$,所以称函数 $\dfrac{1}{x^2}$ 为当 $x \to \infty$ 时的无穷小.

定义 1-4 当 $x \to x_0$ (或 $x \to \infty$)时,如果 $|f(x)|$ 无限增大,则称函数 $f(x)$ 为当 $x \to x_0$ (或 $x \to \infty$)时的无穷大量,简称**无穷大**(infinity). 记为

$$\lim_{x \to x_0} f(x) = \infty \ (\lim_{x \to \infty} f(x) = \infty).$$

注意以下问题:

(1) 无穷小(大)量是相对自变量的变化过程而言的. 例如,函数 $\tan x$ 是 $x \to 0$ 时的无穷小量,但它又是 $x \to \dfrac{\pi}{2}$ 时的无穷大量. 当 $x \to \dfrac{\pi}{4}$ 时,它既不是无穷小也不是无穷大.

(2) 无穷小量是变量,很小的常数如十亿分之一不是无穷小,但常函数 0 是无穷小量. 同样,很大的常数也不是无穷大,比如一百亿.

(3) 在自变量的同一极限过程中,非零无穷小量的倒数为无穷大量. 反之,在同一过程中,无穷大的倒数为无穷小. 例如 $\dfrac{1}{x^2}$ 为 $x \to \infty$ 时的无穷小,它的倒数 x^2 为 $x \to \infty$ 时的无穷大.

2. 无穷小定理与性质

定理 1-1 $\lim f(x) = A$ 成立的充分必要条件是 $\lim [f(x) - A] = 0$.

定理描述了极限与无穷小的关系. 即:若 $f(x)$ 的极限为 A,则 $f(x) - A$ 是无穷小;反之,若 $f(x) - A$ 是无穷小,则 $f(x)$ 以 A 为极限. 记 $f(x) - A = \alpha$,$\lim f(x) = A$ 的充要条件为

$$f(x) = A + \alpha \quad (\lim \alpha = 0).$$

性质 1-1 有限个无穷小的代数和或乘积仍是无穷小.

即:若 $\lim \alpha_i = 0 \ (i = 1, 2, \cdots, n)$,则 $\lim \sum\limits_{i=1}^{n} \alpha_i = 0$,$\lim \prod\limits_{i=1}^{n} \alpha_i = 0$.

性质 1-2 有界变量或常数与无穷小的乘积仍是无穷小.

即:若 $|f(x)| \leqslant M$,$\lim \alpha = 0$,则 $\lim \alpha f(x) = 0$.

例 1-9 求下列极限.

(1) $\lim\limits_{x \to 3} \dfrac{1}{x - 3}$;(2) $\lim\limits_{x \to 0} x^2 \sin \dfrac{1}{x}$.

解 (1) 当 $x \to 3$ 时,$x - 3$ 是无穷小,则 $\dfrac{1}{x - 3}$ 是无穷大,所以 $\lim\limits_{x \to 3} \dfrac{1}{x - 3} = \infty$,

(2) 对任何 x,$\sin\dfrac{1}{x}$ 有界,而 $\lim\limits_{x\to 0}x^2=0$,由性质 1-2,$\lim\limits_{x\to 0}x^2\sin\dfrac{1}{x}=0$.

三、无穷小的比较

无穷小量是某一过程中趋于零的函数,例如 $x\to 0$ 时,$2x$,x^2,$\sin x$ 都是无穷小,在这一极限过程中考察它们趋于零的速度,见表 1-5.

表 1-5

x	0.5	0.1	0.05	0.01	0.001	...
$\sin x$	0.4794255	0.099833417	0.0499792	0.0099998	0.001	...
$2x$	1	0.2	0.1	0.02	0.002	...
x^2	0.25	0.01	0.0025	0.0001	0.000001	...

从表 1-5 看出同一极限过程的上述无穷小趋向零的"快慢"程度是不一样的,当 $x\to 0$ 时,x^2 比 x,$2x$,$\sin x$ 趋向零的速度都快,$2x$ 与 x 趋于零的速度相差常数倍,$\sin x$ 与 x 趋于零的速度相当. 我们常用两个无穷小量比值的极限来刻画它们趋于零速度的相对快慢. 如 $\lim\limits_{x\to 0}\dfrac{\sin x}{x}=1$,$\lim\limits_{x\to 0}\dfrac{2x}{x^2}=\infty$.

定义 1-5 假设 α 及 β 是同一极限过程中的两个无穷小,且 $\alpha\neq 0$,

(1) 如果 $\lim\dfrac{\beta}{\alpha}=0$,则称 β 是较 α 高阶的无穷小,记为 $\beta=o(\alpha)$;

(2) 如果 $\lim\dfrac{\beta}{\alpha}=\infty$,则称 β 是较 α 低阶的无穷小,记为 $\beta=O(\alpha)$;

(3) 如果 $\lim\dfrac{\beta}{\alpha}=c$,则称 β 是与 α 同阶的无穷小;特别地,如果 $c=1$,称 β 与 α 为等价无穷小,记为 $\beta\sim\alpha$.

若 β 与 α^k 为同阶无穷小,就说 β 是 α 的 k 阶无穷小.

例 1-10 证明当 $x\to 0$ 时,$\arcsin x\sim x$.

证明 令 $\arcsin x=t$,则 $x=\sin t$,且 $x\to 0$ 时,$t=\arcsin x\to 0$,则

$$\lim_{x\to 0}\dfrac{\arcsin x}{x}=\lim_{t\to 0}\dfrac{t}{\sin t}=\lim_{t\to 0}\dfrac{1}{\dfrac{\sin t}{t}}=1.$$

由定义知 $\arcsin x\sim x$.

还可以证明,当 $x\to 0$ 时,$x\sim\sin x$,$x\sim\tan x$,$x\sim\arcsin x$,$x\sim\arctan x$,

$$1-\cos x\sim\dfrac{1}{2}x^2,\quad \ln(1+x)\sim x.$$

定理 1-2 设 $\alpha_1\sim\alpha_2$,$\beta_1\sim\beta_2$,且 $\lim\dfrac{\beta_1}{\alpha_1}$ 存在,则

$$\lim\dfrac{\beta_2}{\alpha_2}=\lim\dfrac{\beta_1}{\alpha_1}.$$

证明 $\alpha_1\sim\alpha_2$,$\beta_1\sim\beta_2$,则 $\lim\dfrac{\alpha_1}{\alpha_2}=\lim\dfrac{\beta_1}{\beta_2}=1$,所以

$$\lim\dfrac{\beta_1}{\alpha_1}=\lim\left(\dfrac{\beta_1}{\beta_2}\cdot\dfrac{\beta_2}{\alpha_2}\cdot\dfrac{\alpha_2}{\alpha_1}\right)=\lim\dfrac{\beta_1}{\beta_2}\cdot\lim\dfrac{\beta_2}{\alpha_2}\cdot\lim\dfrac{\alpha_2}{\alpha_1}=\lim\dfrac{\beta_2}{\alpha_2}.$$

定理 1-2 告诉我们在求极限的过程中,等价无穷小可以相互替换. 但注意,被替换的无穷小在表达式中的身份必须是"因子",即运算是相乘的关系. 等价无穷小的相互替换,有时可以简化极限的运算.

例 1-11 (1) $\lim\limits_{x\to 0}\dfrac{\tan x-\sin x}{\sin^3 x}$；(2) $\lim\limits_{x\to 0}\dfrac{\arcsin x\cdot\arctan x}{x^3+2x^2}$.

解 (1) 当 $x\to 0$ 时，$\tan x-\sin x=\tan x(1-\cos x)\sim x\cdot\dfrac{1}{2}x^2$，$\sin^3 x\sim x^3$，所以

$$\lim_{x\to 0}\frac{\tan x-\sin x}{\sin^3 x}=\lim_{x\to 0}\frac{\tan x(1-\cos x)}{\sin^3 x}=\lim_{x\to 0}\left(\frac{1}{2}\cdot\frac{x\cdot x^2}{x^3}\right)=\frac{1}{2}.$$

(2) $\lim\limits_{x\to 0}\dfrac{\arcsin x\cdot\arctan x}{x^3+2x^2}=\lim\limits_{x\to 0}\dfrac{x^2}{x^3+2x^2}=\lim\limits_{x\to 0}\dfrac{1}{x+2}=\dfrac{1}{2}.$

四、极限的四则运算

定理 1-3 若 $\lim f(x)=A$，$\lim g(x)=B$（A,B 为常数），则有

(1) $\lim[f(x)\pm g(x)]=\lim f(x)\pm\lim g(x)=A\pm B$；

(2) $\lim[f(x)g(x)]=\lim f(x)\lim g(x)=AB$；

(3) $\lim\dfrac{f(x)}{g(x)}=\dfrac{\lim f(x)}{\lim g(x)}=\dfrac{A}{B}$ （$B\neq 0$）.

证明 这里以(1)中加法为例加以证明,(2)和(3)证法与(1)类似.
因为 $\lim f(x)=A$，$\lim g(x)=B$，由无穷小量定理 1-1

$$f(x)=A+\alpha,\quad g(x)=B+\beta,$$

其中 α，β 均为同一极限过程中的无穷小量. 所以

$$f(x)+g(x)=A+B+\alpha+\beta,$$

由无穷小量性质 1-1 知，$\alpha+\beta$ 为无穷小量，再由定理 1-1，有

$$\lim[f(x)+g(x)]=A+B=\lim f(x)+\lim g(x).$$

由定理中的(2)可得如下推论.

推论 1-1 $\lim cf(x)=c\lim f(x)$（c 为常数）.

推论 1-2 $\lim[f(x)]^n=[\lim f(x)]^n$.

例 1-12 求 $\lim\limits_{x\to 2}\dfrac{2x-3}{x^2-5x+4}$.

解 当 $x\to 2$ 时，分母极限不为 0，直接利用商的法则

$$\lim_{x\to 2}\frac{2x-3}{x^2-5x+4}=\frac{\lim\limits_{x\to 2}(2x-3)}{\lim\limits_{x\to 2}(x^2-5x+4)}=\frac{2\lim\limits_{x\to 2}x-\lim\limits_{x\to 2}3}{\lim\limits_{x\to 2}x^2-5\lim\limits_{x\to 2}x+4}$$

$$=\frac{2\times 2-3}{2^2-5\times 2+4}=-\frac{1}{2}.$$

例 1-13 求 $\lim\limits_{x\to 1}\dfrac{x^2-1}{x-1}$. $\left(\dfrac{0}{0}\text{型}\right)$

解 当 $x\to 1$ 时，分母极限为 0，不能直接利用商的法则，需要化简后求极限

$$\lim_{x\to 1}\frac{x^2-1}{x-1}=\lim_{x\to 1}(x+1)=\lim_{x\to 1}x+1=2.$$

例 1-14 求 $\lim\limits_{x\to\infty}\dfrac{2x^3+3}{4x^3+5x^2+1}$. $\left(\dfrac{\infty}{\infty}\text{型}\right)$

解 当 $x\to\infty$ 时，分母极限不存在，不能直接利用商的法则，利用无穷大与无穷小之间的关系，得

$$\lim_{x\to\infty}\frac{2x^3+3}{4x^3+5x^2+1}=\lim_{x\to\infty}\frac{2+\dfrac{3}{x^3}}{4+\dfrac{5}{x}+\dfrac{1}{x^3}}=\frac{1}{2}.$$

例 1-15 求 $\lim\limits_{x\to 0}\dfrac{\sqrt{x^2+9}-3}{x^2}$. $\left(\dfrac{0}{0}\text{型}\right)$

解 当 $x\to 0$ 时,分母极限为 0,不能直接利用商的法则,先对分式有理化然后再求极限

$$\lim_{x\to 0}\frac{\sqrt{x^2+9}-3}{x^2}=\lim_{x\to 0}\frac{(\sqrt{x^2+9}-3)(\sqrt{x^2+9}+3)}{x^2(\sqrt{x^2+9}+3)}$$
$$=\lim_{x\to 0}\frac{x^2}{x^2(\sqrt{x^2+9}+3)}=\lim_{x\to 0}\frac{1}{\sqrt{x^2+9}+3}=\frac{1}{6}.$$

例 1-16 求 $\lim\limits_{x\to 1}\dfrac{2x-3}{x^2-5x+4}$.

解 分母的极限为零,而分子极限不为零,利用无穷小与无穷大的关系求极限.因为

$$\lim_{x\to 1}\frac{x^2-5x+4}{2x-3}=\frac{1^2-5\cdot 1+4}{2\cdot 1-3}=0,$$

所以

$$\lim_{x\to 1}\frac{2x-3}{x^2-5x+4}=\infty.$$

例 1-17 $\lim\limits_{x\to 1}\left(\dfrac{1}{1-x}-\dfrac{2}{1-x^2}\right)$. $(\infty-\infty\text{型})$

解 因为第一个和第二个函数的极限不存在,不能直接用减法法则

$$\lim_{x\to 1}\left(\frac{1}{1-x}-\frac{2}{1-x^2}\right)=\lim_{x\to 1}\left(\frac{1+x}{1-x^2}-\frac{2}{1-x^2}\right)=\lim_{x\to 1}\frac{x-1}{1-x^2}=\lim_{x\to 1}\frac{-1}{1+x}=-\frac{1}{2}.$$

例 1-18 $\lim\limits_{x\to +\infty}x(\sqrt{x^2+1}-x)$. $(0\cdot\infty\text{型})$

解 因为第一个函数的极限不存在,不能直接用乘法法则

$$\lim_{x\to +\infty}x(\sqrt{x^2+1}-x)=\lim_{x\to +\infty}x\frac{(\sqrt{x^2+1}-x)(\sqrt{x^2+1}+x)}{\sqrt{x^2+1}+x}=\lim_{x\to +\infty}\frac{x}{\sqrt{x^2+1}+x}$$
$$=\lim_{x\to +\infty}\frac{1}{\sqrt{1+\dfrac{1}{x^2}}+1}=\frac{1}{2}.$$

五、两个重要极限

1. 极限存在法则

准则(夹逼法则) 如果函数 $f_1(x)$,$f(x)$,$f_2(x)$ 存在下列关系:

(1) 在点 x_0 附近,$f_1(x)\leqslant f(x)\leqslant f_2(x)$;

(2) $\lim\limits_{x\to x_0}f_1(x)=\lim\limits_{x\to x_0}f_2(x)=A$.

那么函数 $f(x)$ 的极限存在,且 $\lim\limits_{x\to x_0}f(x)=A$.

例 1-19 证明(1) $\lim\limits_{x\to 0}\sin x=0$;(2) $\lim\limits_{x\to 0}\cos x=1$.

证明 (1) 当 $x>0$ 时,$x>\sin x>0$;当 $x<0$ 时,$x<\sin x<0$,即 $0<|\sin x|<x$.由夹逼法则知

$$\lim_{x\to 0^+}\sin x=0,\quad \lim_{x\to 0^-}\sin x=0,$$

则

$$\lim_{x\to 0}\sin x=0.$$

(2) $0\leqslant |\cos x-1|=1-\cos x=2\sin^2\dfrac{x}{2}\leqslant 2\left(\dfrac{x}{2}\right)^2=\dfrac{x^2}{2}$,

$$0\leqslant 1-\cos x\leqslant \dfrac{x^2}{2},$$

当 $x\to 0$ 时，$\dfrac{1}{2}x^2\to 0$，由夹逼准则有 $\lim\limits_{x\to 0}(\cos x-1)=0$，所以，$\lim\limits_{x\to 0}\cos x=1$.

2．两个重要极限

(1) $\lim\limits_{x\to 0}\dfrac{\sin x}{x}=1$.

当 $x\to 0$ 时，$\sin x\to 0$，因此函数是 $\dfrac{0}{0}$ 型，不能由四则运算法则得出极限．表 1-6 给出当 $x\to 0$ 时，函数值的变化趋势.

表 1-6

x	± 0.2	± 0.1	± 0.05	± 0.01	± 0.005	± 0.001
$\dfrac{\sin x}{x}$	0.993347	0.998334	0.999583	0.999983	0.999995	0.999999

证明 在如图 1-9 所示的四分之一单位圆中，设 $\angle POA=x\left(0<x<\dfrac{\pi}{2}\right)$，点 A 处的切线与 ON 的延长线交于 P，$NM\perp OA$，连 NA，则

$$NM=\sin x, \quad \overset{\frown}{NA}=x, \quad PA=\tan x.$$

$\triangle OAN$ 面积＜扇形 OAN 面积＜$\triangle OAP$ 面积，所以

$$\dfrac{1}{2}\sin x<\dfrac{1}{2}x<\dfrac{1}{2}\tan x,$$

不等式各项除以 $\dfrac{\sin x}{2}$ 得

$$1<\dfrac{x}{\sin x}<\dfrac{1}{\cos x}, \quad 即 \cos x<\dfrac{\sin x}{x}<1,$$

由夹逼准则得

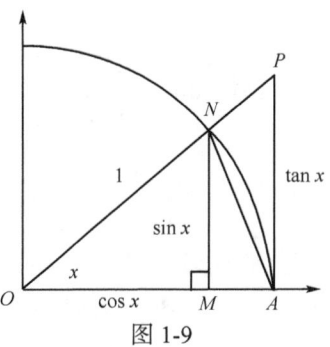

图 1-9

$$\lim_{x\to 0^+}\dfrac{\sin x}{x}=1.$$

当 $x<0$ 时，令 $t=-x$，则 $t>0$，

$$\lim_{x\to 0^-}\dfrac{\sin x}{x}=\lim_{-t\to 0^-}\dfrac{\sin(-t)}{-t}=\lim_{t\to 0^+}\dfrac{-\sin t}{-t}=\lim_{t\to 0^+}\dfrac{\sin t}{t}=1.$$

综上

$$\lim_{x\to 0}\dfrac{\sin x}{x}=1.$$

例 1-20 求 (1) $\lim\limits_{x\to \infty}x\sin\dfrac{1}{x}$；(2) $\lim\limits_{x\to 0}\dfrac{\tan x}{x}$；(3) $\lim\limits_{x\to 0}\dfrac{1-\cos x}{x^2}$.

解 (1) 令 $x=\dfrac{1}{t}$，当 $x\to \infty$ 时，$t=\dfrac{1}{x}\to 0$，所以

$$\lim_{x\to \infty}x\sin\dfrac{1}{x}=\lim_{t\to 0}\dfrac{1}{t}\sin t=\lim_{t\to 0}\dfrac{\sin t}{t}=1.$$

(2) $\lim\limits_{x\to 0}\dfrac{\tan x}{x}=\lim\limits_{x\to 0}\left(\dfrac{\sin x}{\cos x}\cdot\dfrac{1}{x}\right)=\lim\limits_{x\to 0}\dfrac{\sin x}{x}\cdot\lim\limits_{x\to 0}\dfrac{1}{\cos x}=1.$

(3) $\lim\limits_{x\to 0}\dfrac{1-\cos x}{x^2}=\lim\limits_{x\to 0}\dfrac{2\sin^2\dfrac{x}{2}}{x^2}=\dfrac{1}{2}\lim\limits_{x\to 0}\dfrac{\sin^2\dfrac{x}{2}}{\left(\dfrac{x}{2}\right)^2}=\dfrac{1}{2}\lim\limits_{x\to 0}\left(\dfrac{\sin\dfrac{x}{2}}{\dfrac{x}{2}}\right)^2=\dfrac{1}{2}.$

(2) $\lim\limits_{x\to\infty}\left(1+\dfrac{1}{x}\right)^x=\mathrm{e}.$

这一极限证明略,e 是一个无理数,取小数点后 5 位数的近似值是 $\mathrm{e}\approx 2.71828$.

例 1-21 求 (1) $\lim\limits_{x\to 0}(1+x)^{\frac{1}{x}}$; (2) $\lim\limits_{x\to\infty}\left(1-\dfrac{4}{x}\right)^{2x}$; (3) $\lim\limits_{x\to\infty}\left(\dfrac{x}{x-1}\right)^{3x-2}$.

解 (1) 令 $x=\dfrac{1}{t}$,则 $x\to 0$,$t\to\infty$,所以

$$\lim\limits_{x\to 0}(1+x)^{\frac{1}{x}}=\lim\limits_{t\to\infty}\left(1+\dfrac{1}{t}\right)^t=\mathrm{e}.$$

(2) 令 $-\dfrac{4}{x}=\dfrac{1}{t}$,则 $x=-4t$,当 $x\to\infty$,$t\to\infty$,所以

$$\lim\limits_{x\to\infty}\left(1-\dfrac{4}{x}\right)^{2x}=\lim\limits_{t\to\infty}\left(1+\dfrac{1}{t}\right)^{-8t}=\lim\limits_{t\to\infty}\left[\left(1+\dfrac{1}{t}\right)^t\right]^{-8}=\lim\limits_{t\to\infty}\dfrac{1}{\left[\left(1+\dfrac{1}{t}\right)^t\right]^8}=\dfrac{1}{\mathrm{e}^8}=\mathrm{e}^{-8}.$$

(3) $\lim\limits_{x\to\infty}\left(\dfrac{x}{x-1}\right)^{3x-2}=\lim\limits_{x\to\infty}\left(\dfrac{x-1}{x}\right)^{2-3x}=\lim\limits_{x\to\infty}\left(1-\dfrac{1}{x}\right)^2\left(1-\dfrac{1}{x}\right)^{-3x}$

$=\lim\limits_{x\to\infty}\left(1-\dfrac{1}{x}\right)^2\lim\limits_{x\to\infty}\left[\left(1-\dfrac{1}{x}\right)^{-x}\right]^3=\mathrm{e}^3.$

【思考与讨论】

1. 请判断下面的计算对吗,并说出理由.

(1) $\dfrac{x^2+x-6}{x-2}=x+3$; (2) $\lim\limits_{x\to 2}\dfrac{x^2+x-6}{x-2}=\lim\limits_{x\to 2}x+3$.

2. 当 $x\to 0$ 时,$x\sim\sin x\sim\tan x$. 下面的运算过程对吗?为什么?

$$\lim\limits_{x\to 0}\dfrac{\sin^2 x-\tan x}{x}=\lim\limits_{x\to 0}\dfrac{x^2-x}{x}=\lim\limits_{x\to 0}(x-1)=-1.$$

第三节　函数的连续性

一、连续的定义

许多现实中的现象如自由落体的速度、人的身高的变化等都是随时间连续变化的,数学上用函数的连续性来刻画这种现象. 实际上,数学上的连续和我们平时所说的连续一样,都是指"持续而不间断的".

我们先从几何图形上认识一下连续性,如图 1-10 中函数在 $x=0$ 处没有定义,图像断开,其他处没有断开,故图 1-10 中函数图像在 $x=0$ 处不连续,其他点连续;图 1-11 中函数尽管在 $x=2$ 处有定义,但显然函数图像在 $x=2$ 处断开、不连续,其他点连续;图 1-12 中函数在 $x=0$ 断开,故函数在 $x=0$ 不连续,其他点都连续.

1. 函数的增量　函数 $y=f(x)$ 在点 x_0 及其附近有定义,当自变量由点 x_0 变到 x 时,称 $x-x_0$ 为**自变量的增量**,记为

$$\Delta x=x-x_0,$$

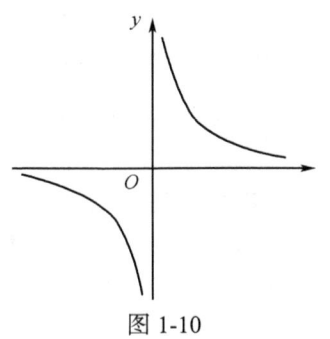
图 1-10

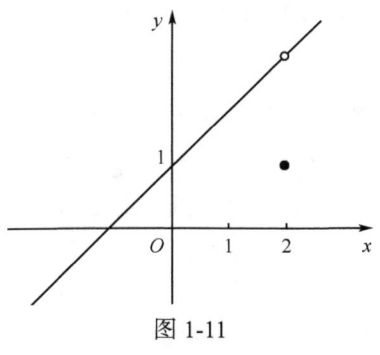
图 1-11

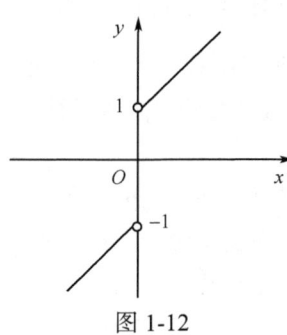
图 1-12

函数值相应的变化称为**函数的增量**，记为

$$\Delta y = f(x_0 + \Delta x) - f(x_0)$$

或

$$\Delta y = f(x) - f(x_0).$$

2. 函数连续性的定义

定义 1-6 设函数 $y = f(x)$ 在点 x_0 及其附近有定义，如果

$$\lim_{\Delta x \to 0} \Delta y = \lim_{\Delta x \to 0} [f(x_0 + \Delta x) - f(x_0)] = 0,$$

那么就称函数 $y = f(x)$ 在点 x_0 **连续**(continuity)，称 x_0 是函数 $f(x)$ 的**连续点**.

在上述定义中，令 $x = x_0 + \Delta x$，显然当 $\Delta x \to 0$ 时，$x \to x_0$，因此 $\lim_{\Delta x \to 0}[f(x_0 + \Delta x) - f(x_0)] = 0$ 变为

$$\lim_{x \to x_0}[f(x) - f(x_0)] = 0, \text{ 即 } \lim_{x \to x_0} f(x) = f(x_0),$$

这是连续的等价定义. 如图 1-13、图 1-14 所示，若 $f(x)$ 在 a 点连续，当 $x \to a$ 时，曲线上 a 附近的点沿着曲线可以到达 $(a, f(a))$. 这个定义告诉我们，若函数 $f(x)$ 在 x_0 点连续，必须满足以下三个条件：(1)若函数 $f(x)$ 在 x_0 点有定义；(2) $\lim_{x \to x_0} f(x)$ 存在；(3) $\lim_{x \to x_0} f(x) = f(x_0)$，不满足上述三个条件之一的点称为 $f(x)$ 的**不连续点**，也叫**间断点**.

例 1-22 判断函数 $f(x) = \begin{cases} \dfrac{\sin 4x}{\sin 2x}, & x > 0 \\ x + 2, & x \leq 0 \end{cases}$ 在 $x = 0$ 处是否连续.

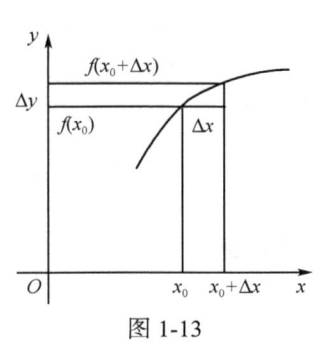
图 1-13

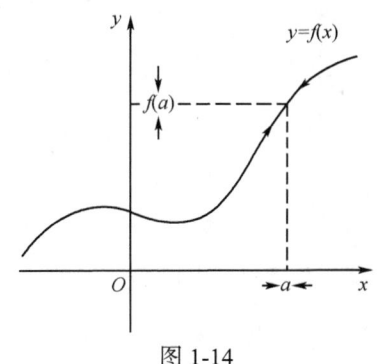
图 1-14

解 在 $x = 0$ 处，有 $f(0) = 2$；

$$\lim_{x \to 0^+} f(x) = \lim_{x \to 0^+} \frac{\sin 4x}{\sin 2x} = \lim_{x \to 0^+} \frac{\sin 4x}{4x} \cdot \frac{2x}{\sin 2x} \cdot 2 = 2;$$

$$\lim_{x \to 0^-} f(x) = \lim_{x \to 0^-} (x + 2) = 2,$$

因此 $\lim_{x \to 0} f(x) = 2 = f(0)$，故函数 $f(x)$ 在 $x = 0$ 处是连续的.

在例 1-22 中，当 $x \to 0^+$ 时，$f(x)$ 极限存在且等于在 $x = 0$ 点的函数值即 $\lim_{x \to 0^+} f(x) = f(0)$；当 $x \to 0^-$

时，也有 $\lim\limits_{x \to 0^-} f(x) = f(0)$. 我们分别称这两个极限为 $f(x)$ 在 $x = 0$ 点左连续和右连续，定义如下.

如果函数 $f(x)$ 在 x_0 处的左极限 $f(x_0^-) = f(x_0)$，称 $f(x)$ 在点 x_0 处**左连续**；同样，如果 $f(x_0^+) = f(x_0)$，则称 $f(x)$ 在点 x_0 处**右连续**. 显然，函数 $f(x)$ 在点 x_0 连续的充要条件是 $f(x)$ 在 x_0 处左连续且右连续，即

$$f(x_0^-) = f(x_0^+) = f(x_0).$$

在开区间 (a,b) 上每一点都连续的函数，称为**在区间 (a,b) 上的连续函数**，或函数在开区间 (a,b) 上**连续**；如果函数在开区间 (a,b) 上连续，且在左端点 $x = a$ 右连续，在右端点 $x = b$ 左连续，则称**函数在 $[a,b]$ 上连续**. 在某区间上连续的函数图像是一条该区间上连续、无间断的曲线.

事实上，**一切基本初等函数在其定义区域内都是连续的**.

例 1-23 设函数 $f(x) = \begin{cases} x\sin\dfrac{1}{x}, & x > 0 \\ 2x^2 + a, & x \leq 0 \end{cases}$，在 $x = 0$ 处连续，求 a.

解 在 $x = 0$ 处，有 $f(0) = a$；

$$\lim_{x \to 0^-} f(x) = \lim_{x \to 0^-}(2x^2 + a) = a; \quad \lim_{x \to 0^+} f(x) = \lim_{x \to 0^+} x\sin\frac{1}{x} = 0,$$

已知函数 $f(x)$ 在 $x = 0$ 处连续，因此必然在 $x = 0$ 处左、右都连续，即

$$\lim_{x \to 0^-} f(x) = \lim_{x \to 0^+} f(x) = f(0) = a,$$

由此求得 $a = 0$.

3. 函数的间断点 根据连续点的定义易知若 x_0 是函数 $f(x)$ 的间断点，有可能是发生了以下三种情况之一：

(1) $f(x)$ 在点 x_0 处没有定义；

(2) $f(x)$ 在点 x_0 处有定义，但 $\lim\limits_{x \to x_0} f(x)$ 不存在；

(3) $f(x)$ 在点 x_0 处有定义，且 $\lim\limits_{x \to x_0} f(x)$ 存在，但 $\lim\limits_{x \to x_0} f(x) \neq f(x_0)$.

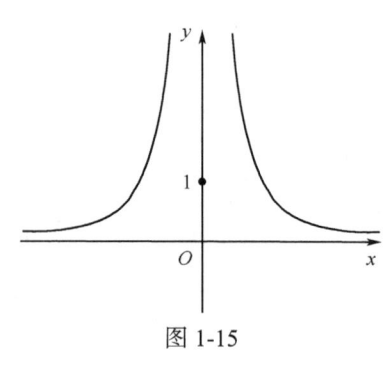

图 1-15

例 1-24 分析函数 (1) $f(x) = \begin{cases} \dfrac{1}{x^2}, & x \neq 0 \\ 1, & x = 0 \end{cases}$；(2) $f(x) = \sin\dfrac{1}{x}$ 在点 $x = 0$ 处的连续性.

解 (1) $f(0) = 1$，但 $\lim\limits_{x \to 0} \dfrac{1}{x^2} = +\infty$，所以 $x = 0$ 为 $\dfrac{1}{x^2}$ 的间断点；称 $x = 0$ 是 $f(x) = \dfrac{1}{x^2}$ 的**无穷间断点**. 见图 1-15.

(2) $f(0)$ 无定义，故 $x = 0$ 为 $\sin\dfrac{1}{x}$ 的间断点；且 $\lim\limits_{x \to 0} \sin\dfrac{1}{x}$ 不存在，其函数值总是在 -1 与 $+1$ 之间振荡，称点 $x = 0$ 是函数 $f(x) = \sin\dfrac{1}{x}$ 的**振荡间断点**.

例 1-25 分析以下两个函数在指定点的连续性.

(1) $f(x) = \dfrac{x^2 - x - 2}{x - 2}$ 在 $x = 2$ 处；(2) $f(x) = \begin{cases} x + 1, & x < 0 \\ x - 1, & x \geq 0 \end{cases}$ 在 $x = 0$ 处.

解 (1) $f(2)$ 无定义，故 $x = 2$ 为函数间断点. $\lim\limits_{x \to 2} \dfrac{x^2 - x - 2}{x - 2} = \lim\limits_{x \to 2}(x + 1) = 3$，若补充定义 $f(2) = 3$，则函数

$$f(x) = \begin{cases} \dfrac{x^2 - x - 2}{x - 2}, & x \neq 2 \\ 3, & x = 2 \end{cases}$$

在 $x=2$ 连续,

这种情况的间断点称为**可去间断点**. 见图 1-16.

(2) $f(0) = -1$, 但 $f(0^-) = \lim\limits_{x \to 0^-}(x+1) = 1$, $f(0^+) = \lim\limits_{x \to 0^+}(x-1) = -1$, 左、右极限都存在, 但不相等, $\lim\limits_{x \to 0} f(x)$ 不存在, 称 $x=0$ 为函数的**跳跃间断**. 见图 1-12.

通常根据函数的左右极限情况对间断点分类. 假定 x_0 是函数 $f(x)$ 的间断点, 若左、右极限 $f(x_0^-)$, $f(x_0^+)$ 都存在, 称 x_0 为函数的**第 I 类间断点**. 不是第 I 类间断点的任何间断点称为**第 II 类间断点**.

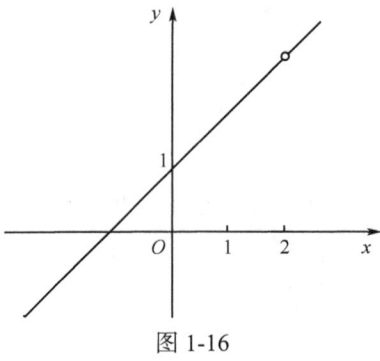

图 1-16

二、初等函数的连续性

关于初等函数的连续性, 有以下重要结论:

(1) 如果函数 $f(x)$ 和 $g(x)$ 在 x_0 连续, 则其和(差) $f \pm g$, 积 $f \cdot g$, 商 $\dfrac{f}{g}$ (当 $g(x_0) \neq 0$ 时)在点 x_0 也连续.

证明 这里只对加法证明. 因为 $f(x)$ 和 $g(x)$ 在 x_0 连续, 所以
$$\lim_{x \to x_0} f(x) = f(x_0), \quad \lim_{x \to x_0} g(x) = g(x_0),$$
$$\lim_{x \to x_0} [f(x) + g(x)] = \lim_{x \to x_0} f(x) + \lim_{x \to x_0} g(x) = f(x_0) + g(x_0).$$

(2) 设函数 $y = f(u)$ 在 $u = u_0$ 连续, 且 $\lim\limits_{x \to x_0} g(x) = u_0$, 则 $\lim\limits_{x \to x_0} f[g(x)] = f(u_0)$, 即 $\lim\limits_{x \to x_0} f[g(x)] = f\left[\lim\limits_{x \to x_0} g(x)\right] = f(u_0)$.

例 1-26 求 $\lim\limits_{x \to 0} \arctan \dfrac{\sin x}{x}$.

解 $\lim\limits_{x \to 0} \dfrac{\sin x}{x} = 1$, 基本初等函数 $y = \arctan u$ 在 $u = 1$ 点连续, 所以
$$\lim_{x \to 0} \arctan \frac{\sin x}{x} = \arctan \left(\lim_{x \to 0} \frac{\sin x}{x} \right) = \arctan 1 = \frac{\pi}{4}.$$

例 1-27 求 $\lim\limits_{x \to 0} \dfrac{\ln(1+x)}{x}$.

解 因为 $\lim\limits_{x \to 0} (1+x)^{\frac{1}{x}} = \mathrm{e}$, 基本初等函数 $y = \ln u$ 在点 $u = \mathrm{e}$ 上有定义、连续, 所以
$$\lim_{x \to 0} \frac{\ln(1+x)}{x} = \lim_{x \to 0} \ln(1+x)^{\frac{1}{x}} = \ln \left[\lim_{x \to 0} (1+x)^{\frac{1}{x}} \right] = \ln \mathrm{e} = 1.$$

(3) 设函数 $y = f(u)$ 在 $u = u_0$ 连续, 函数 $u = g(x)$ 在 $x = x_0$ 连续, 且 $u_0 = g(x_0)$, 则复合函数 $y = f[g(x)]$ 在 $x = x_0$ 连续. 即
$$\lim_{x \to x_0} f[g(x)] = f[\lim_{x \to x_0} g(x)] = f[g(\lim_{x \to x_0} x)] = f[g(x_0)].$$

综上, **初等函数在其定义域内都是连续的**. 即当 $x = x_0$ 是初等函数 $y = f(x)$ 定义域内的点, 则满足 $\lim\limits_{x \to x_0} f(x) = f(x_0)$.

例 1-28 $\lim\limits_{x \to -2} \dfrac{\sqrt{x^3 + 2x^2 + 1}}{5 - 3x}$.

解 初等函数 $y = \dfrac{\sqrt{x^3 + 2x^2 + 1}}{5 - 3x}$ 在其定义域内都是连续的, 因此

$$\lim_{x\to -2}\frac{\sqrt{x^3+2x^2+1}}{5-3x}=f(-2)=\frac{1}{11}.$$

三、闭区间上连续函数的性质

定理 1-4(最值定理) 若函数 $f(x)$ 在闭区间 $[a,b]$ 上连续，则 $f(x)$ 在该区间内必有最大最小值.

定理 1-5(介值定理) 若函数 $f(x)$ 在闭区间 $[a,b]$ 上连续，则对介于 $f(a)$ 和 $f(b)$ 之间的任何值 c，在开区间 (a,b) 内至少存在一点 ξ，使

$$f(\xi)=c\ (a<\xi<b).$$

介值定理的几何意义：连续曲线 $y=f(x)$ 与水平直线 $y=c$ 至少相交于一点，如图 1-17 所示.

特别地，当 $f(a)$ 和 $f(b)$ 异号时，连续曲线与 x 轴至少有一个交点，即方程 $f(x)=0$ 在 (a,b) 内至少有一个实根，这一推论又叫做**零点定理**，如图 1-18 所示.

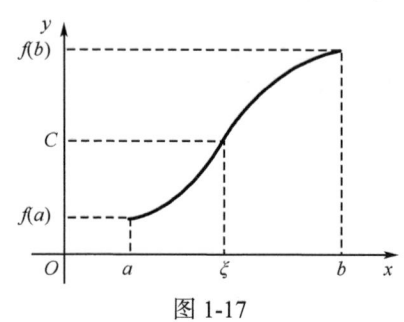

图 1-17

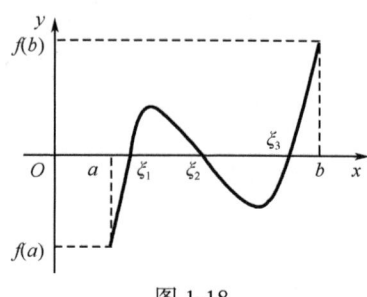

图 1-18

【思考与讨论】

1. 若 $f(x)$ 在点 x_0 连续，$g(x)$ 在 x_0 间断，能否断定 $f(x)+g(x)$ 在 x_0 必定间断？若 $f(x)$，$g(x)$ 在 x_0 间断，能否断定 $f(x)+g(x)$ 在 x_0 点必定间断？

2. 举例说明，开区间上连续的函数不一定取得最大、最小值.

习 题 一

1. 求下列函数的定义域.

(1) $y=\sqrt{x-\sqrt{x}}$；

(2) $y=\sqrt{3-x}+\arctan\frac{1}{x}$；

(3) $y=\lg\frac{x+1}{x-2}$；

(4) $y=\arccos\frac{x-1}{5}+\sqrt{25-x^2}$.

2. 写出下列函数是由哪些基本初等函数或简单函数复合而成.

(1) $y=\sqrt[3]{\sin^2(x+1)}$；

(2) $y=\ln^2\sqrt{x^2+5}$；

(3) $y=e^{\sin^2\left(\frac{1}{x}\right)}$；

(4) $y=\arcsin[\lg(x-1)]$.

3. 求下列函数的极限.

(1) $\lim\limits_{x\to 1}\frac{x^2+5}{x-3}$；

(2) $\lim\limits_{x\to 1}\frac{x^2-2x+1}{x^2-1}$；

(3) $\lim\limits_{x\to 1}\frac{x^3-1}{x^2-1}$；

(4) $\lim\limits_{x\to 0}\frac{(4+x)^2-16}{x}$；

(5) $\lim\limits_{x\to 0}x^4\cos\frac{2}{x}$；

(6) $\lim\limits_{x\to 1}\left(\frac{1}{1-x}-\frac{3}{1-x^3}\right)$；

(7) $\lim\limits_{t\to 0}\left(\frac{1}{t}-\frac{1}{t^2+t}\right)$；

(8) $\lim\limits_{x\to +\infty}x(\sqrt{x^2+1}-x)$；

(9) $\lim\limits_{x\to 7}\frac{\sqrt{x+2}-3}{x-7}$；

(10) $\lim\limits_{x\to 1}\frac{\sqrt{5x-4}-\sqrt{x}}{x-1}$；

(11) $\lim\limits_{t \to 9} \dfrac{9-t}{3-\sqrt{t}}$;

(12) $\lim\limits_{x \to +\infty} \dfrac{\sqrt{x^2+1}-1}{x}$;

(13) $\lim\limits_{x \to \infty}(2x^3 - x + 1)$;

(14) $\lim\limits_{x \to \infty} \dfrac{x^2 - x}{2x^2 - x - 1}$;

(15) $\lim\limits_{x \to 0} \sqrt{x^2 - 2x + 5}$;

(16) $\lim\limits_{x \to \frac{\pi}{4}} (\sin 2x)^3$;

(17) $\lim\limits_{x \to \frac{\pi}{6}} \ln(2\cos 2x)$;

(18) $\lim\limits_{x \to 0} \dfrac{1 - \cos 2x}{x \sin x}$;

(19) $\lim\limits_{x \to 0} \dfrac{\sin 2x}{\sin 3x}$;

(20) $\lim\limits_{x \to 0} x \cot x$;

(21) $\lim\limits_{x \to 0} \dfrac{\tan 3x}{\sin 5x}$;

(22) $\lim\limits_{x \to 1} x^{\frac{2}{1-x}}$;

(23) $\lim\limits_{x \to \infty} \left(\dfrac{x-1}{x+1}\right)^{x-1}$;

(24) $\lim\limits_{x \to 0} \dfrac{x + \ln(1+x)}{3x - \ln(1+x)}$;

(25) $\lim\limits_{x \to \infty} \left(\dfrac{x+1}{x}\right)^{2x}$;

(26) $\lim\limits_{x \to \infty} \left(1 - \dfrac{1}{x}\right)^{kx}$.

4. 求下列函数的极限.

(1) $\lim\limits_{x \to 0^-} \left(\dfrac{1}{x} - \dfrac{1}{|x|}\right)$;

(2) $\lim\limits_{x \to 0^+} \left(\dfrac{1}{x} - \dfrac{1}{|x|}\right)$;

(3) $\lim\limits_{x \to 2} \dfrac{|x-2|}{x-2}$;

(4) $\lim\limits_{x \to 1} \dfrac{x^2 - 1}{|x-1|}$.

5. 已知 $h(x) = \begin{cases} x, & x < 0 \\ x^2, & 0 \leq x \leq 2 \\ 8 - x, & x > 2 \end{cases}$,

求 $\lim\limits_{x \to 0^+} h(x)$, $\lim\limits_{x \to 0} h(x)$, $\lim\limits_{x \to 1} h(x)$, $\lim\limits_{x \to 2^-} h(x)$, $\lim\limits_{x \to 2^+} h(x)$, $\lim\limits_{x \to 2} h(x)$.

6. $x \to 0$ 时, 下列函数都是无穷小, 求它们与无穷小 x 比较的阶.

(1) $\csc x - \cot x$;

(2) $\cos \dfrac{\pi}{2}(1-x)$;

(3) $\sqrt{1 + \tan x} - \sqrt{1 - \sin x}$.

7. c 为何值时, $g(x) = \begin{cases} x^2 - c^2, & x < 4 \\ cx + 20, & x \geq 4 \end{cases}$ 在 $(-\infty, +\infty)$ 上连续.

8. 试证, $x = 0$ 是函数 $f(x) = \dfrac{\mathrm{e}^{\frac{1}{x}} - 1}{\mathrm{e}^{\frac{1}{x}} + 1}$ 的跳跃间断点.

9. 求函数 $f(x) = \begin{cases} \mathrm{e}^{\frac{1}{x-1}}, & x > 0 \\ \ln(1+x), & -1 < x \leq 0 \end{cases}$ 的间断点, 并说明间断点的类型.

10. 函数 $f(x) = \begin{cases} \dfrac{\ln(1+ax)}{2x}, & x \neq 0 \\ 2, & x = 0 \end{cases}$ 在点 $x = 0$ 处连续, 求 a 的值.

11. 讨论函数 $f(x) = \begin{cases} 1 - x^2, & x \geq 0 \\ \dfrac{\sin|x|}{x}, & x < 0 \end{cases}$ 在 $x = 0$ 处的连续性.

12. 证明方程 $x = a\sin x + b$ 至少有一正根 ($a > 0$, $b > 0$), 并且不超过 $a + b$.

第二章 导数与微分

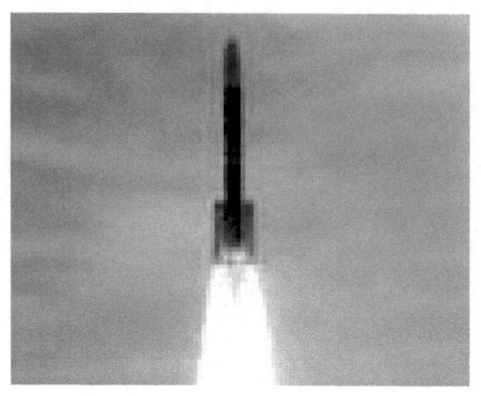

　　世界上的万物都是在变化,其相互间的变化又各具特色,并且鲜有匀速变化. 如:汽车、火箭的运行速度,细胞的分裂速率,药物经过血管截面的流量等. 而这些变化率由初等数学知识无法解决,本章介绍的导数及其运算法则正为解决此类问题提供了有效的工具.

第一节 导数的概念

一、问题的提出

例 2-1 求曲线 $y = f(x)$ 在点 $P(x_0, f(x_0))$ 处的切线的斜率.

解 如图 2-1, 在曲线上 P 点的附近任取一点 $y = \sin^3 x$, $f(x_0 + \Delta x)$, PQ 为割线. 当 $\Delta x \to 0$ 时, Q 点沿曲线逐渐接近 P 点, 从而割线 PQ 逐渐接近切线位置 Pt.

设 Pt 的倾斜角为 α, PQ 的倾斜角为 β, 则
$$\tan \beta = \frac{\Delta y}{\Delta x},$$
$$\tan \alpha = \lim_{\Delta x \to 0} \tan \beta = \lim_{\Delta x \to 0} \frac{\Delta y}{\Delta x}.$$

例 2-2 做直线运动的物体, 已知其路程函数为 $s = f(t)$, 见图 2-2. 求该物体 $t = a$ 时刻的瞬时速度 $v(a)$.

解 物体从 a 时刻到 $a + h$ 时刻所经过的路程为
$$\Delta s = f(a + h) - f(a),$$

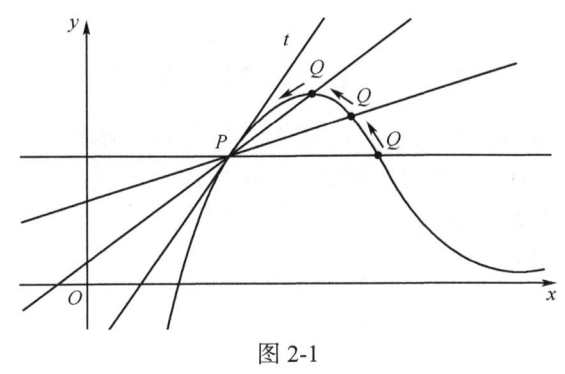

图 2-1

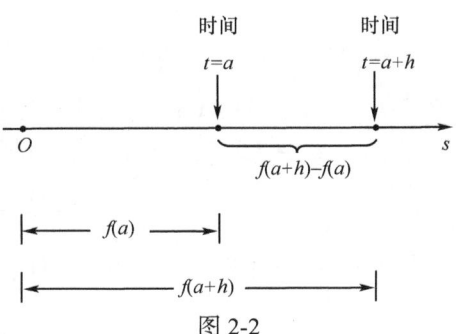

图 2-2

此时段的平均速度为
$$\overline{v} = \frac{\Delta s}{h},$$
若
$$\lim_{h \to 0} \frac{\Delta s}{h}$$
存在, 则此极限就是物体 $t = a$ 时刻的瞬时速度 $v(a)$.

例 2-3 某种细菌繁殖的规律是 $n(t) = 30000 + 60t^2$, 其中 t 表示天数, $n(t)$ 是 t 时刻细菌的个数, 求 t 时刻细菌的繁殖速度.

解 从 t 时刻到 $t + \Delta t$ 时刻细菌个数的改变量为
$$\Delta n = n(t + \Delta t) - n(t) = 60[(t + \Delta t)^2 - t^2] = 60(2t\Delta t + \Delta t^2),$$
此时段的平均增长率为
$$\overline{v} = \frac{\Delta n}{\Delta t},$$
而
$$\lim_{\Delta t \to 0} \frac{\Delta n}{\Delta t} = \lim_{\Delta t \to 0} \frac{60(2t\Delta t + \Delta t^2)}{\Delta t} = 120t,$$
所以, t 时刻细菌的繁殖速度为 $120t$.

例 2-4 某化学物质(如镭)的衰减可用方程 $M(t) = M_0 e^{-kt}$ (指数衰减函数)来表示，其中 $M(t)$ 是 t 时刻物质的量，M_0 是物质的初始量，常数 $k>0$，求物质在 t 时刻的分解速度.

解 所谓物质的分解速度，应是其质量的改变量与所用时间的比率．由于物质每时每刻的质量 $M(t)$ 是变量，所以单位时间其质量的改变量不一定相同，即减少的速度也应是变量．

从 t 时刻到 $t + \Delta t$ 时刻物质的改变量为

$$\Delta M = M(t + \Delta t) - M(t),$$

此时段的平均减少率为

$$\bar{v} = \frac{\Delta M}{\Delta t},$$

若

$$\lim_{\Delta t \to 0} \frac{\Delta M}{\Delta t}$$

存在，则此极限就是物质的分解速度 $v(t)$.

变化速率关系所有学科．一个地质学家有兴趣了解熔融岩石向周围石头导热时降温的速度；一个工程师想要了解水流入或流出水库的速度；一个城市地理学家要知道一个城市从市中心向外人口密度的变化速度；一个天文学家需要考虑高度的变化而导致的大气压的变化速度.

二、导数的定义与几何意义

从许多方面可以看出，$\lim\limits_{\Delta x \to 0} \dfrac{\Delta y}{\Delta x}$ 是很多领域里解决实际问题的数学模型，因此有如下的定义．

定义 2-1 设函数 $y=f(x)$ 在 x_0 点的附近有定义，当自变量在 x_0 处取得增量 Δx 时，相应地函数 y 取得增量 $\Delta y = f(x_0 + \Delta x) - f(x_0)$．如果当自变量的增量 $\Delta x \to 0$ 时，函数的增量 Δy 与 Δx 之比的极限

$$\lim_{\Delta x \to 0} \frac{\Delta y}{\Delta x} = \lim_{\Delta x \to 0} \frac{f(x_0 + \Delta x) - f(x_0)}{\Delta x}$$

存在，则称此极限为函数 $y = f(x)$ 在 x_0 点的**导数**(derivative)，记为

$$y'|_{x=x_0} \text{ 或 } \frac{dy}{dx}\Big|_{x=x_0} \text{ 或 } f'(x_0),$$

即

$$y'|_{x=x_0} = \frac{dy}{dx}\Big|_{x=x_0} = f'(x_0) = \lim_{\Delta x \to 0} \frac{f(x_0 + \Delta x) - f(x_0)}{\Delta x}.$$

若函数 $y = f(x)$ 在 x_0 点的导数存在，则称函数 $y = f(x)$ 在 x_0 点可导．若上述极限不存在，则称 $y = f(x)$ 在 x_0 点不可导．如果函数 $y = f(x)$ 在开区间 (a,b) 内的每一点可导，则称函数 $y = f(x)$ 在开区间 (a,b) 内可导．当函数 $y = f(x)$ 在开区间 (a,b) 内可导时，任意的 $x \in (a,b)$ 都有对应的导数值，因此在开区间 (a,b) 内定义了一个新函数，称之为函数 $y = f(x)$ 的**导函数**(derived function)，简称为导数，记为 y' 或 $\dfrac{dy}{dx}$ 或 $f'(x)$ 或 $\dfrac{d}{dx}f(x)$，即

$$f'(x) = \lim_{\Delta x \to 0} \frac{f(x + \Delta x) - f(x)}{\Delta x}.$$

显然，函数 $f(x)$ 在 x_0 点的导数值等于导函数 $f'(x)$ 在 x_0 处的函数值.

例 2-5 研究函数 $f(x) = |x|$ 在 $x = 0$ 点的可导性.

解 因为

$$\lim_{\Delta x \to 0^-} \frac{f(0 + \Delta x) - f(0)}{\Delta x} = \lim_{\Delta x \to 0^-} \frac{-\Delta x}{\Delta x} = -1,$$

$$\lim_{\Delta x \to 0^+} \frac{f(0 + \Delta x) - f(0)}{\Delta x} = \lim_{\Delta x \to 0^+} \frac{\Delta x}{\Delta x} = 1,$$

所以 $\lim\limits_{\Delta x \to 0} \dfrac{f(0+\Delta x)-f(0)}{\Delta x}$ 不存在,即函数 $f(x)=|x|$ 在 $x=0$ 点不可导.

在上例中,函数 $f(x)=|x|$ 在 $x=0$ 点不可导,但是左极限 $\lim\limits_{\Delta x \to 0^-} \dfrac{f(0+\Delta x)-f(0)}{\Delta x}$ 与右极限 $\lim\limits_{\Delta x \to 0^+} \dfrac{f(0+\Delta x)-f(0)}{\Delta x}$ 都存在,我们把这两个极限值分别称为 $f(x)=|x|$ 在 $x=0$ 点的左导数和右导数,定义如下.

定义2-2 左右导数 若 $\lim\limits_{\Delta x \to 0^-} \dfrac{f(x_0+\Delta x)-f(x_0)}{\Delta x}$ 存在,称此极限为函数 $f(x)$ 在 x_0 处的**左导数**,记为 $f'_-(x_0)$;若 $\lim\limits_{\Delta x \to 0^+} \dfrac{f(x_0+\Delta x)-f(x_0)}{\Delta x}$ 存在,称此极限为函数 $f(x)$ 在 x_0 处的**右导数**,记为 $f'_+(x_0)$. 显然 $f(x)$ 在 x_0 处可导的充要条件是 $f'_-(x_0)=f'_+(x_0)$.

如果函数 $y=f(x)$ 在开区间 (a,b) 内可导,且 $f(x)$ 在 a 点右导数存在,在 b 点左导数存在,则称函数 $y=f(x)$ 在闭区间 $[a,b]$ 上可导.

数学的作用表现在它的抽象性. 例如导数这个抽象的数学概念可以在不同的学科有不同的解释. 例如: 在心理学方面,要了解学习曲线的理论研究,画出某人学习一个技能的表现 $p(t)$ 与训练时间 t 的函数曲线图. 特别感兴趣的是随时间变化学习技能提高的速度, 也就是 $\dfrac{dp}{dt}$. 在社会学领域, 如果 $p(t)$ 表示在时间 t 时知道某条消息的人口比例, 那么导数 $\dfrac{dp}{dt}$ 表示消息传播的速度. 将数学概念的特性彻底研究透彻后,我们就可以将这些成果应用到不同的学科. 这比每个学科单独研究某一特别概念有效得多. 正如法国数学家约瑟夫·傅里叶(1768—1830)的简洁说法,数学比较千变万化的现象并发现将它们联合在一起的秘密.

按定义求函数的导数一般分以下三步:

(1) 求增量: $\Delta y = f(x+\Delta x)-f(x)$;

(2) 计算比值: $\dfrac{\Delta y}{\Delta x}=\dfrac{f(x+\Delta x)-f(x)}{\Delta x}$;

(3) 求极限: $\lim\limits_{\Delta x \to 0} \dfrac{\Delta y}{\Delta x}=\lim\limits_{\Delta x \to 0} \dfrac{f(x+\Delta x)-f(x)}{\Delta x}$.

例2-6 求函数 $y=x^2$ 的导数.

解 求增量 $\Delta y=(x+\Delta x)^2-x^2=2x\Delta x+(\Delta x)^2$;

计算比值

$$\dfrac{\Delta y}{\Delta x}=\dfrac{2x\Delta x+(\Delta x)^2}{\Delta x}=2x+\Delta x;$$

求极限

$$\lim\limits_{\Delta x \to 0} \dfrac{\Delta y}{\Delta x}=\lim\limits_{\Delta x \to 0}(2x+\Delta x)=2x;$$

即

$$\dfrac{dy}{dx}=2x.$$

例2-7 求线性函数 $y=ax+b$ 在 x 点的导数.

解 (1) $\Delta y=[a(x+\Delta x)+b]-(ax+b)=a\Delta x$;

(2) $\dfrac{\Delta y}{\Delta x}=\dfrac{a\Delta x}{\Delta x}=a$;

(3) $y'=\lim\limits_{\Delta x \to 0}\dfrac{\Delta y}{\Delta x}=\lim\limits_{\Delta x \to 0}a=a$.

所以

$$(ax+b)' = a.$$

例 2-8 已知函数 $y = f(x) = \sqrt{x}$，求 $f'(9)$，$f'\left(\dfrac{1}{4}\right)$，$f'(x_0)$.

解 (1) $\Delta y = \sqrt{x+\Delta x} - \sqrt{x}$；

(2) $\dfrac{\Delta y}{\Delta x} = \dfrac{\sqrt{x+\Delta x}-\sqrt{x}}{\Delta x} = \dfrac{1}{\sqrt{x+\Delta x}+\sqrt{x}}$；

(3) $y' = \lim\limits_{\Delta x \to 0} \dfrac{\Delta y}{\Delta x} = \lim\limits_{\Delta x \to 0} \dfrac{1}{\sqrt{x+\Delta x}+\sqrt{x}} = \dfrac{1}{2\sqrt{x}}$.

所以

$$f'(9) = \dfrac{1}{6}, \quad f'\left(\dfrac{1}{4}\right) = 1, \quad f'(x_0) = \dfrac{1}{2\sqrt{x_0}}.$$

例 2-9 求幂函数 $y = x^n$（n 为正整数）的导数.

解 由二项式定理知

$$\Delta y = (x+\Delta x)^n - x^n = C_n^1 x^{n-1}\Delta x + C_n^2 x^{n-2}\Delta x^2 + \cdots + \Delta x^n,$$

所以

$$\lim_{\Delta x \to 0} \dfrac{\Delta y}{\Delta x} = \lim_{\Delta x \to 0} \dfrac{C_n^1 x^{n-1}\Delta x + C_n^2 x^{n-2}\Delta x^2 + \cdots + \Delta x^n}{\Delta x} = C_n^1 x^{n-1} = n x^{n-1},$$

即 $(x^n)' = n x^{n-1}$.

例 2-10 求 $y = \sin x$ 和 $y = \cos x$ 的导数.

解 设 $y = \sin x$，则

$$\Delta y = \sin(x+\Delta x) - \sin x = 2\cos\dfrac{2x+\Delta x}{2}\sin\dfrac{\Delta x}{2},$$

所以

$$\lim_{\Delta x \to 0}\dfrac{\Delta y}{\Delta x} = \lim_{\Delta x \to 0}\dfrac{2\cos\dfrac{2x+\Delta x}{2}\sin\dfrac{\Delta x}{2}}{\Delta x} = \lim_{\Delta x \to 0}\dfrac{\cos\dfrac{2x+\Delta x}{2}\sin\dfrac{\Delta x}{2}}{\dfrac{\Delta x}{2}} = \cos x,$$

即 $(\sin x)' = \cos x$.

同理可证 $(\cos x)' = -\sin x$.

例 2-11 求对数函数 $y = \log_a x$ 的导数：$(\log_a x)' = \dfrac{1}{x\ln a}$.

解 $\Delta y = \log_a(x+\Delta x) - \log_a x = \log_a\dfrac{x+\Delta x}{x} = \log_a\left(1+\dfrac{\Delta x}{x}\right)$，所以

$$\lim_{\Delta x \to 0}\dfrac{\Delta y}{\Delta x} = \lim_{\Delta x \to 0}\dfrac{\log_a\left(1+\dfrac{\Delta x}{x}\right)}{\Delta x} = \lim_{\Delta x \to 0}\log_a\left(1+\dfrac{\Delta x}{x}\right)^{\frac{1}{\Delta x}} = \log_a \mathrm{e}^{\frac{1}{x}} = \dfrac{1}{x}\log_a \mathrm{e},$$

即 $(\log_a x)' = \dfrac{1}{x\ln a}$.

特别地，当 $a = \mathrm{e}$ 时，$(\ln x)' = \dfrac{1}{x}$.

导数的物理意义：路程函数 $s = s(t)$ 的导数 $s'(t)$ 就是运动物体在 t 时刻的瞬时速度 $v(t)$.

例 2-12 求做自由落体运动的质点在 t 时刻的瞬时速度 $v(t)$.

解 自由落体的路程函数为 $s = \dfrac{1}{2}gt^2$. 因为

所以

$$\Delta s = \frac{1}{2}g(t+\Delta t)^2 - \frac{1}{2}gt^2 = gt\cdot\Delta t + \frac{1}{2}g(\Delta t)^2,$$

$$v(t) = \lim_{\Delta t\to 0}\frac{\Delta s}{\Delta t} = \lim_{\Delta t\to 0}\left(gt + \frac{1}{2}g\cdot\Delta t\right) = gt,$$

即做自由落体运动的质点在 t 时刻的瞬时速度为 gt.

导数的几何意义：函数 $y=f(x)$ 在点 $x=x_0$ 的导数 $f'(x_0)$，就是曲线 $y=f(x)$ 在点 $P(x_0,f(x_0))$ 处切线的斜率(例 2-1).

例 2-13 求曲线 $y=\sqrt{x}$ 在点 $(4,2)$ 处的切线方程.

解 由于 $(\sqrt{x})' = \dfrac{1}{2\sqrt{x}}$，根据导数的几何意义，曲线在点 $(4,2)$ 处切线的斜率

$$k = \tan\alpha = \left.\frac{1}{2\sqrt{x}}\right|_{x=4} = \frac{1}{4},$$

所以，所求切线方程为

$$y - 2 = \frac{1}{4}(x-4),$$

即

$$x - 4y + 4 = 0.$$

三、函数可导性与连续性的关系

若函数 $y=f(x)$ 在 x 点可导，则

$$f'(x) = \lim_{\Delta x\to 0}\frac{\Delta y}{\Delta x},$$

由定理 1-1，$\dfrac{\Delta y}{\Delta x} = f'(x) + \alpha$，即 $\Delta y = f'(x)\Delta x + \alpha\Delta x$，其中 α 是 $\Delta x \to 0$ 时的无穷小. 从而

$$\lim_{\Delta x\to 0}\Delta y = \lim_{\Delta x\to 0}(f'(x)\Delta x + \alpha\Delta x) = 0,$$

所以函数 $y=f(x)$ 在 x 点连续.

反之，由例 2-5 知，函数 $y=f(x)$ 在 x 点连续，但在该点不可导.

例 2-14 讨论函数 $f(x) = \begin{cases} x\sin\dfrac{1}{x}, & x\neq 0 \\ 0, & x=0 \end{cases}$，在 $x=0$ 处的可导性和连续性.

解 $\lim\limits_{x\to 0}f(x) = \lim\limits_{x\to 0}x\sin\dfrac{1}{x} = 0 = f(0)$，因此，$f(x)$ 在 $x=0$ 处连续. 而对于 $x=0$ 点，$\lim\limits_{\Delta x\to 0}\dfrac{\Delta y}{\Delta x} = \lim\limits_{\Delta x\to 0}\dfrac{f(\Delta x)-f(0)}{\Delta x} = \lim\limits_{\Delta x\to 0}\sin\dfrac{1}{\Delta x}$，此极限不存在，所以 $f(x)$ 在 $x=0$ 点不可导.

总之，函数可导性与连续性的关系是：可导一定连续，但连续不一定可导.

【思考与讨论】

1. 函数 $y=f(x)$ 在定义域内任一点 x_0，都有确定的函数值 $f(x_0)$，而常数的导数为零，所以，对任何函数 $y=f(x)$，$f'(x_0)=0$. 这样的说法有何错误？

2. 请你思考导数与极限的关系.

第二节 函数的求导法则

借助初等函数的结构，通过研究基本初等函数的导数，以及四则运算求导法则和复合函数求导法则，建立求导数的一般方法.

一、函数和、差、积、商的求导法则

法则 2-1 若函数 $f(x)$，$g(x)$ 都可导，则 $[f(x) \pm g(x)]' = f'(x) \pm g'(x)$.

该法则的证明很简单，请读者自己练习．

例 2-15 求函数 $y = \cos x - x^3 + \lg x + 6$ 的导数．

解 由法则 2-1 知，

$$y' = (\cos x - x^3 + \lg x + 6)' = (\cos x)' - (x^3)' + (\lg x)' + (6)'$$
$$= -\sin x - 3x^2 + \frac{1}{x \ln 10}.$$

法则 2-2 若函数 $f(x)$，$g(x)$ 都可导，则

$$[f(x) \cdot g(x)]' = f'(x) \cdot g(x) + f(x) \cdot g'(x).$$

证明 设 $y = f(x) \cdot g(x)$，则

$$\Delta y = f(x + \Delta x) \cdot g(x + \Delta x) - f(x) \cdot g(x)$$
$$= f(x + \Delta x) \cdot g(x + \Delta x) - f(x) \cdot g(x + \Delta x) + f(x) \cdot g(x + \Delta x) - f(x) \cdot g(x)$$
$$= [f(x + \Delta x) - f(x)]g(x + \Delta x) + f(x)[g(x + \Delta x) - g(x)],$$

所以

$$\lim_{\Delta x \to 0} \frac{\Delta y}{\Delta x}$$
$$= \lim_{\Delta x \to 0} \frac{[f(x + \Delta x) - f(x)]g(x + \Delta x) + f(x)[g(x + \Delta x) - g(x)]}{\Delta x}$$
$$= \lim_{\Delta x \to 0} \frac{[f(x + \Delta x) - f(x)]g(x + \Delta x)}{\Delta x} + \lim_{\Delta x \to 0} \frac{f(x)[g(x + \Delta x) - g(x)]}{\Delta x}$$
$$= f'(x) \cdot g(x) + f(x) \cdot g'(x).$$

推论 2-1 若函数 $f_1(x), f_2(x), \cdots, f_n(x)$ 可导，则

$$[f_1(x) \pm f_2(x) \pm \cdots \pm f_n(x)]' = f_1'(x) \pm f_2'(x) \pm \cdots \pm f_n'(x).$$

推论 2-2 常数因子可提到求导符号的外面，即 $[Cf(x)]' = C[f(x)]'$.

推论 2-3 若函数 $f_1(x), f_2(x), \cdots, f_n(x)$ 可导，则

$$[f_1(x) \cdot f_2(x) \cdots f_n(x)]' = f_1'(x)f_2(x)\cdots f_n(x) + f_1(x)f_2'(x)\cdots f_n(x) + \cdots + f_1(x)f_2(x)\cdots f_n'(x).$$

例 2-16 求函数 $y = 3\cos x \cdot \lg x$ 的导数．

解 由法则 2-2 及推论 2-3,

$$y' = (3\cos x \cdot \lg x)' = 3(\cos x \cdot \lg x)' = 3(\cos x)' \cdot \lg x + 3\cos x \cdot (\lg x)'$$
$$= -3\sin x \cdot \lg x + \frac{3\cos x}{x \ln 10}.$$

法则 2-3 若函数 $f(x)$，$g(x)$ 都可导，且 $g(x) \neq 0$，则

$$\left[\frac{f(x)}{g(x)}\right]' = \frac{f'(x) \cdot g(x) - f(x) \cdot g'(x)}{[g(x)]^2}.$$

证明 略．

例 2-17 求函数 $y = \tan x$ 的导数．

解 $y = \tan x = \frac{\sin x}{\cos x}$，根据法则 2-3,

$$y' = \left(\frac{\sin x}{\cos x}\right)' = \frac{(\sin x)' \cdot \cos x - \sin x(\cos x)'}{\cos^2 x} = \frac{\cos x \cdot \cos x + \sin x \sin x}{\cos^2 x}$$
$$= \frac{1}{\cos^2 x} = \sec^2 x,$$

即 $(\tan x)' = \sec^2 x$.

同理可得 $(\cot x)' = -\csc^2 x$.

例 2-18 求函数 $y = \sec x$ 的导数.

解 $y = \sec x = \dfrac{1}{\cos x}$, 根据法则 2-3,

$$y' = \left(\dfrac{1}{\cos x}\right)' = \dfrac{(1)' \cdot \cos x - 1 \cdot (\cos x)'}{\cos^2 x} = \dfrac{0 + \sin x}{\cos^2 x} = \dfrac{\sin x}{\cos^2 x} = \sec x \tan x,$$

即 $(\sec x)' = \sec x \tan x$.

同理可得 $(\csc x)' = -\csc x \cot x$.

二、反函数的求导法则

前面我们已经得到, $(\log_a x)' = \dfrac{1}{x \ln a}$, 指数函数的导数怎么求？考虑到指数函数和对数函数互为反函数, 所以有以下研究:

法则 2-4 若函数 $x = g(y)$ 在区间 I_y 内单调、可导且 $g'(y) \neq 0$, 则其反函数 $y = f(x)$ 在对应区间内 I_x 可导, 且

$$f'(x) = \dfrac{1}{g'(y)} \quad \text{或} \quad \dfrac{\mathrm{d}y}{\mathrm{d}x} = \dfrac{1}{\dfrac{\mathrm{d}x}{\mathrm{d}y}},$$

即: 反函数的导数是直接函数导数的倒数. 这是因为, 在法则的条件下,

$$f'(x) = \lim_{\Delta x \to 0} \dfrac{\Delta y}{\Delta x} = \lim_{\Delta y \to 0} \dfrac{1}{\dfrac{\Delta x}{\Delta y}} = \dfrac{1}{g'(y)}.$$

例 2-19 求指数函数 $y = a^x \ (a>0, a \neq 1)$ 的导数.

解 由反函数求导法则

$$y' = (a^x)' = \dfrac{1}{(\log_a y)'} = \dfrac{1}{\dfrac{1}{y \ln a}} = a^x \ln a,$$

所以 $y' = a^x \ln a$.

特别地, $(e^x)' = e^x$.

例 2-20 求函数 $y = \arcsin x$ 的导数.

解 $y' = (\arcsin x)' = \dfrac{1}{(\sin y)'} = \dfrac{1}{\cos y} = \dfrac{1}{\sqrt{1 - \sin^2 y}} = \dfrac{1}{\sqrt{1 - x^2}}$.

同理可得

$$(\arccos x)' = \dfrac{-1}{\sqrt{1-x^2}}, \quad (\arctan x)' = \dfrac{1}{1+x^2}; \quad (\text{arccot}\, x)' = \dfrac{-1}{1+x^2}.$$

三、复合函数的求导法则

由法则 2-2 及推论 2-2、推论 2-3 知

$$(\sin 2x)' = (2 \sin x \cos x)' = 2(\sin x \cos x)' = 2(\cos^2 x - \sin^2 x) = 2 \cos 2x,$$
$$(e^{3x})' = (e^x \cdot e^x \cdot e^x)' = 3e^{3x},$$

如果把 $\sin 2x$ 用复合函数 $y = \sin u$, $u = 2x$ 看待, 则

$$(\sin 2x)' = 2\cos 2x = (2x)'(\sin u)' = (u)'_x (\sin u)'_u = \dfrac{\mathrm{d}y}{\mathrm{d}u} \cdot \dfrac{\mathrm{d}u}{\mathrm{d}x}.$$

这就是复合函数求导法则.

法则 2-5 若函数 $y=f(u)$ 关于变量 u 可导，$u=g(x)$ 关于自变量 x 可导，则复合函数 $y=f[g(x)]$ 关于自变量 x 可导，且

$$\frac{dy}{dx}=\frac{dy}{du}\cdot\frac{du}{dx}=f'(u)\cdot g'(x).$$

证明 对于自变量的增量 Δx，函数 y，u 有相应的增量 Δy，Δu. 且由于 $u=g(x)$ 关于自变量 x 可导，必然连续，所以 $\Delta x\to 0$ 时，$\Delta u\to 0$ 成立.

$$\lim_{\Delta x\to 0}\frac{\Delta y}{\Delta x}=\lim_{\Delta x\to 0}\left(\frac{\Delta y}{\Delta u}\cdot\frac{\Delta u}{\Delta x}\right)=\lim_{\Delta u\to 0}\frac{\Delta y}{\Delta u}\cdot\lim_{\Delta x\to 0}\frac{\Delta u}{\Delta x}=f'(u)\cdot g'(x),$$

即 $\dfrac{dy}{dx}=f'(u)\cdot g'(x)$.

例 2-21 求函数 $y=\sin^3 x$ 的导数.

解 设 $y=u^3$，$u=\sin x$，则根据法则 2-5 得

$$y'=(u^3)'_u\cdot(\sin x)'_x=3u^2\cdot\cos x=3\sin^2 x\cdot\cos x.$$

对复合函数的分解熟悉后，不必写出中间变量.

例 2-22 求函数 $y=\sqrt[3]{1-5x^2}$ 的导数.

解 $y'=(\sqrt[3]{1-5x^2})'=\dfrac{1}{3}(1-5x^2)^{-\frac{2}{3}}\cdot(1-5x^2)'=-\dfrac{10x}{3\sqrt[3]{(1-5x)^2}}.$

复合函数的求导法则可以推广到有限多个函数的复合的求导. 例如，求函数 $y=f(\varphi(\psi(x)))$ 的导数，设 $y=f(u)$，$u=\varphi(v)$，$v=\psi(x)$，则

$$\frac{dy}{dx}=\frac{dy}{du}\cdot\frac{du}{dv}\cdot\frac{dv}{dx}=f'(u)\cdot\varphi'(v)\cdot\psi'(x).$$

故复合函数的求导法则也叫做**链式法则**.

例 2-23 求函数 $y=\cot[\ln(x^2-5x+6)]$ 的导数.

解 设 $y=\cot u$，$u=\ln v$，$v=x^2-5x+6$，则根据法则 2-4 得

$$y'=(\cot u)'_u\cdot(\ln v)'_v\cdot(x^2-5x+6)'_x=-\csc^2 u\cdot\frac{1}{v}\cdot(2x-5)$$

$$=-\csc^2\left[\ln(x^2-5x+6)\right]\cdot\frac{1}{x^2-5x+6}\cdot(2x-5)$$

$$=\frac{-(2x-5)\cdot\csc^2\left[\ln(x^2-5x+6)\right]}{x^2-5x+6}.$$

【思考与讨论】

求导数时，常数因子可以提出来，你清楚其本质原因吗？

$y=\dfrac{1}{x^3}$ 的导数可以按以下两种方法求得：

方法 1　$y=\dfrac{1}{x^3}=x^{-3}$，所以 $y'=-3x^{-4}$；

方法 2　按求导除法公式：$y'=\dfrac{1'\cdot x^3-1\cdot(x^3)'}{x^6}=\dfrac{0-3x^2}{x^6}=-3x^{-4}.$

第三节　隐函数的导数

当函数关系可以通过解析式法直接表示为 $y=f(x)$ 的形式时，称此函数为**显函数**(explicit function)，如 $y=\sqrt{x^2+2x}$. 当函数关系通过一个反映函数值与自变量间关系的方程表示时，称此函数为**隐函数**

(implicit function). 例如 $x^3 - e^{xy} + \sin y = 0$，当 x 取一个允许的值时，通过方程可以得到唯一的 y 值与之对应，因此，y 是 x 的隐函数. 隐函数常记为 $F(x,y)=0$ 的形式.

隐函数往往不可能通过解方程得到 y 或 x 关于另一个变量的显函数，所以就不能用前述所讲的方法对 y 求导，因而要寻求新的方法来解决此类问题.

一、隐函数的求导方法

应用复合函数求导法则，对隐函数的方程 $F(x,y)=0$ 两边，同时关于自变量 x 求导. 此时，由于 y 是 x 的函数，可以看成 $y=f(x)$. 例如 $x^3 - e^{xy} + \sin y = 0$ 可看成 $x^3 - e^{xf(x)} + \sin[f(x)] = 0$，这样等式的左边就可以看成关于 x 的显函数，可以使用本章前述显函数求导的方法对方程左右两边同时求导，$3x^2 - e^{xf(x)}(xf(x))' + \cos[f(x)]f'(x) = 0$，再将 $f'(x)$ 看成未知函数求出即可.

例 2-24 求隐函数 $x^3 - xy + \sin y = 5$ 的导数.

解 方程两边同时关于自变量 x 求导得
$$3x^2 - y - xy' + y'\cos y = 0,$$
从而 $y' = \dfrac{3x^2 - y}{x - \cos y}$.

例 2-25 已知 $x^4 + xy - 2y^2 = 0$，求 $y'|_{x=1}$.

解 方程两边同时关于自变量 x 求导得
$$4x^3 + y + xy' - 4yy' = 0,$$
所以 $y' = \dfrac{4x^3 + y}{4y - x}$.

当 $x=1$ 时，$1 + y - 2y^2 = 0$，$y = 1$ 或 $y = -\dfrac{1}{2}$，所以
$$y'|_{x=1} = \dfrac{4+1}{4-1} = \dfrac{5}{3} \quad \text{或} \quad y'|_{x=1} = \dfrac{4-\dfrac{1}{2}}{-2-1} = \dfrac{-7}{6}.$$

所以，对于隐函数求导时，只需注意对含有因变量 y 的项，把 y 看成中间变量，再按复合函数求导法则求导，从等式中解出 y' 即可.

二、对数求导法

例 2-26 求幂函数 $y = x^a$ 的导数（$x>0$）.

解 用对数求导法，$\ln y = a\ln x$，等式两边同时关于自变量 x 求导
$$\dfrac{1}{y} \cdot y' = a \cdot \dfrac{1}{x},$$
所以 $y' = a \cdot \dfrac{y}{x} = ax^{a-1}$.

这种先取对数，然后应用隐函数求导的方法，叫对数求导法. 对数求导法可以使幂指函数 $y = [f(x)]^{g(x)}$ 的导数和多个函数连乘连除所构成的较复杂的函数的导数容易求得.

例 2-27 求函数 $y = \sqrt{\dfrac{(x+1)(x+2)}{(x-3)(x-4)}}$（$x>4$）的导数.

解 用对数求导法，$\ln y = \dfrac{1}{2}\ln\dfrac{(x+1)(x+2)}{(x-3)(x-4)}$，等式两边同时关于自变量 x 求导得
$$\dfrac{1}{y} \cdot y' = \dfrac{1}{2}[\ln(x+1) + \ln(x+2) - \ln(x-3) - \ln(x-4)]'$$

$$= \frac{1}{2}\left(\frac{1}{x+1} + \frac{1}{x+2} - \frac{1}{x-3} - \frac{1}{x-4}\right),$$

所以

$$y' = \frac{1}{2}\sqrt{\frac{(x+1)(x+2)}{(x-3)(x-4)}}\left(\frac{1}{x+1} + \frac{1}{x+2} - \frac{1}{x-3} - \frac{1}{x-4}\right).$$

注意，此题可以按初等函数的一般求导方法去做，但较烦琐.

例 2-28 求幂指函数 $y = (\sin x)^x$ 的导数 ($x > 0$).

解 用对数求导法，$\ln y = x\ln(\sin x)$，等式两边同时关于自变量 x 求导

$$\frac{1}{y} \cdot y' = \ln(\sin x) + x \cdot \frac{\cos x}{\sin x} = \ln(\sin x) + x \cdot \cot x,$$

所以 $y' = y[\ln(\sin x) + x \cdot \cot x] = (\sin x)^x [\ln(\sin x) + x \cdot \cot x]$.

注意：幂指函数 $y = [f(x)]^{g(x)}$ 的求导不能直接利用指数函数或幂函数的求导法则.

三、导数基本公式及运算法则

至此，我们已求出五种基本初等函数的导数，以及导数的四则运算法则和复合函数的求导法则，综合运用以上结论，就可以求初等函数的导数. 现将基本初等函数的导数公式及导数运算法则汇集，方便使用.

基本初等函数的导数公式：

(1) $(C)' = 0$ (C 为常数); (2) $(x^a)' = ax^{a-1}$ (a 为实数);

(3) $(a^x)' = a^x \ln a$；特别地 $(e^x)' = e^x$;

(4) $(\log_a x)' = \frac{1}{x \ln a}$；特别地 $(\ln x)' = \frac{1}{x}$;

(5) $(\sin x)' = \cos x$;   (6) $(\cos x)' = -\sin x$;

(7) $(\tan x)' = \sec^2 x$;   (8) $(\cot x)' = -\csc^2 x$;

(9) $(\sec x)' = \sec x \tan x$;   (10) $(\csc x)' = -\csc x \cot x$;

(11) $(\arcsin x)' = \frac{1}{\sqrt{1-x^2}}$;   (12) $(\arccos x)' = \frac{-1}{\sqrt{1-x^2}}$;

(13) $(\arctan x)' = \frac{1}{1+x^2}$;   (14) $(\text{arccot}\, x)' = \frac{-1}{1+x^2}$.

导数运算法则(假设法则中的函数均可导)：

(1) $(f \pm g)' = f' \pm g'$;

(2) $(f \cdot g)' = f'g + fg'$，特别地 $(Cf)' = Cf'$，C 为常数;

(3) $\left(\frac{f}{g}\right)' = \frac{f'g - fg'}{g^2}$ ($g \neq 0$);

(4) 若函数 $y = f(u)$，$u = g(x)$，则复合函数 $y = f[g(x)]$ 的导数为

$$\frac{dy}{dx} = f'(u) \cdot g'(x).$$

【思考与讨论】

1. 中学数学五点作图法绘制函数的图像，"用平滑的曲线将五点连接起来"，你知道"平滑"的真正内涵吗？

2. $y = x^x (x > 0)$，求导过程如下，是否正确？

(1) 按照公式 $(a^x)' = a^x \ln a$，$y' = (x^x)' = x^x \ln x$;

(2) 按照公式 $(x^a)' = ax^{a-1}$，$y' = (x^x)' = x \cdot x^{x-1} = x^x$.

第四节 高阶导数

定义 2-3 函数 $y=f(x)$ 的导数 $f'(x)$ 仍是自变量 x 的函数，若 $f'(x)$ 仍可导，则称 $[f'(x)]'$ 为函数 $y=f(x)$ 的二阶导数，记为 y'' 或 $f''(x)$ 或 $\dfrac{d^2 y}{dx^2}$；同样，称 $[f''(x)]'$ 为函数 $y=f(x)$ 的三阶导数，记为 y''' 或 $f'''(x)$ 或 $\dfrac{d^3 y}{dx^3}$；…；四阶及四阶以上的导数记为 $y^{(n)}$ 或 $f^{(n)}(x)$ 或 $\dfrac{d^n y}{dx^n}$.

二阶及二阶以上的导数称为**高阶导数**(higher derivative).

由第一节知，运动物体的路程函数 $s(t)$ 的导数为瞬时速度 $v(t)$，而 $v'(t)$ 表示速度相对时间的变化率，所以是瞬时加速度 $a(t)$，即

$$a(t) = v'(t) = s''(t).$$

也就是说，瞬时加速度是路程函数的二阶导数.

例 2-29 求 $y = a^x$ 的各阶导数.

解 $y' = a^x \ln a$，$y'' = a^x (\ln a)^2$，…，$y^{(n)} = a^x (\ln a)^n$，….

特别地，$(e^x)^{(n)} = e^x$.

例 2-30 求 $y = \sin x$ 的各阶导数.

解 $y' = \cos x = \sin\left(x + \dfrac{\pi}{2}\right)$，$y'' = \cos\left(x + \dfrac{\pi}{2}\right) = \sin\left(x + \dfrac{2\pi}{2}\right)$，

$y''' = \cos\left(x + \dfrac{2\pi}{2}\right) = \sin\left(x + \dfrac{3\pi}{2}\right)$，$y^{(n)} = \sin\left(x + \dfrac{n\pi}{2}\right)$，….

例 2-31 求 $y = \dfrac{1}{1+x}$ 的 n 阶导数.

解 $y' = -(1+x)^{-2}$，$y'' = 2!(1+x)^{-3}$，$y''' = -3!(1+x)^{-4}$，…，$y^{(n)} = (-1)^n n!(1+x)^{-(n+1)}$.

例 2-32 做简谐运动物体的运动方程为 $s(t) = A\sin\omega t$，其中 A，ω 都是常数，求 t 时刻的瞬时速度和瞬时加速度.

解 $v(t) = (A\sin\omega t)' = A\omega\cos\omega t$，

$$a(t) = v'(t) = (A\omega\cos\omega t)' = -A\omega^2 \sin\omega t.$$

【思考与讨论】
你能举一个实际例子，说明二阶导数的意义吗(加速度除外)?

第五节 微 分

一、微分的概念与几何意义

一块正方形金属薄片受温度变化的影响，其边长由 x_0 变到 $x_0 + \Delta x$ (图 2-3)，问此薄片的面积改变了多少？

设此薄片的面积为 A，则 A 是边长 x 的函数：$A = x^2$，薄片受温度变化影响时面积的改变量，可以看成是当自变量 x 自 x_0 取得增量 Δx 时，函数 A 相应的增量 ΔA，

$$\begin{aligned}\Delta A &= (x_0 + \Delta x)^2 - x_0^2 \\ &= [x_0^2 + 2x_0\Delta x + (\Delta x)^2] - x_0^2 \\ &= 2x_0\Delta x + (\Delta x)^2.\end{aligned}$$

ΔA 被分成两部分，第一部分 $2x_0\Delta x$ 是 Δx 的线性函数(图 2-3

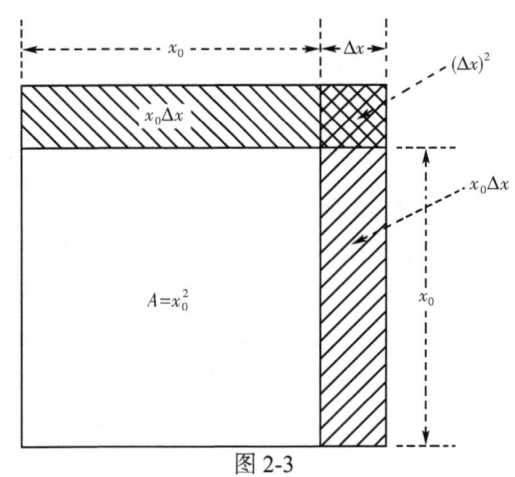

图 2-3

中带有斜线的两个矩形面积之和),称为线性主部;第二部分$(\Delta x)^2$(图 2-3 中是带有交叉斜线的小正方形的面积)是比Δx高阶的无穷小($\Delta x \to 0$时). 因此,如果边长改变很微小,即$|\Delta x|$很小时,可以用第一部分$2x_0 \Delta x$作为面积改变量ΔA的近似值.

综上,$y = x^2$在点x_0相对于自变量的增量Δx,函数的增量Δy可表示为,关于Δx的线性主部与比Δx高阶无穷小两部分之和. 增量Δy的近似值为$2x_0 \Delta x$.

什么样的函数都有上述性质的展现? 对此,有以下结论.

若函数$f(x)$在点x_0可导,即$\lim\limits_{\Delta x \to 0} \dfrac{\Delta y}{\Delta x} = f'(x_0)$存在,根据定理1-1,上式可写成$\dfrac{\Delta y}{\Delta x} = f'(x_0) + \alpha$,其中$\alpha \to 0$(当$\Delta x \to 0$). 因此$\Delta y = f'(x_0)\Delta x + \alpha \cdot \Delta x$,因为$\alpha \Delta x = o(\Delta x)$ $\left(\lim\limits_{\Delta x \to 0} \dfrac{\alpha \Delta x}{\Delta x} = \lim\limits_{\Delta x \to 0} \alpha = 0\right)$,且$f'(x_0)$不依赖于$\Delta x$. Δy被表示为关于Δx的线性主部与比Δx高阶无穷小两部分之和.

可见,在x_0可导的函数,在x_0处函数增量Δy有上述性质,这样的性质称为可微.

定义2-4 设函数$y = f(x)$在某区间内有定义,x_0及$x_0 + \Delta x$在这区间内,如果函数的增量$\Delta y = f(x_0 + \Delta x) - f(x_0)$可表示为$\Delta y = A\Delta x + o(\Delta x)$,其中$A$是不依赖于$\Delta x$的常数,而$o(\Delta x)$是比$\Delta x$高阶的无穷小,则称函数$y = f(x)$在点$x_0$是**可微的**(differentiable),而$A\Delta x$叫做函数$y = f(x)$在点x_0相应于自变量增量Δx的**微分**(differential),记为$\mathrm{d}y$,即 $\mathrm{d}y = A\Delta x$.

由前上面结论知,若$f(x)$在点x_0可导,则函数$f(x)$在点x_0可微. 反之,如果$f(x)$在点x_0可微,由可微的定义知,当$\Delta x \to 0$时,$\Delta y = A\Delta x + o(\Delta x)$,上式两端除以$\Delta x$,并取极限,得$\lim\limits_{\Delta x \to 0} \dfrac{\Delta y}{\Delta x} = \lim\limits_{\Delta x \to 0} \left(A + \dfrac{o(\Delta x)}{\Delta x}\right) = A$. 这表明$f(x)$在点$x_0$可导,且$f'(x_0) = A$. 所以函数$f(x)$在点$x_0$可微的充分必要条件是$f(x)$在点$x_0$可导,且$\mathrm{d}y = f'(x_0)\Delta x$.

若函数$f(x)$在某区间内的每一点都可微,则称函数$f(x)$在该区间内可微. 函数$f(x)$在区间内任一点x处的微分记为$\mathrm{d}y = f'(x)\Delta x$. 通常把自变量$x$的增量$\Delta x$称为自变量的微分,记为$\mathrm{d}x$,即$\Delta x = \mathrm{d}x$.

于是,函数$f(x)$的微分又可记为$\mathrm{d}y = f'(x)\mathrm{d}x$,从而有$\dfrac{\mathrm{d}y}{\mathrm{d}x} = f'(x)$. 这表明,函数的微分$\mathrm{d}y$与自变量的微分$\mathrm{d}x$之商等于该函数的导数. 因此,导数也叫微商.

例 2-33 求函数$y = \mathrm{e}^{\sin x}$的微分.

解 $\mathrm{d}y = y'\mathrm{d}x = (\mathrm{e}^{\sin x})'\mathrm{d}x = \mathrm{e}^{\sin x}(\sin x)'\mathrm{d}x = \mathrm{e}^{\sin x}\cos x\mathrm{d}x$.

例 2-34 求函数$y = x\ln x$在$x = \mathrm{e}$,当$\Delta x = 0.01$时的微分.

解 先求函数在任意点x处的微分
$$\mathrm{d}y = y'\Delta x = (x\ln x)'\Delta x = (1 + \ln x)\Delta x,$$
于是当$x = \mathrm{e}$,$\Delta x = 0.01$时的微分
$$\mathrm{d}y\bigg|_{\substack{x=\mathrm{e} \\ \Delta x = 0.01}} = (1 + \ln x)\Delta x\bigg|_{\substack{x=\mathrm{e} \\ \Delta x = 0.01}} = (1 + \ln \mathrm{e}) \times 0.01 = 0.02.$$

二、微分的几何意义

如图 2-4 所示,当自变量x在点x_0处取增量Δx时,

由于曲线$y = f(x)$上点(x_0, y_0)处的切线方程为
$$Y = f(x_0) + f'(x_0)(x - x_0).$$

所以
$$\Delta Y \approx [f(x_0) + f'(x_0)(x_0 + \Delta x - x_0)] - [f(x_0) + f'(x_0)(x_0 - x_0)]$$
$$= f'(x_0)\Delta x = \mathrm{d}y$$

即微分是曲线 $y = f(x)$ 在点 (x_0, y_0) 处的切线上纵坐标的相应增量. 当 $|\Delta x|$ 很小时, 此时 $\Delta y - \mathrm{d}y$ 比 $|\Delta x|$ 小很多, 可以用 $\mathrm{d}y$ 来近似 Δy, 并且 $\mathrm{d}y$ 是一个方便计算的线性形式.

三、基本初等函数的微分公式与微分法则

基本初等函数的微分公式:

(1) $\mathrm{d}(C) = 0$ (C 为常数);   (2) $\mathrm{d}(x^a) = ax^{a-1}\mathrm{d}x$ (a 为实数);

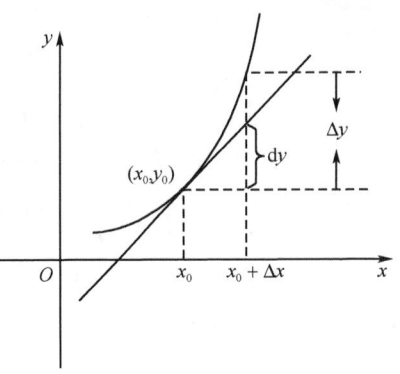

图 2-4

(3) $\mathrm{d}(a^x) = a^x \ln a \mathrm{d}x$;   特别地 $\mathrm{d}(\mathrm{e}^x) = \mathrm{e}^x \mathrm{d}x$;

(4) $\mathrm{d}(\log_a x) = \dfrac{\mathrm{d}x}{x \ln a}$;   特别地 $\mathrm{d}(\ln x) = \dfrac{\mathrm{d}x}{x}$;

(5) $\mathrm{d}(\sin x) = \cos x \mathrm{d}x$;   (6) $\mathrm{d}(\cos x) = -\sin x \mathrm{d}x$;

(7) $\mathrm{d}(\tan x) = \sec^2 x \mathrm{d}x$;   (8) $\mathrm{d}(\cot x) = -\csc^2 x \mathrm{d}x$;

(9) $\mathrm{d}(\sec x) = \sec x \tan x \mathrm{d}x$;   (10) $\mathrm{d}(\csc x) = -\csc x \cot x \mathrm{d}x$;

(11) $\mathrm{d}(\arcsin x) = \dfrac{\mathrm{d}x}{\sqrt{1-x^2}}$;   (12) $\mathrm{d}(\arccos x) = \dfrac{-\mathrm{d}x}{\sqrt{1-x^2}}$;

(13) $\mathrm{d}(\arctan x) = \dfrac{\mathrm{d}x}{1+x^2}$;   (14) $\mathrm{d}(\mathrm{arccot} x) = \dfrac{-\mathrm{d}x}{1+x^2}$.

微分法则(假设法则中的函数均可微)

(1) $\mathrm{d}(f \pm g) = \mathrm{d}f \pm \mathrm{d}g$;

(2) $\mathrm{d}(f \cdot g) = g\mathrm{d}f + f\mathrm{d}g$, 特别地 $\mathrm{d}(Cf) = C\mathrm{d}f$, C 为常数;

(3) $\mathrm{d}\left(\dfrac{f}{g}\right) = \dfrac{g\mathrm{d}f - f\mathrm{d}g}{g^2}$ ($g \neq 0$).

四、一阶微分形式的不变性

设 $y = f(u)$, $u = g(x)$, 由复合函数的求导法则, $\dfrac{\mathrm{d}y}{\mathrm{d}x} = f'(u)g'(x)$, 则复合函数 $y = f[g(x)]$ 的微分为 $\mathrm{d}y = \dfrac{\mathrm{d}y}{\mathrm{d}x}\mathrm{d}x = f'(u)g'(x)\mathrm{d}x$.

而 $g'(x)\mathrm{d}x = \mathrm{d}u$, 所以复合函数 $y = f[g(x)]$ 的微分又可以写成 $\mathrm{d}y = f'(u)\mathrm{d}u$.

由此可见, 无论 u 是中间变量还是自变量, $y = f(u)$ 的微分 $\mathrm{d}y$ 总可以用 $f'(u)$ 与 $\mathrm{d}u$ 的乘积表示. 这一性质称为一阶微分形式不变性.

例 2-35 $y = \mathrm{e}^{1-3x}\cos x$, 求 $\mathrm{d}y$.

解
$$\begin{aligned}
\mathrm{d}y &= \mathrm{d}(\mathrm{e}^{1-3x}\cos x) = (\mathrm{e}^{1-3x})'\cos x \mathrm{d}x + \mathrm{e}^{1-3x}(\cos x)'\mathrm{d}x \\
&= \mathrm{e}^{1-3x}(-3)\cos x \mathrm{d}x + \mathrm{e}^{1-3x}(-\sin x)\mathrm{d}x \\
&= -\mathrm{e}^{1-3x}(3\cos x + \sin x)\mathrm{d}x.
\end{aligned}$$

例 2-36 $y = \ln \sin(x+1)^2$, 求 $\mathrm{d}y$.

解法一
$$\begin{aligned}
\mathrm{d}y &= y'\mathrm{d}x = (\ln \sin(x+1)^2)'\mathrm{d}x \\
&= \dfrac{1}{\sin(x+1)^2} \cdot [\sin(x+1)^2]'\mathrm{d}x \\
&= \dfrac{1}{\sin(x+1)^2} \cdot \cos(x+1)^2[(x+1)^2]'\mathrm{d}x
\end{aligned}$$

$$= \frac{1}{\sin(x+1)^2} \cos(x+1)^2 \cdot 2(x+1)\mathrm{d}x$$
$$= 2(x+1)\cdot\cot(x+1)^2\mathrm{d}x.$$

解法二 由一阶微分形式不变性知

$$\mathrm{d}y = \mathrm{d}\ln\sin(x+1)^2 = \frac{1}{\sin(x+1)^2}\mathrm{d}\sin(x+1)^2$$
$$= \frac{1}{\sin(x+1)^2}\cdot\cos(x+1)^2\mathrm{d}(x+1)^2$$
$$= 2(x+1)\cot(x+1)^2\mathrm{d}x.$$

例 2-37 设 $y = y(x)$ 是由 $y^3 - 3y + 2ax = 0$ 所确定的函数，求 $\mathrm{d}y$.

解 两边同时微分

$$\mathrm{d}(y^3 - 3y + 2ax) = \mathrm{d}(0),$$
$$\mathrm{d}(y^3) - 3\mathrm{d}y + 2a\mathrm{d}x = 0,$$
$$3y^2\mathrm{d}y - 3\mathrm{d}y = -2a\mathrm{d}x,$$
$$\mathrm{d}y = \frac{-2a}{3(y^2-1)}\mathrm{d}x = \frac{2a}{3(1-y^2)}\mathrm{d}x.$$

【思考与讨论】

函数可导的充要条件是可微，所以导数和微分是一回事，这种说法正确吗？

习 题 二

1. 求曲线 $y = \sin x$ 在 $x = \frac{\pi}{3}$ 处的切线方程.

2. 在三次函数 $y = x^3$ 图像上哪一点的切线斜率等于 3 ?

3. 试求过点 $(3,8)$ 且与抛物线 $y = x^2$ 相切的直线方程(提示：先求切点).

4. 问 a,b,c 之间满足什么关系时，抛物线 $y = ax^2 + bx + c$ 与 x 轴相切于点 $(-1,0)$ (提示：在切点处应有 $y = 0$，$y' = 0$)?

5. 下列各题中均假定 $f'(x_0)$ 存在，按照导数定义观察下列极限，指出 A 表示什么.

(1) $\lim\limits_{x \to x_0} \frac{f(x) - f(x_0)}{x - x_0} = A$;

(2) $\lim\limits_{\Delta x \to 0} \frac{f(x_0 - \Delta x) - f(x_0)}{\Delta x} = A$;

(3) $\lim\limits_{h \to 0} \frac{f(x_0 - h) - f(x_0)}{h} = A$;

(4) $\lim\limits_{h \to 0} \frac{f(x_0 + h) - f(x_0 - h)}{h} = A$.

6. 讨论下列函数在 $x = 0$ 处的连续性与可导性.

(1) $y = |\sin x|$;

(2) $y = \begin{cases} x\sin\frac{1}{x}, & x \neq 0 \\ 0, & x = 0 \end{cases}$;

(3) $y = \begin{cases} x^2\sin\frac{1}{x}, & x \neq 0 \\ 0, & x = 0 \end{cases}$.

7. 当物体的温度高于周围介质的温度时，物体就不断冷却. 若物体的温度 T 与时间 t 的函数关系为 $T = T(t)$，怎样确定该物体在时刻 t 的冷却速度？

8. 设有一根细棒，取棒的一端作为原点，棒上任意点的坐标为 x，于是分布在区间 $[0,x]$ 上的质量 m 是 x 的函数：$m = m(x)$. 对于均匀细棒来说，单位长度细棒的质量叫做这细棒的线密度. 如果细棒是不均匀的，如何确定细棒在点 x_0 处的线密度？

9. 设有一根质量分布不均匀的细棒 AB，其长度为 20cm. 在 AB 上任取一点 M，设 AM 段的质量与从 A 到 M 的距离的平方成正比，比例系数为 k，并且已知当 $AM = 2$cm 时，质量为 8g，试求：

(1) $AM = 2$cm 一段上的平均线密度；

(2) 全段的平均线密度；
(3) AB 上任一点的线密度.

10. 求下列函数的导数.

(1) $y = 3x^2 + 5x + \ln 3$；

(2) $y = 2\sqrt{x} - \dfrac{1}{x} + \sqrt{2}$；

(3) $y = x^3 + 4\cos x - \sin\dfrac{\pi}{2}$；

(4) $y = 3\log_2 x - \cos x + 1$；

(5) $y = (2x-1)^2$；

(6) $y = 3\ln x - \dfrac{2}{x}$；

(7) $y = x^2 \cos x$；

(8) $y = x\tan x - \csc x$；

(9) $y = \dfrac{\ln x}{x^2}$；

(10) $y = (x-a)(x-b)(x-c)$ （a,b,c 是常数）；

(11) $y = x\sin x \tan x$；

(12) $y = \dfrac{x-1}{x+1}$；

(13) $y = \dfrac{1-\ln x}{1+\ln x}$；

(14) $s = \dfrac{1+\sin x}{1-\sin x}$；

(15) $y = \dfrac{\tan x}{x}$；

(16) $y = \dfrac{1-x^2}{1+x^2}$.

11. 求下列函数在指定点处的导数.

(1) $y = \cos x \sin x$，求 $y'\big|_{x=\frac{\pi}{6}}$ 和 $y'\big|_{x=\frac{\pi}{4}}$

(2) $f(x) = \dfrac{3}{5-x} + \dfrac{x^2}{5}$，求 $f'(0)$ 和 $f'(2)$.

12. 求曲线 $y = \dfrac{2}{x} + x$ 在点 $(2,3)$ 处的切线方程.

13. 求下列复合函数的导数.

(1) $y = (2x+5)^4$；

(2) $y = \sin\left(5t + \dfrac{\pi}{4}\right)$；

(3) $y = \cos\sqrt{x}$；

(4) $y = \tan^2 x$；

(5) $y = \ln(1-x)$；

(6) $y = \dfrac{1}{1+x^2}$；

(7) $y = \sqrt{1-x^2}$；

(8) $y = \dfrac{1}{1-2x}$.

14. 求下列函数的导数(其中 a,b,n,A,ω,φ 都是常数).

(1) $y = (3x+1)^5$；

(2) $y = \dfrac{1}{\sqrt{1-x^2}}$；

(3) $s = A\sin(\omega t + \varphi)$；

(4) $y = \sin(x^3)$；

(5) $y = \sec^2 x$；

(6) $y = \cot\dfrac{1}{x}$；

(7) $u = \left(v^2 + 2v + \sqrt{2}\right)^{\frac{3}{2}}$；

(8) $y = \left(ax + \dfrac{b}{x}\right)^n$；

(9) $y = \sqrt{\dfrac{1+t}{1-t}}$；

(10) $s = a\cos^2(2\omega t + \varphi)$；

(11) $y = \sqrt{1+\sin x}$；

(12) $y = \dfrac{1}{\sqrt{\tan x}}$；

(13) $y = \lg(1-2x)$；

(14) $y = \sqrt{1+\ln^2 x}$；

(15) $y = (1+\sin^2 x)^4$；

(16) $y = \sin\sqrt{1+x^2}$；

(17) $y = \sqrt{\cos x^2}$；

(18) $y = \ln\left[\ln(\ln x)\right]$；

(19) $y = \log_a(x^2 + x + 1)$；

(20) $y = \sqrt[3]{1+\cos 6x}$；

(21) $y = \ln(x^3\sqrt{1+x^2}\,)$；

(22) $y = \ln(x + \sqrt{1+x^2}\,)$.

15. 求下列函数的导数.

(1) $y = \sin^2\dfrac{x}{3}\cot\dfrac{x}{2}$;　　　　(2) $y = \dfrac{\sin^2 x}{\sin x^2}$;

(3) $y = \sqrt{1+\tan\left(x+\dfrac{1}{x}\right)}$;　　　(4) $y = \dfrac{\sin 2x}{x}$;

(5) $y = \sin^2 x - x\cos^2 x$.

16. 下列各题的做法是否正确？如不正确，试改正之.

(1) $\left(\sin\dfrac{4}{x^2}\right)' = \cos\dfrac{4}{x^2}$;　　(2) $\left(\ln(1+x^2)\right)' = \ln(1+x^2)' = \ln 2x$;

(3) $\left(x^2+\sqrt{1+x^3}\right)' = \left(2x+\dfrac{1}{2\sqrt{1+x^3}}\right)(1+x^3)' = 3x^2\left(2x+\dfrac{1}{2\sqrt{1+x^3}}\right)$.

17. 求下列函数的导数.

(1) $y = 2xe^x + x^5 + e^2$;　　　　(2) $y = \dfrac{e^x}{x^2} + \ln 3$;

(3) $y = x^{10} + 10^x$;　　　　　　(4) $s = 3e^{-t} - 1$;

(5) $y = \arcsin x + \arccos x$;　　(6) $y = \sqrt{1-x^2}\arccos x$;

(7) $y = \dfrac{\arcsin x}{x}$;　　　　　(8) $y = \arccos\dfrac{x-1}{2}$;

(9) $y = \tan x + \arctan x$;　　　(10) $y = \sqrt{x}\arctan x$;

(11) $y = (x^2+2x+3)e^{-x}$;　　　(12) $y = \ln\dfrac{x+\sqrt{1+x^2}}{x}$;

(13) $y = (\arcsin x)^2$;　　　　　(14) $y = \arccos\sqrt{x}$;

(15) $y = e^{\frac{1}{x}}$;　　　　　　　(16) $y = \sqrt{1+e^x}$;

(17) $y = \sin 2^x$;　　　　　　　(18) $y = e^{2t}\cos 3t$;

(19) $y = \arctan\dfrac{1-x}{1+x}$;　　　(20) $y = \arctan e^x$;

(21) $y = \left(\arctan\dfrac{x}{2}\right)^2$;　　　(22) $s = \dfrac{e^t - e^{-t}}{e^t + e^{-t}}$.

18. 求由下列方程所确定的隐函数的导数 $\dfrac{dy}{dx}$.

(1) $y^2 - 2xy + 9 = 0$;　　　　(2) $x^3 + y^3 = 3axy$;

(3) $xy = e^{x+y}$;　　　　　　　(4) $y = 1 - xe^y$.

19. 利用对数求导法求下列函数的导数.

(1) $y = x^x$ ($x>0$)　　　　　(2) $y = \left(\dfrac{x}{1+x}\right)^x$ $\left(\dfrac{x}{1+x}>0\right)$.

(3) $y = \dfrac{\sqrt{x+2}(3-x)^4}{(x+1)^5}$ $(-1<x<3)$.

20. 求由方程 $y^5 + 2y - x - 3x^7 = 0$ 所确定的隐函数 y 在 $x=0$ 处的导数 $\left.\dfrac{dy}{dx}\right|_{x=0}$.

21. 试证双曲线 $\dfrac{x^2}{a^2} - \dfrac{y^2}{b^2} = 1$ 在点 (x_0, y_0) 处的切线方程是 $\dfrac{x_0 x}{a^2} - \dfrac{y_0 y}{b^2} = 1$.

22. 设 $y = f(x)$，若 $f'(0) = 0$，是否一定有 $f''(0) = 0$？举例说明.

23. 求下列函数的指定的各阶导数.

(1) $y = x^5 - 3x^4 + 4$，求 y'''.　　(2) $y = e^x + e^{-x}$，求 y'''.

(3) $y = x\sin 2x$，求 y''.　　　　(4) $y = e^{3x+1}$，求 y''.

(5) $y = \ln(1+x^2)$，求 y''.　　　(6) $y = \arctan(1-x)$，求 y''.

24. 求下列函数的 n 阶导数.

(1) $y = \dfrac{1}{1-x}$;　　　　　　(2) $y = \dfrac{1}{1-x^2}$;

(3) $y = \sin 2x$;　　　　　　　(4) $y = \cos^2 x$.

25. 求下列函数在指定点处的导数.

(1) $y = (x+1)^6$，求 $y''|_{x=0}$. (2) $f(x) = e^{-x^2}$，求 $f''(0)$.

(3) $y = \sin x$，求 $y'''|_{x=0}$.

26. 已知物体的运动规律为 $s = A\sin\omega t$（ω, A 是常数），求物体运动的加速度，并验证

$$\frac{d^2 s}{dt^2} + \omega^2 s = 0 .$$

27. 求下列函数的微分.

(1) $y = \dfrac{1}{x} + \sqrt{x}$; (2) $y = x\sin 2x$;

(3) $y = \dfrac{x}{\sqrt{x^2+1}}$; (4) $y = [\ln(1-x)]^2$;

(5) $y = x^2 e^{2x}$; (6) $y = e^{-x}\cos(3-x)$;

(7) $y = \arctan\dfrac{1-x^2}{1+x^2}$; (8) $y = \tan^2(1+2x^2)$;

(9) $y = e^{-x^2+3}$; (10) $y = \arcsin(1-x)$.

28. 将适当的函数填入下列括号内，使等式成立.

(1) $d(\quad) = 2dx$; (2) $d(\quad) = 3x dx$;

(3) $d(\quad) = \cos t dt$; (4) $d(\quad) = \sin 3x dx$;

(5) $d(\quad) = \dfrac{1}{1+x} dx$; (6) $d(\quad) = e^{-2x} dx$;

(7) $d(\quad) = \dfrac{1}{\sqrt{x}} dx$; (8) $d(\quad) = \sec^2 3x dx$.

第三章 导数的应用

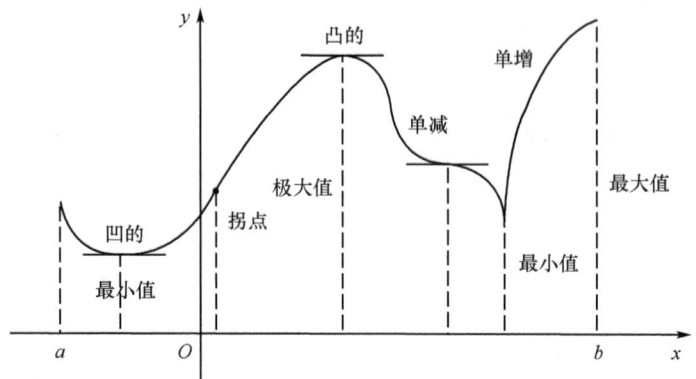

    上图向我们展示了某一函数图形的特点，通过上一章导数的法则及计算，我们可以有更高的起点深入研究导数的应用．在本章可以看到导数如何影响一个函数图像的形状，如何帮助我们确定函数的变化趋势、最大值与最小值．在许多的实际问题中，要求我们找到成本的最小值或利润的最大值，找到在某种特定条件下的最佳收益．本章以微分中值定理为理论基础，给出了导数与微分在实际中的应用．

第一节 微分中值定理

微分中值定理在微积分理论中占有十分重要的地位，它们为导数的应用提供了有力的理论依据. 微分中值定理包括罗尔(Rolle)定理、拉格朗日(Lagrange)中值定理、柯西(Cauchy)中值定理，它们有着十分密切的相互依存关系，其中拉格朗日中值定理应用十分广泛.

一、罗尔定理

定理 3-1 设函数 $f(x)$ 满足：

(1) 在闭区间 $[a, b]$ 上连续；
(2) 在开区间 (a, b) 内可导；
(3) 端点函数值相等，即 $f(a) = f(b)$，

则至少存在一点 $\xi \in (a,b)$，使得 $f'(\xi) = 0$.

例如，函数 $f(x) = x^2 - 2x - 3 = (x-3)(x+1)$ 在 $[-1,3]$ 上连续，$f'(x) = 2x - 2$ 在 $(-1,3)$ 存在，且 $f(-1) = f(3) = 0$，有 $\xi = 1$ ($1 \in (-1,3)$)，$f'(\xi) = f'(1) = 2 \times 1 - 2 = 0$.

罗尔定理的几何意义： 设曲线弧在 $[a, b]$ 上为连续弧段，且在两端点处的高度相等，弧上除两端点外，处处光滑，那么弧上至少有一点 ξ 处的切线平行于 x 轴，即 $f'(\xi) = 0$. 如图 3-1 所示.

注意：罗尔定理的条件是充分条件，不是必要条件.

例如，函数 $f(x) = (x-1)^2$，在 $x \in [0,3]$ 不满足罗尔定理的条件 ($f(0) \neq f(3)$)，但是存在 $\xi = 1 \in (0,3)$ 内，使 $f'(\xi) = 0$.

通常若不满足罗尔定理的条件，罗尔定理的结论不成立.

例如，$f(x) = |x|$，在 $x \in [-1,1]$ 上连续，且 $f(-1) = f(1) = 1$，但 $f(x) = |x|$ 在区间 $(-1,1)$ 内存在不可导点 $x = 0$，不满足罗尔定理的条件. 显然，$f(x) = |x|$ 不存在 $\xi \in (-1,1)$，使 $f'(\xi) = 0$.

又如，$f(x) = x^3$ 在 $x \in [0,1]$ 上连续，且在 $(0,1)$ 内可导，但 $f(0) = 0 \neq 1 = f(1)$，不满足罗尔定理的条件. 显然 $(x^3)' = 3x^2$，不存在 $\xi \in (0,1)$，使 $f'(\xi) = 0$.

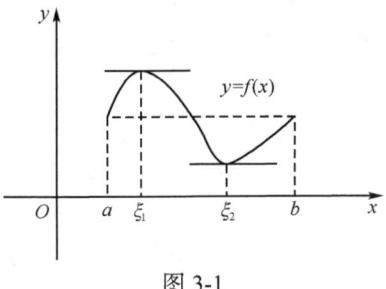

图 3-1

二、拉格朗日中值定理

定理 3-2 如果函数 $f(x)$ 满足：

(1) 在闭区间 $[a,b]$ 上连续；
(2) 在开区间 (a,b) 内可导，则至少存在一点 $\xi \in (a,b)$，使

$$f'(\xi) = \frac{f(b) - f(a)}{b - a}.$$

几何解释：如果曲线 $y = f(x)$ 在除端点外的每一点都有切线，则曲线上至少存在一点 C，曲线在该点的切线平行于两端点的连线 AB 弦. 如图 3-2 所示.

证明 令 $F(x) = f(x) - f(a) - \dfrac{f(b) - f(a)}{b - a}(x - a)$，显然 $F(x)$ 在 $[a,b]$ 上连续，在 (a,b) 内有 $F'(x) = f'(x) - \dfrac{f(b) - f(a)}{b - a}$ 存在，且 $F(a) = F(b) = 0$，由罗尔定理得，至少存在一点 $\xi \in (a,b)$，使

$$F'(\xi) = f'(\xi) - \frac{f(b) - f(a)}{b - a} = 0,$$

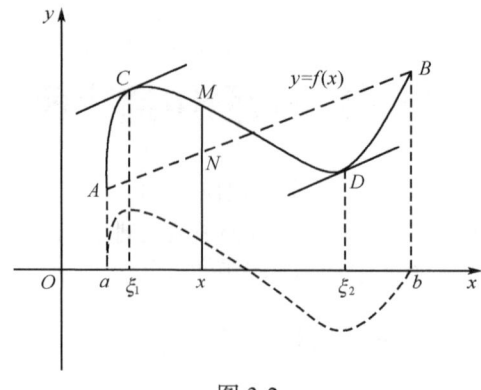

图 3-2

即 $f'(\xi) = \dfrac{f(b)-f(a)}{b-a}$.

注意: (1) 与罗尔定理相比少了条件 $f(a)=f(b)$;

(2) 结论可写成 $f(b)-f(a)=f'(\xi)(b-a)$.

例 3-1 一个做直线运动的物体,其路程函数是 $f(t)$,则在时间 (a,b) 内的平均速度是 $f'(\xi)=\dfrac{f(b)-f(a)}{b-a}$,在 $t=C$ 时刻的瞬时速度是 $f'(C)$. 所以,拉格朗日中值定理告诉我们,在时间 (a,b) 内总有一点的瞬时速度等于这个时间段上的平均速度. 如一汽车 2h 内运动了 210km,那么在 2 小时内至少有一个时刻的运动速度为 105 km/h.

由拉格朗日中值定理不难得出以下的推论.

推论 3-1 如果 $f'(x)$ 在区间 (a,b) 内恒为零,则 $f(x)$ 在 (a,b) 内必是一个常数.

证明 在区间 (a,b) 内任意取两点 x_1,x_2,由拉格朗日中值定理可得,至少存在一点 $\xi \in (x_1,x_2)$,使 $f(x_2)-f(x_1)=f'(\xi)(x_2-x_1)=0 \Rightarrow f(x_2)=f(x_1)$,由 x_1,x_2 的任意性可知,函数 $f(x)$ 在区间 (a,b) 内恒为常数.

推论 3-2 若在 (a,b) 内恒有 $f'(x)=g'(x)$,则必有 $f(x)=g(x)+C$(C 为任意常数).

证明 令 $F(x)=f(x)-g(x)$,则 $F(x)$ 在 (a,b) 内恒有
$$F'(x)=[f(x)-g(x)]'=f'(x)-g'(x)=0.$$
由推论 3-1 可得 $F(x)=f(x)-g(x)=C$,故有 $f(x)=g(x)+C$(C 为任意常数).

例 3-2 求证 $\arcsin x + \arccos x = \dfrac{\pi}{2}$ $(-1 \leqslant x \leqslant 1)$.

证明 设 $f(x)=\arcsin x+\arccos x$,$x\in[-1,1]$,因为
$$f'(x)=\dfrac{1}{\sqrt{1-x^2}}+\left(-\dfrac{1}{\sqrt{1-x^2}}\right)=0 \quad (-1<x<1),$$
所以
$$f(x)=C, \quad x\in[-1,1],$$
又因为 $f(0)=\arcsin 0+\arccos 0=0+\dfrac{\pi}{2}=\dfrac{\pi}{2}$,即 $C=\dfrac{\pi}{2}$,所以
$$\arcsin x+\arccos x=\dfrac{\pi}{2}.$$

例 3-3 证明:当 $x>0$ 时,$\dfrac{x}{1+x}<\ln(1+x)<x$.

分析 由于 $x>0$,所以原不等式可变形为 $\dfrac{1}{1+x}<\dfrac{\ln(1+x)}{x}<1$.

证明 设 $f(t)=\ln(1+t)$,$t\in[0,x]$,则有 $f(t)$ 在 $[0,x]$ 上连续,在 $(0,x)$ 内有 $f'(t)=\dfrac{1}{1+t}$ 存在,由拉

格朗日中值定理知,存在 $\xi \in (0, x)$,使

$$f'(\xi) = \frac{f(x) - f(0)}{x - 0} = \frac{\ln(1+x) - \ln 1}{x},$$

即

$$\frac{1}{1+\xi} = \frac{\ln(1+x) - \ln 1}{x} = \frac{\ln(1+x)}{x},$$

又

$$\frac{1}{1+x} < \frac{1}{1+\xi} < 1,$$

所以,当 $x>0$ 时,$\frac{1}{1+x} < \frac{\ln(1+x)}{x} < 1$,即 $\frac{x}{1+x} < \ln(1+x) < x$.

三、柯西中值定理

定理 3-3 设函数 $f(x)$ 与 $g(x)$ 满足:
(1) 在闭区间 $[a,b]$ 上连续;
(2) 在开区间 (a,b) 内可导,且 $g'(x) \neq 0$.

则至少存在一点 $\xi \in (a,b)$,使得 $\dfrac{f(b)-f(a)}{g(b)-g(a)} = \dfrac{f'(\xi)}{g'(\xi)}$.

【思考与讨论】
1. 试举例说明拉格朗日中值定理的条件缺一不可.
2. 证明对函数 $y = px^2 + qx + r$ 应用拉格朗日中值定理时所求得的点 ξ 总是位于区间的正中间.

第二节 洛必达法则

在求极限时,我们常常遇到一些不能运用四则运算法则来确定极限值的情况,如当 $x \to x_0$ (或 $x \to \infty$)时,函数 $f(x)$ 与 $g(x)$ 同时趋近于零或无穷大,此时则不能运用除法法则,但其极限 $\lim\limits_{\substack{x \to x_0 \\ (x \to \infty)}} \dfrac{f(x)}{g(x)}$ 可能存在也可能不存在. 例如 $\lim\limits_{x \to 0} \dfrac{\sin x}{x}$,$\lim\limits_{x \to \infty} \dfrac{x^4}{x^3}$. 我们把这种极限不确定的类型称为未定式. 本节将介绍求未定式极限的一个有效方法,这就是洛必达(L'Hospital)法则.

一、$\dfrac{0}{0}$ 或 $\dfrac{\infty}{\infty}$ 型未定式

定理 3-4(洛必达法则) 如果函数 $f(x)$ 与 $g(x)$ 满足条件:
(1) $\lim\limits_{x \to x_0} f(x) = 0$,$\lim\limits_{x \to x_0} g(x) = 0$;
(2) 在点 x_0 的某一去心邻域内,$f'(x)$,$g'(x)$ 存在,且 $g'(x) \neq 0$;
(3) $\lim\limits_{x \to x_0} \dfrac{f'(x)}{g'(x)}$ 存在(或为 ∞).

则

$$\lim_{x \to x_0} \frac{f(x)}{g(x)} = \lim_{x \to x_0} \frac{f'(x)}{g'(x)}.$$

证明 略.

例 3-4 求极限 $\lim\limits_{x \to 1} \dfrac{x^2 - 1}{x^2 - 3x + 2}$.

解 这是 $\dfrac{0}{0}$ 型未定式,满足定理 3-4 的条件,所以

$$\lim_{x\to 1}\frac{x^2-1}{x^2-3x+2}=\lim_{x\to 1}\frac{(x^2-1)'}{(x^2-3x+2)'}=\lim_{x\to 1}\frac{2x}{2x-3}=-2.$$

例 3-5 求极限 $\lim\limits_{x\to 0}\dfrac{e^x-e^{-x}}{x^2}$.

解 这是 $\dfrac{0}{0}$ 型未定式,满足定理 3-4 的条件,所以

$$\lim_{x\to 0}\frac{e^x-e^{-x}}{x^2}=\lim_{x\to 0}\frac{e^x+e^{-x}}{2x}=\infty.$$

如果极限 $\lim\limits_{x\to x_0}\dfrac{f'(x)}{g'(x)}$ 仍然是 $\dfrac{0}{0}$ 型的,函数 $f'(x)$,$g'(x)$ 满足定理中对 $f(x)$,$g(x)$ 的要求,则可以继续利用洛必达法则,即有

$$\lim_{x\to x_0}\frac{f(x)}{g(x)}=\lim_{x\to x_0}\frac{f'(x)}{g'(x)}=\lim_{x\to x_0}\frac{f''(x)}{g''(x)}\cdots,$$

表明在同一题中可以多次的使用洛必达法则.

例 3-6 求 $\lim\limits_{x\to 0}\dfrac{e^x-e^{-x}-2x}{x-\sin x}$.

解 此题是 $\dfrac{0}{0}$ 型的未定式极限,满足定理 3-4 的条件,所以

$$\lim_{x\to 0}\frac{e^x-e^{-x}-2x}{x-\sin x}=\lim_{x\to 0}\frac{e^x+e^{-x}-2}{1-\cos x}=\lim_{x\to 0}\frac{e^x-e^{-x}}{\sin x}=\lim_{x\to 0}\frac{e^x+e^{-x}}{\cos x}=2.$$

对于 x 的其他变化趋势($x\to\infty$,$x\to+\infty$,$x\to-\infty$,$x\to x_0^+$,$x\to x_0^-$)时的 $\dfrac{0}{0}$ 型未定式的极限,上述定理仍然成立.

例 3-7 求极限 $\lim\limits_{x\to+\infty}\dfrac{\dfrac{\pi}{2}-\arctan x}{\sin\dfrac{1}{x}}$.

解 这是 $\dfrac{0}{0}$ 型未定式,根据洛必达法则,得

$$\lim_{x\to+\infty}\frac{\dfrac{\pi}{2}-\arctan x}{\sin\dfrac{1}{x}}=\lim_{x\to+\infty}\frac{-\dfrac{1}{1+x^2}}{-\dfrac{1}{x^2}\cos\dfrac{1}{x}}=\lim_{x\to+\infty}\left(\frac{x^2}{1+x^2}\frac{1}{\cos\dfrac{1}{x}}\right)=1,$$

到目前为止,求 $\dfrac{0}{0}$ 型的极限除了可以用等价无穷小外,还可以用洛必达法则,但具体用哪一种方法更简单,视具体情形而定. 也可以在解题过程中联合使用.

如求 $\lim\limits_{x\to 0}\dfrac{\tan x-\sin x}{x^3}$.

利用等价无穷小,有

$$\lim_{x\to 0}\frac{\tan x-\sin x}{x^3}=\lim_{x\to 0}\frac{\tan x(1-\cos x)}{x^3}$$

$$=\lim_{x\to 0}\frac{\tan x}{x}\lim_{x\to 0}\frac{1-\cos x}{x^2}=\lim_{x\to 0}\frac{x}{x}\lim_{x\to 0}\frac{\dfrac{1}{2}x^2}{x^2}=\frac{1}{2}.$$

利用洛必达法则,有

$$\lim_{x\to 0}\frac{\tan x-\sin x}{x^3}=\lim_{x\to 0}\frac{\sec^2 x-\cos x}{3x^2}=\lim_{x\to 0}\frac{2\sec^2 x\tan x+\sin x}{6x}$$
$$=\lim_{x\to 0}\frac{2\sec^4 x+4\sec^2 x\tan^2 x+\cos x}{6}$$
$$=\frac{1}{2}.$$

定理 3-4 对于 $\frac{\infty}{\infty}$ 未定式,即 $\lim\limits_{x\to x_0}f(x)=\infty$ 且 $\lim\limits_{x\to x_0}g(x)=\infty$ 同样成立.

例 3-8 求极限 $\lim\limits_{x\to +\infty}\frac{\ln x}{x^\alpha}(\alpha>0)$.

解 这是 $\frac{\infty}{\infty}$ 型未定式,满足定理 3-5 的条件,所以

$$\lim_{x\to +\infty}\frac{\ln x}{x^\alpha}=\lim_{x\to +\infty}\frac{(\ln x)'}{(x^\alpha)'}=\lim_{x\to +\infty}\frac{\frac{1}{x}}{\alpha x^{\alpha-1}}=\lim_{x\to +\infty}\frac{1}{\alpha x^\alpha}=0.$$

例 3-9 求极限 $\lim\limits_{x\to 0^+}\frac{\ln\cot x}{\ln x}$.

解 这是 $\frac{\infty}{\infty}$ 型未定式,满足定理 3-5 的条件,所以

$$\lim_{x\to 0^+}\frac{\ln\cot x}{\ln x}=\lim_{x\to 0^+}\frac{\frac{-\csc^2 x}{\cot x}}{\frac{1}{x}}=\lim_{x\to 0^+}\frac{-x}{\sin x\cos x}=-1.$$

注意 (1) 每次使用洛必达法则前,应检验是否为 $\frac{0}{0}$ 型或 $\frac{\infty}{\infty}$ 型未定式,若不是这种未定式,就不能使用. 如 $\lim\limits_{x\to\infty}\frac{\sin x}{x}=\lim\limits_{x\to\infty}\left(\frac{1}{x}\cdot\sin x\right)=0$ (有界变量与无穷小量的积仍是无穷小量). 若用洛必达法则,$\lim\limits_{x\to\infty}\frac{\sin x}{x}=\lim\limits_{x\to\infty}\frac{\cos x}{1}$,此极限不存在. 其原因是它不是 $\frac{0}{0}$ 型或 $\frac{\infty}{\infty}$ 型,不能用洛必达法则.

(2) 洛必达法则的条件是充分的,并非是必要的,因此洛必达法则有时失效,但洛必达法则失效时极限仍可能存在. 如求极限 $\lim\limits_{x\to +\infty}\frac{e^x+e^{-x}}{e^x-e^{-x}}$,虽然初看是 $\frac{\infty}{\infty}$ 型,但若使用洛必达法则,将会出现死循环.

$$\lim_{x\to +\infty}\frac{e^x+e^{-x}}{e^x-e^{-x}}=\lim_{x\to +\infty}\frac{(e^x+e^{-x})'}{(e^x-e^{-x})'}=\lim_{x\to +\infty}\frac{e^x-e^{-x}}{e^x+e^{-x}}$$
$$=\lim_{x\to +\infty}\frac{(e^x-e^{-x})'}{(e^x+e^{-x})'}=\lim_{x\to +\infty}\frac{e^x+e^{-x}}{e^x-e^{-x}}.$$

但此极限是存在的,我们可用以下方法求得.

例 3-10 求极限 $\lim\limits_{x\to +\infty}\frac{e^x+e^{-x}}{e^x-e^{-x}}$.

解 本极限可用以下两种方法解决.

$$\lim_{x\to +\infty}\frac{e^x+e^{-x}}{e^x-e^{-x}}=\lim_{x\to +\infty}\frac{e^{2x}+1}{e^{2x}-1}=\lim_{x\to +\infty}\frac{e^{2x}\cdot(2x)'}{e^{2x}\cdot(2x)'}=1$$

或

$$\lim_{x\to +\infty}\frac{e^x+e^{-x}}{e^x-e^{-x}}=\lim_{x\to +\infty}\frac{1+e^{-2x}}{1-e^{-2x}}=\frac{1+0}{1-0}=1.$$

这也说明洛必达法则虽然能解决一些极限问题,但不是万能的.

二、其他类型的未定式

未定式除 $\dfrac{0}{0}$ 型与 $\dfrac{\infty}{\infty}$ 型外，还有 $0\cdot\infty$，$\infty\pm\infty$，1^{∞}，∞^{0}，0^{0} 等类型，对于这五种未定式，关键是将其转化成 $\dfrac{0}{0}$ 型或 $\dfrac{\infty}{\infty}$ 型未定式后用洛必达法则求极限．

1. $0\cdot\infty$ 型未定式

转化步骤：$0\cdot\infty \Rightarrow \dfrac{1}{\infty}\cdot\infty$，或 $0\cdot\infty \Rightarrow 0\cdot\dfrac{1}{0}$．

例 3-11 求极限 $\lim\limits_{x\to 0^{+}}(x\ln x)$．

解 所求极限为 $0\cdot\infty$ 型未定式，我们将其转化为 $\dfrac{\infty}{\infty}$ 型计算．

$$\lim_{x\to 0^{+}} x\ln x \xlongequal{\text{转化}} \lim_{x\to 0^{+}} \frac{\ln x}{x^{-1}} \left(\frac{\infty}{\infty}\text{型}\right) \xlongequal{\text{洛必达法则}} \lim_{x\to 0^{+}} \frac{x^{-1}}{-x^{-2}} \xlongequal{\text{整理}} -\lim_{x\to 0^{+}} x = 0.$$

例 3-12 求极限 $\lim\limits_{x\to+\infty} x^{-2}\mathrm{e}^{x}$．

解 所求极限为 $0\cdot\infty$ 型未定式，我们将其转化为 $\dfrac{0}{0}$ 型计算．

$$\lim_{x\to+\infty} x^{-2}\mathrm{e}^{x} = \lim_{x\to+\infty}\frac{\mathrm{e}^{x}}{x^{2}} = \lim_{x\to+\infty}\frac{\mathrm{e}^{x}}{2x} = \lim_{x\to+\infty}\frac{\mathrm{e}^{x}}{2} = +\infty.$$

说明：将 $0\cdot\infty$ 型未定式转化为 $\dfrac{0}{0}$ 型或 $\dfrac{\infty}{\infty}$ 型未定式的过程中，一般的原则是分子、分母求导较简单，比较方便使用洛必达法则．

2. $\infty\pm\infty$ 型未定式

转化步骤：$\infty\pm\infty \Rightarrow \dfrac{1}{0}\pm\dfrac{1}{0} \Rightarrow \dfrac{0\pm 0}{0\cdot 0}$．

例 3-13 求极限 $\lim\limits_{x\to 1}\left(\dfrac{x}{x-1}-\dfrac{1}{\ln x}\right)$．

解 这是 $\infty\pm\infty$ 型未定式，作通分变形，将其转化为 $\dfrac{0}{0}$ 型未定式．

$$\lim_{x\to 1}\left(\frac{x}{x-1}-\frac{1}{\ln x}\right) \xlongequal{\text{通分}} \lim_{x\to 1}\frac{x\ln x - x + 1}{(x-1)\ln x} \quad \left(\frac{0}{0}\text{型}\right)$$

$$\xlongequal{\text{洛必达法则}} \lim_{x\to 1}\frac{\ln x + x\cdot\dfrac{1}{x} - 1}{\ln x + \dfrac{x-1}{x}} \xlongequal{\text{整理}} \lim_{x\to 1}\frac{x\ln x}{x\ln x + x - 1} \quad \left(\frac{0}{0}\text{型}\right)$$

$$\xlongequal{\text{洛必达法则}} \lim_{x\to 1}\frac{\ln x + 1}{\ln x + x\cdot\dfrac{1}{x} + 1} = \frac{1}{2}.$$

3. $0^{0}, 1^{\infty}, \infty^{0}$ 型未定式

转化步骤：$\left.\begin{matrix}0^{0}\\1^{\infty}\\\infty^{0}\end{matrix}\right\} \xRightarrow{\text{取对数}} \begin{cases}0\cdot\ln 0\\\infty\cdot\ln 1\\0\cdot\ln\infty\end{cases} \Rightarrow 0\cdot\infty \Rightarrow \dfrac{0}{0}\text{ 或 }\dfrac{\infty}{\infty}.$

例 3-14 求极限 $\lim\limits_{x\to 0^{+}} x^{x}$．

解 这是 0^{0} 型未定式，作恒等变形，将其化为 $0\cdot\infty$ 型未定式

$$\lim_{x\to 0^+} x^x \xlongequal{\text{恒等变形}} \lim_{x\to 0^+} e^{\ln x^x} = e^{\lim\limits_{x\to 0^+} x\ln x} \quad (0\cdot\infty\text{型})$$

$$\xlongequal{\text{转化}} e^{\lim\limits_{x\to 0^+} \frac{\ln x}{\frac{1}{x}}} \left(\frac{\infty}{\infty}\text{型}\right) \xlongequal{\text{洛必达法则}} e^{\lim\limits_{x\to 0^+} \frac{\frac{1}{x}}{-\frac{1}{x^2}}}$$

$$\xlongequal{\text{整理}} e^{\lim\limits_{x\to 0^+}(-x)} = e^0 = 1.$$

例 3-15 求极限 $\lim\limits_{x\to 1} x^{\frac{1}{1-x}}$.

解 这是 1^∞ 型未定式

$$\lim_{x\to 1} x^{\frac{1}{1-x}} \xlongequal{\text{恒等变形}} \lim_{x\to 1} e^{\ln x^{\frac{1}{1-x}}} = e^{\lim\limits_{x\to 1} \frac{1}{1-x}\ln x} \quad (0\cdot\infty\text{型})$$

$$\xlongequal{\text{转化}} e^{\lim\limits_{x\to 1} \frac{\ln x}{1-x}} \left(\frac{0}{0}\text{型}\right) \xlongequal{\text{洛必达法则}} e^{\lim\limits_{x\to 1} \frac{\frac{1}{x}}{-1}}$$

$$\xlongequal{\text{整理}} e^{\lim\limits_{x\to 1}\left(-\frac{1}{x}\right)} = e^{-1}.$$

例 3-16 求极限 $\lim\limits_{x\to 0^+} (\cot x)^{\frac{1}{\ln x}}$.

解： 这是 ∞^0 型未定式

$$\lim_{x\to 0^+} (\cot x)^{\frac{1}{\ln x}} \xlongequal{\text{恒等变形}} \lim_{x\to 0^+} e^{\ln(\cot x)^{\frac{1}{\ln x}}} = e^{\lim\limits_{x\to 0^+}\left(\frac{1}{\ln x}\ln\cot x\right)} \quad (0\cdot\infty\text{型})$$

$$\xlongequal{\text{转化}} e^{\lim\limits_{x\to 0^+} \frac{\ln\cot x}{\ln x}} \left(\frac{\infty}{\infty}\text{型}\right) \xlongequal{\text{洛必达法则}} e^{\lim\limits_{x\to 0^+} \frac{\frac{1}{\cot x}\cdot\frac{1}{\sin^2 x}}{\frac{1}{x}}}$$

$$\xlongequal{\text{整理}} e^{\lim\limits_{x\to 0^+} \frac{-x}{\cos x\cdot\sin x}} = e^{-1}.$$

> **【思考与讨论】**
> 设 $\lim \dfrac{f(x)}{g(x)}$ 是未定式极限，如果 $\lim \dfrac{f'(x)}{g'(x)}$ 不存在，是否 $\lim \dfrac{f(x)}{g(x)}$ 的极限也一定不存在？举例说明.

第三节　函数的单调性与曲线的凹凸性

一、函数的单调性的判定

对于函数的单调性，除了用单调的定义或函数的图像判定外，还可以利用导数来进行研究.

由图 3-3 可看出，如果函数 $y = f(x)$ 在区间 (a, b) 内单调递增，那么这条曲线上各点切线的倾斜角都是锐角，即有 $f'(x) > 0$. 同样，由图 3-4 可看出，如果函数 $y = f(x)$ 在区间 (a, b) 内单调递减，这条曲线上各点切线的倾斜角都是钝角，即有 $f'(x) < 0$.

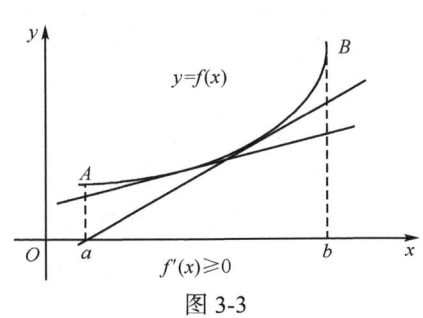

图 3-3

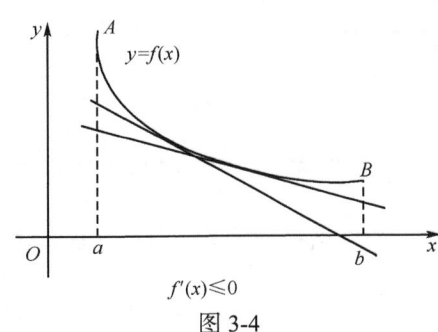

图 3-4

从以上的直观分析告诉我们，可以利用导数的正负来判断函数的单调性.

定理 3-5 设函数 $y = f(x)$ 在 $[a, b]$ 上连续，在 (a, b) 内可导，若

(1) 在 (a, b) 内 $f'(x) > 0$，则函数 $y = f(x)$ 在 (a, b) 内单调递增；

(2) 在 (a, b) 内 $f'(x) < 0$，则函数 $y = f(x)$ 在 (a, b) 内单调递减.

证明 在 (a, b) 上任取两点 x_1，x_2，不妨设 $x_1 < x_2$，由拉格朗日中值定理得
$$f(x_2) - f(x_1) = f'(\xi)(x_2 - x_1) \quad (x_1 < \xi < x_2),$$
因为在 (a, b) 内 $f'(x) > 0$，所以 $f'(\xi) > 0$，且 $x_2 - x_1 > 0$，则有
$$f(x_2) - f(x_1) = f'(\xi)(x_2 - x_1) > 0,$$
即
$$f(x_2) > f(x_1),$$
故此，函数 $y = f(x)$ 在 (a, b) 内单调递增.

同理，若在 (a, b) 内 $f'(x) < 0$，那么 $f'(\xi) < 0$，于是 $f(x_2) - f(x_1) < 0$，即 $f(x_2) < f(x_1)$，故此，函数 $y = f(x)$ 在 (a, b) 内单调递减.

例 3-17 讨论 $f(x) = 2x^3 - 9x^2 + 12x - 3$ 的单调性，确定单调区间.

解 $f(x)$ 在 $(-\infty, +\infty)$ 上有定义，且 $f'(x) = 6x^2 - 18x + 12 = 6(x-1)(x-2)$，令 $f'(x) = 0$，求得 $x_1 = 1$，$x_2 = 2$. 故当 $x < 1$ 时，$f'(x) > 0$，$f(x)$ 单调增加；当 $1 < x < 2$ 时，$f'(x) < 0$，$f(x)$ 单调减少；当 $x > 2$ 时，$f'(x) > 0$，$f(x)$ 单调增加.

为了书写表达简便，常采用列表法（表 3-1）.

表 3-1

x	$(-\infty, 1)$	1	$(1, 2)$	2	$(2, +\infty)$
$f'(x)$	+	0	−	0	+
$f(x)$	↗		↘		↗

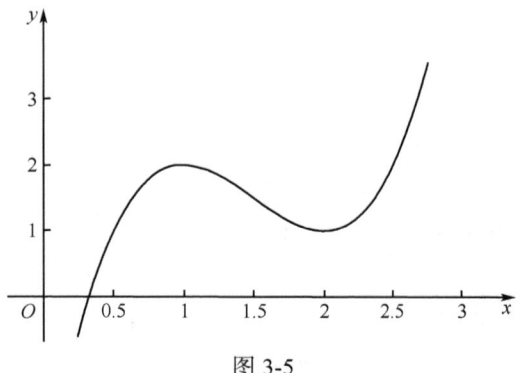

图 3-5

该函数的图像见图 3-5.

注意到，此例中导数等于零的点 $x = 1$，$x = 2$ 均为单调区间的分界点.

例 3-18 求函数 $f(x) = 2 - (x^2 - 1)^{\frac{2}{3}}$ 的单调区间.

解 $f(x) = 2 - (x^2 - 1)^{\frac{2}{3}}$ 的定义域为 $(-\infty, +\infty)$，且
$$f'(x) = -\frac{2}{3}(x^2 - 1)^{-\frac{1}{3}} \cdot 2x = -\frac{4}{3}\frac{x}{\sqrt[3]{x^2 - 1}},$$
令 $f'(x) = 0$，得 $x = 0$；而 $f(x)$ 有两个导数不存在的点：$x = \pm 1$. 用 $x = \pm 1$ 及 $x = 0$ 将其定义域 $(-\infty, +\infty)$ 划分为以下的子区间，并在各子区间内讨论 $f'(x)$ 的符号，见表 3-2.

表 3-2

x	$(-\infty, 1)$	−1	$(-1, 0)$	0	$(0, 1)$	1	$(1, +\infty)$
$f'(x)$	+	不存在	−	0	+	不存在	−
$f(x)$	↗		↘		↗		↘

因此，函数 $f(x) = 2 - (x^2 - 1)^{\frac{2}{3}}$ 在区间 $(-\infty, -1)$ 和 $(0, 1)$ 内单调递增，在区间 $(-1, 0)$ 和 $(1, +\infty)$ 内单调递减.

注意: (1) 使得 $f'(x)=0$ 的点称为函数 $f(x)$ 的**驻点**;

(2) 单调区间的分界点常常产生于函数的驻点以及导数不存在的点.

综上,求函数单调区间的步骤:

(1) 确定函数的定义域;

(2) 求出函数的驻点以及导数不存在的点,用这些点把定义域分成若干个子区间;

(3) 判断在这些子区间内 $f'(x)$ 的符号,从而确定函数单调区间.

例 3-19 求函数 $f(x)=(x-2)^2(x+1)^{\frac{2}{3}}$ 的单调区间.

解 (1) 定义域为 $(-\infty,+\infty)$;

(2) 求驻点以及导数不存在的点

$$f'(x)=2(x-2)(x+1)^{\frac{2}{3}}+\frac{2}{3}(x-2)^2(x+1)^{-\frac{1}{3}}=\frac{2(x-2)(4x+1)}{3(x+1)^{\frac{1}{3}}}.$$

驻点为 $x=2$,$x=-\frac{1}{4}$,不可导点 $x=-1$;

(3) 列表(表 3-3).

表 3-3

x	$(-\infty,-1)$	-1	$\left(-1,-\frac{1}{4}\right)$	$-\frac{1}{4}$	$\left(-\frac{1}{4},2\right)$	2	$(2,+\infty)$
$f'(x)$	$-$	不存在	$+$	0	$-$	0	$+$
$f(x)$	↘		↗		↘		↗

因此,函数 $f(x)=(x-2)^2(x+1)^{\frac{2}{3}}$ 在区间 $\left(-1,-\frac{1}{4}\right)$ 和 $(2,+\infty)$ 内单调递增,在区间 $(-\infty,-1)$ 和 $\left(-\frac{1}{4},2\right)$ 内单调递减.

根据函数的单调性还可以证明一些不等式.

例 3-20 试证:当 $x>0$ 时,$x>\ln(1+x)$ 成立.

证明 设 $f(x)=x-\ln(1+x)$,则 $f'(x)=\frac{x}{1+x}$. 因为 $f(x)$ 在 $[0,+\infty)$ 内连续,且在 $(0,+\infty)$ 内可导,$f'(x)>0$,所以 $f(x)$ 在 $(0,+\infty)$ 内单调递增,又因为 $f(0)=0$,因此,当 $x>0$ 时,$x-\ln(1+x)>0$,即 $x>\ln(1+x)$.

二、曲线的凹凸性与拐点

在研究曲线的形态时,除了要知道它是上升还是下降外,还需了解曲线在上升或下降过程中往哪个方向弯曲. 本节将介绍曲线的凹凸性与拐点.

1. 曲线凹凸及拐点的定义

定义 3-1 设函数 $f(x)$ 在区间 (a,b) 内连续,对任意的 x_1,$x_2\in(a,b)$,如果

$$f\left(\frac{x_1+x_2}{2}\right)>\frac{f(x_1)+f(x_2)}{2},$$

则称曲线 $y=f(x)$ 在 (a,b) 内是**凸的**(convex)(图 3-6),称 (a,b) 为**凸区间**;如果

$$f\left(\frac{x_1+x_2}{2}\right)<\frac{f(x_1)+f(x_2)}{2},$$

则称曲线 $y=f(x)$ 在 (a,b) 内是为**凹的**(concave)(图 3-7),称 (a,b) 为**凹区间**.

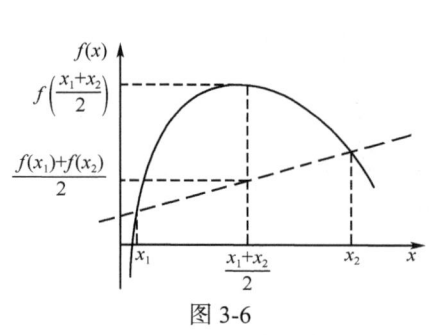
图 3-6

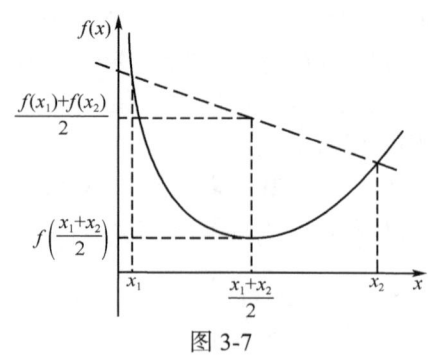
图 3-7

2. 曲线凹凸性的判定 从几何角度观察,在凸曲线上,过任意两点的割线总在该曲线的下方;在凹曲线上,过任意两点的割线总在该曲线的上方;并且不难观察到,在凸曲线上(图 3-8),对应点的切线的斜率 $f'(x)$ 是随 x 值的增大而减小的,即 $y''<0$;而在凹曲线上(图 3-9),对应点的切线的斜率 $f'(x)$ 是随 x 值的增大而增加的,即 $y''>0$.

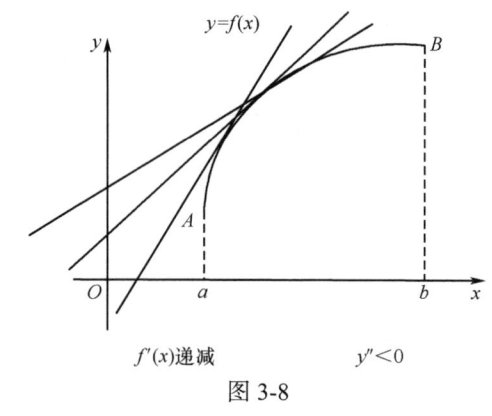
图 3-8

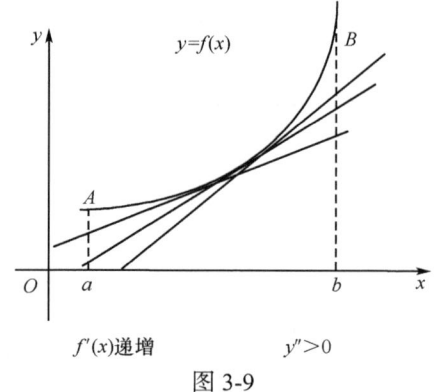
图 3-9

由此,我们可得到以下关于曲线凹凸性的判定定理.

定理 3-6 设函数 $f(x)$ 在区间 $[a,b]$ 上连续,在 (a,b) 内二阶可导,对任意的 $x \in (a,b)$,

(1) 若 $f''(x)>0$,则曲线 $y=f(x)$ 在 (a,b) 是凹的;

(2) 若 $f''(x)<0$,则曲线 $y=f(x)$ 在 (a,b) 是凸的.

例 3-21 判断曲线 $y=x^3$ 的凹凸性.

解 因为 $y'=3x^2$,$y''=6x$,当 $x<0$ 时,$y''<0$,所以曲线在 $(-\infty,0)$ 是凸的;当 $x>0$ 时,$y''>0$,所以曲线在 $(0,+\infty)$ 上是凹的. $y=x^3$ 的图像见图 3-10.

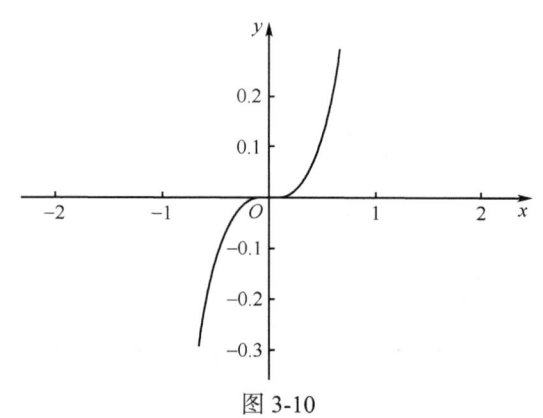
图 3-10

3. 曲线的凹凸区间、拐点及其求法 在上例中,$y=x^3$ 在 $(-\infty,0)$ 上是凸的,在 $(0,+\infty)$ 上是凹的,点 $(0,0)$ 是凹凸区间的分界点,称这样的点为拐点. 定义如下:

定义 3-2 连续曲线上凹的曲线弧与凸的曲线弧的分界点称为曲线的**拐点**.

注意:拐点是指曲线上的点,故应写为 $(x_0, f(x_0))$,而不能称拐点为 x_0.

由于拐点左右两侧曲线的凹凸性不同,即 $f''(x)$ 异号,所以,在拐点处,$f''(x)=0$ 或不存在.

一般地,在连续曲线 $y=f(x)$ 的定义域内,除有限个点处 $f''(x)=0$ 或 $f''(x)$ 不存在外,若在其余各点处的二阶 $f''(x)$ 均为正(或负),则曲线 $y=f(x)$ 在这个区间段上为**凹**(或凸)的,这个区间就是曲线 $y=f(x)$ 的**凹区间**(或凸区间). 否则就以这些分界点把定义域分成若干个子区间,然后在这些子区间上讨论 $f''(x)$ 的符号,确定曲线 $y=f(x)$ 的凹凸性.

综上所述,我们可以按以下的步骤判断曲线的凹凸性及求拐点:

(1) 确定函数的定义域，计算二阶导数 $f''(x)$；
(2) 求出二阶导数 $f''(x)=0$ 及 $f''(x)$ 不存在的点；
(3) 用这些点把定义域分成若干个开区间，根据各开区间上 $f''(x)$ 的符号，确定曲线在对应区间上的凹凸性(列表讨论)及拐点.

例 3-22 求曲线 $y=(x-1)x^{\frac{2}{3}}$ 的凹凸区间以及拐点.

解 函数的定义域 $(-\infty,+\infty)$.

$$y'=\frac{5}{3}x^{\frac{2}{3}}-\frac{2}{3}x^{-\frac{1}{3}},\quad y''=\frac{10}{9}x^{-\frac{1}{3}}+\frac{2}{9}x^{-\frac{4}{3}}=\frac{2(5x+1)}{9\sqrt[3]{x^4}},$$

令 $y''=0$，得 $x=-\frac{1}{5}$；y'' 不存在的点为 $x=0$.

用这些点把定义域分成以下的子区间，并在各区间段上讨论其凹凸性，如表 3-4.

表 3-4

X	$\left(-\infty,-\dfrac{1}{5}\right)$	$-\dfrac{1}{5}$	$\left(-\dfrac{1}{5},0\right)$	0	$(0,+\infty)$
y''	−	0	+	不存在	+
曲线 y	凸		凹		凹

因此，该函数的凸区间是 $\left(-\infty,-\dfrac{1}{5}\right)$，凹区间是 $\left(-\dfrac{1}{5},+\infty\right)$，拐点为 $\left(-\dfrac{1}{5},-\dfrac{6}{5}\left(-\dfrac{1}{5}\right)^{\frac{2}{3}}\right)$.

例 3-23 问曲线 $y=x^4$ 是否有拐点？

解 因为 $y'=4x^3$，$y''=12x^2$，当 $x=0$ 时，$y''=0$. 但无论 $x>0$ 还是 $x<0$，均有 $y''>0$，因此 $(0,0)$ 不是这曲线的拐点. 曲线 $y=x^4$ 没有拐点(整条曲线是凹的).

【思考与讨论】

1. 判定函数 $f(x)=x+\cos x(0\leqslant x\leqslant 2\pi)$ 的单调性.
2. 确定下列函数的单调区间.
(1) $y=2x^3-6x^2-18x-7$；(2) $y=\dfrac{10}{4x^3-9x^2+6x}$.

第四节　函数的极值与最值

一、函数的极值及其求法

1. 函数极值的定义　我们先来观察图 3-11，函数 $y=f(x)$ 在 x_2，x_5 的函数值 $f(x_2)$，$f(x_5)$ 比它们左右邻近点的函数值都大，而在 x_1，x_4，x_6 的函数值 $f(x_1)$，$f(x_4)$，$f(x_6)$ 比它们左右邻近点的函数值都小. 对于具有这种性质的点和对应的函数值，我们称之为极值点和极值，定义如下.

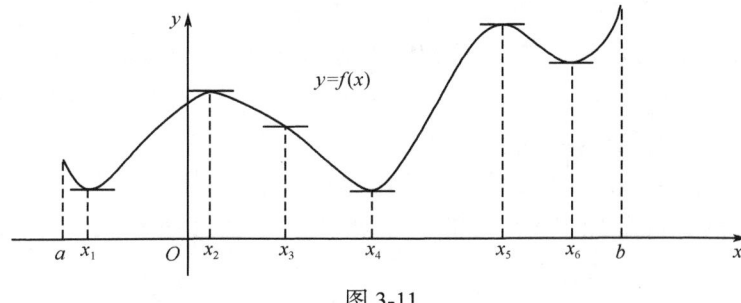

图 3-11

定义 3-3　设函数 $f(x)$ 在 x_0 点及其附近有定义，对于 x_0 附近的任意 x，若总有 $f(x)>f(x_0)$，称

$f(x_0)$ 为函数的**极小值**(minimum)，x_0 为**极小值点**(minimum point)；若总有 $f(x) < f(x_0)$，称 $f(x_0)$ 为函数的**极大值**(maximum)，x_0 为**极大值点**(maximum point).

极大、极小值统称为**极值**；极大值点与极小值点统称为**极值点**.

例如，在图 3-11 中 $f(x_2)$，$f(x_5)$ 是函数 $f(x)$ 的极大值，x_2，x_5 是函数 $f(x)$ 的极大值点；$f(x_1)$，$f(x_4)$，$f(x_6)$ 是函数 $f(x)$ 的极小值，x_1，x_4，x_6 是函数 $f(x)$ 的极小值点.

关于函数极值的几点说明：

(1) 极值是局部的概念，例如，若 $f(x_0)$ 是函数的一个极大值，只是在 x_0 附近的一个局部范围来说是最大的，在函数的整个定义域中，它不一定是最大值. 另外，极大值不一定大于极小值. 如图 3-11 中，极小值 $f(x_6)$ 比极大值 $f(x_2)$ 还大.

(2) 函数的极值一定出现在区间的内部，在区间端点处不能取得极值；而函数的最大值或最小值有可能出现在区间端点.

2. 函数的极值的判定与求解 由图 3-11 看到，在函数取得极值处，曲线的切线是水平的，即在极值点处函数的导数为零，所以，有下面定理.

定理 3-7(极值存在的必要条件) 若函数 $y = f(x)$ 在点 x_0 可导，并且取得极值，则 $f'(x_0) = 0$.

注意：(1) 可导函数的极值点一定是驻点；反之，函数的驻点不一定是极值点. 如 $y = x^3$，$y' = 3x^2$，$x = 0$ 是驻点，但不是极值点.

(2) 若函数 $f(x)$ 在 x_0 有定义，但在 x_0 不可导，即 $f'(x_0)$ 不存在，x_0 也可能是极值点. 如 $f(x) = |x|$，在 $x = 0$ 点不可导，但从图形上可知，$x = 0$ 是极小值点；

显然，极值点产生于驻点和导数不存在的点.

定理 3-8(判别极值的第一充分条件) 设函数 $f(x)$ 在 x_0 的附近可导，且 $f'(x_0) = 0$，对 x_0 附近的任意 x，

(1) 若 $x < x_0$ 时，$f'(x) > 0$；$x > x_0$ 时，$f'(x) < 0$，则函数 $f(x)$ 在 x_0 处取得极大值；

(2) 若 $x < x_0$ 时，$f'(x) < 0$；$x > x_0$ 时，$f'(x) > 0$，则函数 $f(x)$ 在 x_0 处取得极小值；

(3) 如果在点 x_0 的两侧，$f'(x)$ 保持同号，则 $f(x)$ 单调，x_0 非极值点.

此定理对于判别导数不存在的点是否为极值点也是成立的.

如图 3-12 所示，当 x 逐渐递增地经过 x_0 时，若 $f'(x)$ 的符号由正变负，则函数 $f(x)$ 在 x_0 处取得极大值；又如图 3-13 所示，当 x 逐渐递增地经过 x_0 时，若 $f'(x)$ 的符号由负变正，则函数 $f(x)$ 在 x_0 处取得极小值.

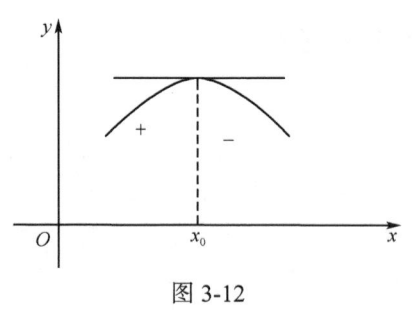

图 3-12

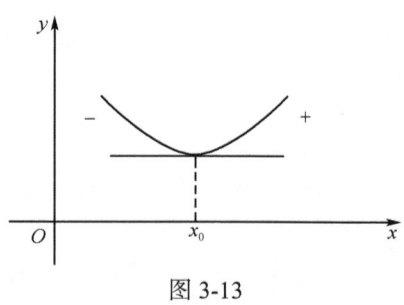

图 3-13

注意，当 x 逐渐递增地经过 x_0 时，若 $f'(x)$ 的符号没有改变，如图 3-14 与图 3-15 所示，则函数 $f(x)$ 在 x_0 处没有极值.

利用第一充分条件求极值的步骤如下：

(1) 确定函数 $f(x)$ 的定义域，求出导函数 $f'(x)$；

(2) 求出函数 $f(x)$ 的所有驻点($f'(x) = 0$ 的点)及所有 $f'(x)$ 不存在的点；

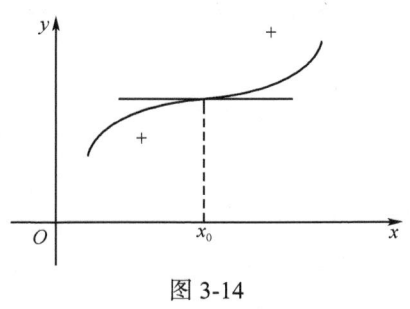

图 3-14

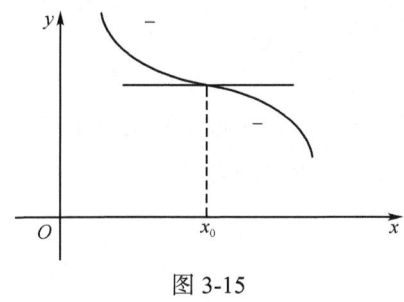

图 3-15

(3) 用驻点和导数不存在的点把函数的定义域划分为若干的子区间, 考察各子区间内 $f'(x)$ 的符号 (列表), 利用定理 3-9 确定是否有极值.

(4) 求出各极值点的函数值, 即得函数 $f(x)$ 的全部极值.

例 3-24 求函数 $f(x) = x^3 - 3x^2 - 9x + 5$ 的极值.

解 该函数的定义域 $(-\infty, +\infty)$, 且 $f'(x) = 3x^2 - 6x - 9 = 3(x+1)(x-3)$.

令 $y' = 0$, 得驻点 $x = -1$, $x = 3$ (没有 y' 不存在的点). 如表 3-5 所示.

表 3-5

x	$(-\infty, -1)$	-1	$(-1, 3)$	3	$(3, +\infty)$
$f'(x)$	+	0	−	0	+
$f(x)$	↗	10	↘	−22	↗

故, 极大值点 $x = -1$, 极大值 $f(-1) = 10$; 极小值点 $x = 3$, 极小值 $f(3) = -22$. 函数 $f(x) = x^3 - 3x^2 - 9x + 5$ 的图像如图 3-16 所示.

例 3-25 求函数 $f(x) = (x-2)^2(x+1)^{\frac{2}{3}}$ 的极值.

解 该函数的定义域 $(-\infty, +\infty)$. 因为

$$f'(x) = 2(x-2)(x+1)^{\frac{2}{3}} + \frac{2}{3}(x-2)^2(x+1)^{-\frac{1}{3}}$$

$$= \frac{2(x-2)(4x+1)}{3\sqrt[3]{x+1}}.$$

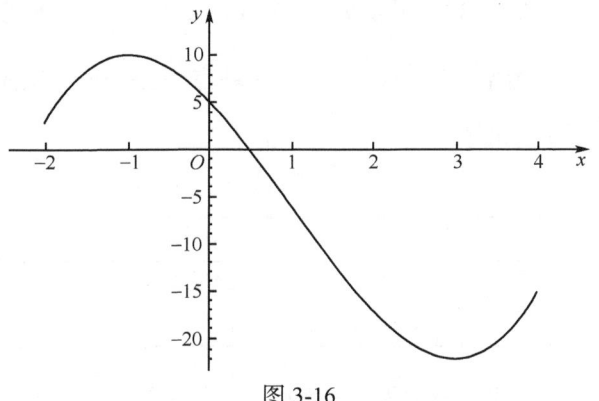

图 3-16

令 $f'(x) = 0$, 得驻点 $x = 2$, $x = -\frac{1}{4}$; $f'(x)$ 不存在的点 $x = -1$. 如表 3-6 所示.

表 3-6

x	$(-\infty, -1)$	-1	$\left(-1, -\frac{1}{4}\right)$	$-\frac{1}{4}$	$\left(-\frac{1}{4}, 2\right)$	2	$(2, +\infty)$
$f'(x)$	−	不存在	+	0	−	0	+
$f(x)$	↘	0	↗	$\left(\frac{9}{4}\right)^2\left(\frac{3}{4}\right)^{\frac{2}{3}}$	↘	0	↗

所以, 极小值 $f(-1) = 0$, $f(2) = 0$; 极大值 $f\left(-\frac{1}{4}\right) = \left(\frac{9}{4}\right)^2\left(\frac{3}{4}\right)^{\frac{2}{3}}$.

当函数 $f(x)$ 在驻点处的二阶导数存在且不为零时, 可以考虑利用驻点的二阶导数 $f''(x)$ 判定 $f(x)$ 在驻点处取得极大值还是极小值.

定理 3-9(判别极值的第二充分条件) 设函数 $y=f(x)$ 在 x_0 点二阶可导,且 $f'(x_0)=0$,若 $f''(x_0)\neq 0$,则 x_0 是极值点,且

(1) $f''(x_0)>0$ 时,x_0 是极小值点;

(2) $f''(x_0)<0$ 时,x_0 是极大值点.

例 3-26 求函数 $f(x)=x^3+3x^2-24x-20$ 的极值.

解 因为

$$f'(x)=3x^2+6x-24=3(x+4)(x-2)$$

令 $f'(x)=0$,得驻点 $x_1=-4$,$x_2=2$,又因为 $f''(x)=6x+6$,$f''(-4)=-18<0$,故 $f(-4)=60$ 是极大值. $f''(2)=18>0$,故 $f(2)=-48$ 是极小值. 函数 $f(x)=x^3+3x^2-24x-20$ 的图像如图 3-17 所示.

注意:(1) 只有二阶导数 $f''(x)$ 存在,且在驻点 x_0 处 $f''(x_0)\neq 0$ 才运用定理 3-10 中的判别法. 如果 $f''(x_0)=0$,定理 3-10 就失效. 如 $f(x)=x^4$ 在 $x=0$ 处取得极小值,但 $f''(0)=0$,无法判断. 所以,若函数在驻点处的二阶导数不存在或为零,则需用第一充分条件来判定.

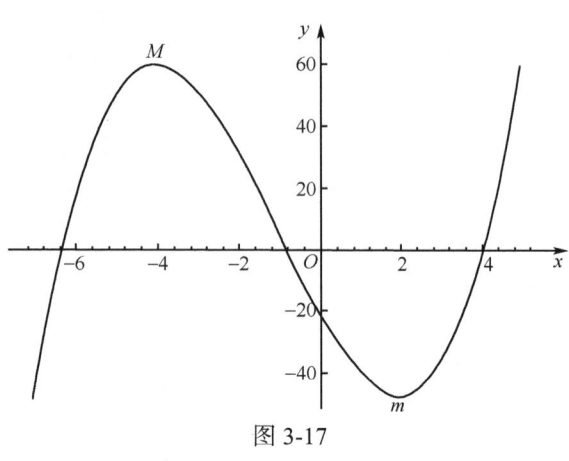

图 3-17

(2) 使用定理 3-10 时,一般二阶导数的计算相对较为简单时更适用.

例 3-27 设函数 $f(x)=(x-5)^{\frac{4}{3}}$,求函数的极值.

解 $f'(x)=\frac{4}{3}(x-5)^{\frac{1}{3}}$,驻点为 $x=5$;$f''(x)=\frac{4}{9}(x-5)^{-\frac{2}{3}}$ 在 $x=5$ 不存在,因此必须改用第一充分条件判别(表 3-7).

表 3-7

x	$(-\infty, 5)$	5	$(5, +\infty)$
$f'(x)$	$-$		$+$
$f(x)$	↘	0	↗

所以 $x=5$ 是极小值点,极小值为 $f(5)=0$.

二、最大值与最小值问题

1. 函数的最大值与最小值的定义及判定 在工农业生产、工程技术和各种经济活动中,往往会遇到在一定条件下,怎样使"产品最多""用料最省""成本最低""利润最大"等问题,要解决这类问题,在数学上归结为求某一函数的最大值或最小值问题.

定义 3-4 已知闭区间 $[a,b]$ 上的连续函数 $f(x)$,若存在某一点 $x_0(x_0\in[a,b])$,对于任意 $x(x\in[a,b])$,

(1) 若 $f(x_0)\geq f(x)$,则称 $f(x_0)$ 为函数 $f(x)$ 在闭区间 $[a,b]$ 上的**最大值**,称 x_0 为函数 $f(x)$ 在闭区间 $[a,b]$ 上的**最大值点**;

(2) 若 $f(x_0)\leq f(x)$,则称 $f(x_0)$ 为函数 $f(x)$ 在闭区间 $[a,b]$ 上的**最小值**,称 x_0 为函数 $f(x)$ 在闭区间 $[a,b]$ 上的**最小值点**.

最大值和最小值统称为**最值**.

由极值与最值的定义可知,极值是局部性的概念,最值是一个全局性的概念. 因为在闭区间上连续

函数一定有最值,所以,闭区间上连续函数的最大值与最小值可能在区间的端点取得,也可能在区间内取得.如果最值在区间内取得,则这个最值一定是函数的极值.因而,求函数$f(x)$在闭区间$[a,b]$上最值的方法是:

(1) 确定函数$f(x)$的定义域;

(2) 求$f'(x)=0$以及$f'(x)$不存在的点(无需用判别法进行判别是否为极值);

(3) 计算以上各点的函数值以及区间端点的函数值,比较大小,可得函数最大值及最小值.

例3-28 求函数$f(x)=3x^4-4x^3-12x^2+1$在$[-3,3]$上的最大值和最小值.

解 因为
$$f'(x)=12x^3-12x^2-24x=12x(x+1)(x-2),$$
令$f'(x)=0$,解得
$$x=-1,\quad x=0,\quad x=2.$$
由于
$$f(-1)=-4,\quad f(0)=1,\quad f(2)=-31,\quad f(-3)=244,\quad f(3)=28,$$
比较各值,得出函数的最大值为$f(-3)=244$,最小值为$f(2)=-31$.

说明 如果连续函数$f(x)$在$[a,b]$上有且仅有一个极大值,而没有极小值,此极大值就是函数$f(x)$在$[a,b]$上的最大值,如图3-18所示.如果连续函数$f(x)$在$[a,b]$上有且仅有一个极小值,而没有极大值,此极小值就是函数$f(x)$在$[a,b]$上的最小值,如图3-19所示.

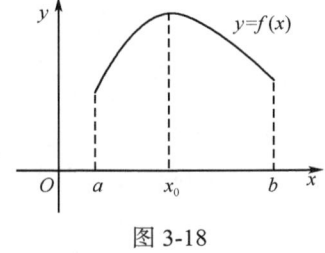

图 3-18

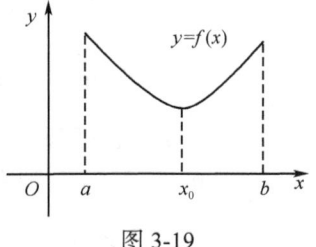

图 3-19

2. 最值的应用举例

例3-29 按1mg/kg的比例给小鼠注射磺胺类药物后,在不同的时间内血液中磺胺药物的浓度可用函数$y=-1.06+2.59x-0.77x^2$表示,其中,y表示血中磺胺浓度(单位:g/100L),x表示注射后经历的时间(单位:min).问x取什么值时,y取最大值?

解 因为$y'=2.59-1.54x$,令$y'=0$,则$2.59-1.54x=0$,求得$x\approx 1.682$,由于$y''=-1.54<0$,因此$x=1.682$是函数的唯一极大值点,所以是函数的最大值点,代入求得$y\approx 1.118$,所以血中磺胺的最高浓度约为$1.118(g/100L)$.

例3-30 公司有50套公寓要出租,当租金定为每月180元时,公寓会全部租出去;当租金每月增加10元时,就有一套租不出去,而租出去的房子每月需花费20元的维修费,问房租定为多少时可获得最大收入?

解 设租金每月为x元,租出去的公寓有$50-\left(\dfrac{x-180}{10}\right)$,总收入为
$$R(x)=(x-20)\left(50-\dfrac{x-180}{10}\right)=(x-20)\left(68-\dfrac{x}{10}\right).$$
又$R'(x)=(x-20)\left(-\dfrac{1}{10}\right)+\left(68-\dfrac{x}{10}\right)=70-\dfrac{x}{5}$,令$R'(x)=0$,得$x=350$,由于$R''(350)=-\dfrac{1}{5}$,因此$x=350$是函数$R(x)$的唯一极大值点,也是函数的最大值点,即房租定为每月350元可获得最大收入,最大收入为$R(350)=10890$(元).

【思考与讨论】

1. 下列命题正确吗?

如果 x_0 为 $f(x)$ 的极小值点,那么必存在 x_0 的某邻域,在此邻域内,在 x_0 的左侧 $f(x)$ 单调递减,而在 x_0 的右侧 $f(x)$ 单调递增.

2. 若 $f(a)$ 是 $f(x)$ 在 $[a,b]$ 上的最大值或最小值,且 $f'(a)$ 存在,是否一定有 $f'(a)=0$?

第五节 函数图形的描绘

一、函数曲线的渐近线

定义 3-5 当曲线 $y=f(x)$ 上的一动点 P 沿着曲线移向无穷点时,如果点 P 到某定直线 L 的距离趋向于零,则直线 L 称为曲线 $y=f(x)$ 的一条**渐近线**.

例如,双曲线 $y=\dfrac{1}{x}$ 有两条渐近线:水平渐近线 $y=0$(即 x 轴),垂直渐近线 $x=0$(即 y 轴). 用标准方程的形式表示的双曲线 $\dfrac{x^2}{a^2}-\dfrac{y^2}{b^2}=1$ 则有两条"斜"的渐近线 $y=\pm\dfrac{b}{a}x$.

对于水平或垂直的渐近线方向,由渐近线的定义容易得出.

1. 水平渐近线 如果 $\lim\limits_{x\to\infty}f(x)=A$,则直线 $y=A$ 是曲线 $y=f(x)$ 的一条水平渐近线. 必要时,也可以分别考虑 $x\to+\infty$ 或 $x\to-\infty$ 时函数的单侧渐近线.

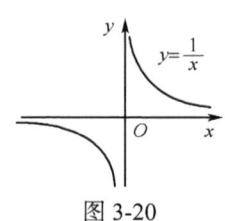

图 3-20

例如,曲线 $y=\dfrac{1}{x}$ 的图像如图 3-20 所示.

由于 $\lim\limits_{x\to-\infty}\dfrac{1}{x}=0$,$\lim\limits_{x\to+\infty}\dfrac{1}{x}=0$,所以曲线 $y=\dfrac{1}{x}$ 有一水平渐近线 $y=0$,即 x 轴.

2. 垂直渐近线(函数的无穷间断点或出现在有限区间的端点) 如果 $\lim\limits_{x\to x_0}f(x)=\infty$,则直线 $x=x_0$ 是曲线 $y=f(x)$ 的一条竖直渐近线. 必要时,也可以分别考虑 $x\to x_0^+$ 或 $x\to x_0^-$ 时,函数 $f(x)\to\pm\infty$ 的单侧渐近线.

例如,曲线 $y=\dfrac{1}{(x+2)(x-3)}$ 的图像如图 3-21 所示. 有两条垂直渐近线 $x=-2$,$x=3$.

3. 斜渐近线 如果 $\lim\limits_{x\to\infty}\dfrac{f(x)}{x}=k$,$\lim\limits_{x\to\infty}(f(x)-kx)=b$,则 $y=kx+b$ 是曲线 $y=f(x)$ 的斜渐近线.

例如,曲线 $f(x)=\dfrac{2(x-2)(x+3)}{x-1}$ 的两条渐近线 $x=1$,$y=2x+4$,如图 3-22 所示.

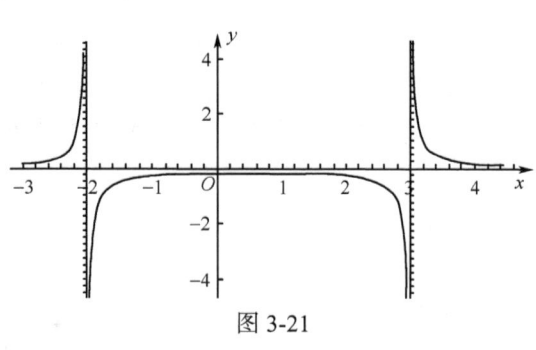

图 3-21

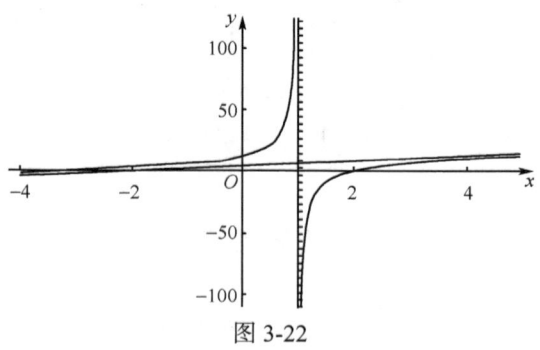

图 3-22

例 3-31 求曲线 $y=\dfrac{x^2}{1+x}$ 的渐近线.

解 因为 $\lim\limits_{x\to-1}f(x)=\infty$,所以,$x=-1$ 是曲线 $y=\dfrac{x^2}{1+x}$ 的垂直渐近线.

又因为 $\dfrac{f(x)}{x}=\dfrac{x}{1+x}$,$\lim\limits_{x\to\infty}\dfrac{f(x)}{x}=\lim\limits_{x\to\infty}\dfrac{x}{1+x}=1$,即 $k=1$;且

$$\lim_{x\to\infty}[f(x)-kx]=\lim_{x\to\infty}\left(\frac{x^2}{1+x}-x\right)=\lim_{x\to\infty}\frac{-x}{1+x}=-1，即 b=-1，$$

所以，$y=x-1$ 是曲线 $y=\dfrac{x^2}{1+x}$ 的斜渐近线.

因为 $\lim\limits_{x\to\infty}f(x)=\infty$，所以曲线 $y=\dfrac{x^2}{1+x}$ 无水平渐近线.

二、函数图像描绘时几个常用的符号

常用符号如表 3-8 所示.

表 3-8

y'	+	+	−	−
y''	+	−	+	−
y	凹增	凸增	凹减	凸减

三、函数作图的主要步骤

(1) 确定函数 $y=f(x)$ 的定义域，考察对称性、周期性、奇偶性等特性；

(2) 求出下列各点：$f'(x)=0$ 及 $f'(x)$ 不存在的点；$f''(x)=0$ 及 $f''(x)$ 不存在的点；

(3) 用以上各点将函数的定义域分割为若干个子区间，检查各个子区间内 $f'(x)$，$f''(x)$ 的符号，以确定这些子区间上函数的增减性、曲线的凹凸性，进一步可以确定函数的极值点及曲线的拐点(列表完成)；

(4) 检查是否有渐近线(主要掌握水平渐近线与竖直渐近线)；

(5) 计算出第 2 步所得的各点函数值(以确定极值点、拐点的位置)，找出曲线与坐标轴交点，还可以另计算一些点的函数值；

(6) 建立直角坐标系，首先将第 5 步中的各点在坐标系中标出，然后再根据所列的表格，将上述点光滑连接.

例 3-32 作曲线 $y=x^3-x^2-x+1$ 的图形.

解 (1) 该函数的定义域 $(-\infty,+\infty)$，无奇偶性与周期性；

(2) $y'=3x^2-2x-1=(3x+1)(x-1)$，$y''=6x-2=2(3x-1)$，令 $y'=0$，得驻点 $x=-\dfrac{1}{3}$，$x=1$；再令 $y''=0$，得 $x=\dfrac{1}{3}$；没有 y'，y'' 不存在的点；

(3) 列表讨论(表 3-9).

表 3-9

x	$\left(-\infty,-\dfrac{1}{3}\right)$	$-\dfrac{1}{3}$	$\left(-\dfrac{1}{3},\dfrac{1}{3}\right)$	$\dfrac{1}{3}$	$\left(\dfrac{1}{3},1\right)$	1	$(1,+\infty)$
y'	+	0	−		−	0	+
y''	−		−		+		+
y	凸增		凸减		凹减		凹增

(4) 因为函数在定义域内处处连续，没有无穷型间断点，故无竖直渐近线；$\lim\limits_{x\to+\infty}y=+\infty$，$\lim\limits_{x\to-\infty}y=-\infty$，故也无水平渐近线；$\lim\limits_{x\to\infty}\dfrac{f(x)}{x}=\lim\limits_{x\to\infty}\dfrac{y}{x}=\lim\limits_{x\to\infty}\dfrac{x^3-x^2-x+1}{x}=\infty$ 无斜渐近线；

(5) $f\left(-\dfrac{1}{3}\right)=\dfrac{32}{27}\approx 1.2$，$f\left(\dfrac{1}{3}\right)=\dfrac{16}{27}\approx 0.6$，$f(1)=0$；交点 $(0,1)$，$(\pm 1,0)$ 另取点：$(2,3)$；

(6) 作图 3-23.

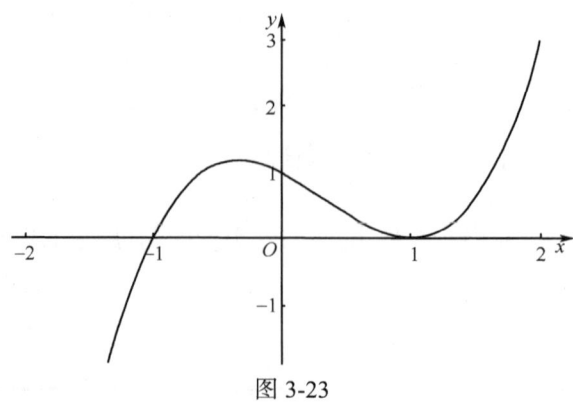

图 3-23

例 3-33 作曲线 $f(x) = \dfrac{4(x+1)}{x^2} - 2$ 的图形.

解 (1) 该函数的定义域 $x \neq 0$，无奇偶性且无对称性；

(2) $f'(x) = -\dfrac{4(x+2)}{x^3}$，$f''(x) = \dfrac{8(x+3)}{x^4}$，令 $f'(x) = 0$，得驻点 $x = -2$；再令 $f''(x) = 0$，得 $x = -3$；$f'(x)$，$f''(x)$ 不存在的点 $x = 0$.

(3) 列表讨论(表 3-10).

表 3-10

x	$(-\infty, -3)$	-3	$(-3, -2)$	-2	$(-2, 0)$	0	$(0, +\infty)$
$f'(x)$	−		−	0	+	不存在	−
$f''(x)$	−	0	+		+		+
$y = f(x)$	凸减		凹减		凹增		凹减

(4) 因为 $\lim\limits_{x \to \infty} f(x) = \lim\limits_{x \to \infty}\left[\dfrac{4(x+1)}{x^2} - 2\right] = -2$，所以有水平渐近线 $y = -2$；又因为 $\lim\limits_{x \to 0} f(x) = \lim\limits_{x \to 0}\left[\dfrac{4(x+1)}{x^2} - 2\right] = +\infty$，所以有垂直渐近线 $x = 0$.

(5) 取点 $(1-\sqrt{3}, 0)$，$(1+\sqrt{3}, 0)$；$A(-1, -2)$，$B(1, 6)$，$C(2, 1)$.

(6) 作图 3-24.

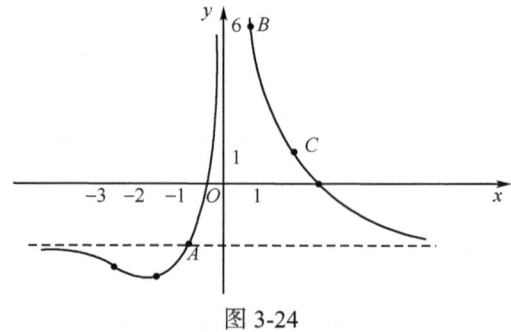

图 3-24

【思考与讨论】

两坐标轴 $x = 0$，$y = 0$ 是否都是函数 $f(x) = \dfrac{\sin x}{x}$ 的渐近线？

习 题 三

1. 下列函数在给定的区间上是否满足罗尔定理的条件?如果满足,求出定理中 ξ 的值.

(1) $f(x)=x^2-x$, $x\in[0,1]$; (2) $f(x)=\dfrac{1}{1+x^2}$, $x\in[-1,1]$;

(3) $f(x)=\sin x$, $x\in[-\pi,\pi]$.

2. 下列函数在给定的区间上是否满足拉格朗日中值定理的条件?如果满足,求出定理中 ξ 的值.

(1) $f(x)=x^3-3x$, $x\in[0,3]$; (2) $f(x)=\sin x+x$, $x\in\left[0,\dfrac{\pi}{2}\right]$.

3. 证明: $\arctan x+\operatorname{arccot} x=\dfrac{\pi}{2}$.

4. 证明: $\arcsin\sqrt{1-x^2}+\arctan\dfrac{x}{\sqrt{1-x^2}}=\dfrac{\pi}{2}$,其中 $x\in(0,1)$.

5. 证明对任意实数 a 和 b,总有 $|\arctan a-\arctan b|\leqslant|a-b|$.

6. 利用洛必达法则求下列极限.

(1) $\lim\limits_{x\to 3}\dfrac{x^2-5x+6}{x-3}$; (2) $\lim\limits_{x\to a}\dfrac{\sin x-\sin a}{x-a}$;

(3) $\lim\limits_{x\to 0}\dfrac{\ln(1+x)}{x}$; (4) $\lim\limits_{x\to 0}\dfrac{1-\cos x}{x^3}$;

(5) $\lim\limits_{x\to\pi}\dfrac{\sin 2x}{\tan 5x}$; (6) $\lim\limits_{x\to 0}\dfrac{e^x-e^{-x}}{\sin x}$;

(7) $\lim\limits_{x\to+\infty}\dfrac{\ln\left(1+\dfrac{1}{x}\right)}{\operatorname{arccot} x}$; (8) $\lim\limits_{x\to 0^+}\dfrac{\ln\tan 7x}{\ln\tan 2x}$;

(9) $\lim\limits_{x\to\infty}x\left(e^{\frac{1}{x}}-1\right)$; (10) $\lim\limits_{x\to 1}\left(\dfrac{1}{x-1}-\dfrac{x}{\ln x}\right)$;

(11) $\lim\limits_{x\to\infty}\left(1+\dfrac{a}{x}\right)^x$; (12) $\lim\limits_{x\to 0^+}(\sin x)^x$;

(13) $\lim\limits_{x\to\frac{\pi}{2}}\dfrac{\ln\sin x}{(\pi-2x)^2}$; (14) $\lim\limits_{x\to+\infty}\dfrac{1}{x\left(\arctan x-\dfrac{\pi}{2}\right)}$;

(15) $\lim\limits_{x\to 0}x\cot 2x$; (16) $\lim\limits_{x\to 1}\left(\dfrac{2}{x^2-1}-\dfrac{1}{x-1}\right)$;

(17) $\lim\limits_{x\to 0^+}x^{\sin x}$; (18) $\lim\limits_{x\to 0^+}\left(\dfrac{1}{x}\right)^{\tan x}$.

7. 证明:函数 $y=\sqrt{2x-x^2}$ 在区间 $(0,1)$ 内单调增加,而在区间 $(1,2)$ 内单调减少.

8. 求以下函数的单调区间.

(1) $y=x^3-3x^2-9x+14$; (2) $y=x-e^x$;

(3) $y=(x-1)(x+1)^3$; (4) $y=\ln(x+\sqrt{1+x^2})$.

9. 证明下列不等式.

(1) 当 $x>0$ 时, $1+x\ln(x+\sqrt{1+x^2})>\sqrt{1+x^2}$.

(2) 当 $x>4$ 时, $2^x>x^2$.

(3) 当 $x>0$ 时, $x>\arctan x$.

10. 判定下列曲线的凹凸性.

(1) $y=4x-x^2$; (2) $y=x\arctan x$.

11. 利用函数图形的凹凸性,证明不等式 $\dfrac{e^x+e^y}{2}>e^{\frac{x+y}{2}}$ $(x\neq y)$.

12. 求下列函数的凹凸区间及拐点.

(1) $y=x^3-6x^2+3x+5$; (2) $y=xe^{-x}$;

(3) $y=\ln(x^2+1)$; (4) $y=e^{\arctan x}$.

13. 求以下函数的极值.

(1) $y = x^3 - 9x^2 + 15x + 3$;

(2) $y = \dfrac{x}{\ln x}$;

(3) $y = 3 - 2(x+1)^{\frac{1}{3}}$;

(4) $y = 2x^3 - 6x^2 - 18x + 7$;

(5) $y = x + \sqrt{1-x}$;

(6) $y = x^{\frac{1}{x}} (x>0)$;

(7) $y = \dfrac{1+3x}{\sqrt{4+5x^2}}$.

14. 问 a 为何值时,函数 $f(x) = a\sin x + \dfrac{1}{3}\sin 3x$ 在 $x = \dfrac{\pi}{3}$ 处具有极值?它是极大值还是极小值?并求此极值.

15. 求下列函数的最大值、最小值.

(1) $y = 2x^3 - 3x^2, -1 \leqslant x \leqslant 4$;

(2) $y = x + \sqrt{1-x}, -5 \leqslant x \leqslant 1$;

(3) $y = x^4 - 2x^2 + 5$ $[-2, 2]$.

16. 要造一圆柱形油罐,体积为 V,问底半径 r 和高 h 各等于多少时,才能使表面积最小?此时底直径与高的比是多少?

17. 设某产品的价格 p 与需求 q 的关系为 $p = 250 - 0.3q$,总成本函数为
$$C(q) = 100q + 1800 \text{ (元)},$$
求当产量和价格分别是多少时,该产品的利润最大,并求最大利润.

18. 某地沙眼的患病率 y 与年龄 t 的关系为 $y = 2.27(e^{-0.05t} - e^{-0.072t})$. 问:

(1) 该地沙眼患病率随年龄的变化趋势怎样?

(2) 患病率最大的年龄是多少?最高患病率是多少?

19. 一大型工厂在铁路线 AB 段的旁边,A, B 为两站,AB 段的距离为 $100km$. 工厂 C 距 A 处为 $20km$,AC 垂直于 AB. 为了运输需要要在 AB 线上选定一点 D 建一个火车站,向工厂修筑一条公路. 已知铁路每公里货运的运费与公路上每公里货运的运费之比为 $3:5$. 为了使货物从供应站 B 运到工厂 C 的运费最省,问 D 点应选在何处?如图 3-25 所示.

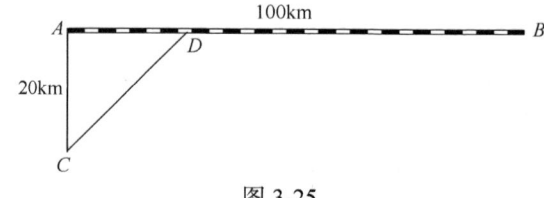

图 3-25

20. 求曲线 $y = x + \dfrac{1}{x}$ 的渐近线并作图.

21. 描出下列函数的图形.

(1) $y = x^2 + \dfrac{1}{x}$;

(2) $y^2 = x(x-1)^2$;

(3) $y = \ln \sin x$.

第四章 不定积分

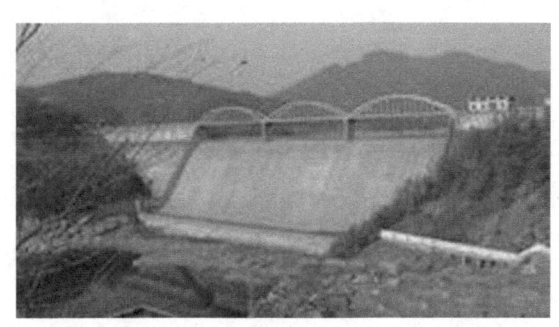

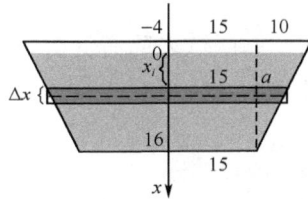

　　本章的技术方法(不定积分)可以有效地帮助我们求解变动问题,如水库大坝的受力问题,也是解决实际求面积、体积等问题的有力工具.

微分学中我们对已知函数求其变化率即导数或微分的问题已有研究. 但在实际应用的领域中我们却经常要解决其相反的问题, 如已知一个函数的导数或微分, 求这个函数的问题. 这就是本章所要学习的技术方法——不定积分.

第一节 不定积分的概念与性质

一、原函数与不定积分

定义 4-1 设函数 $f(x)$ 定义在某区间上, 若存在函数 $F(x)$, 使得在该区间上任意一点, 都有
$$F'(x) = f(x),$$
则称 $F(x)$ 为 $f(x)$ 在该区间上的一个**原函数**.

例如, $(x^3)' = 3x^2$, 则 x^3 是 $3x^2$ 的一个原函数. 而 $(x^3 + C)' = 3x^2$ (C 为任意常数), 则 $x^3 + C$ 也是 $3x^2$ 的一个原函数.

显然, **原函数若存在, 则有无穷多个**.

那么函数满足什么条件才存在原函数?任意两个原函数之间有何关系?

定理 4-1 若函数 $f(x)$ 在区间 I 内连续, 则在该区间内存在可导函数 $F(x)$, 使得对于任意 $x \in I$, 都有
$$F'(x) = f(x).$$

定理 4-1 也可简述为**连续函数一定存在原函数**. 证明见第五章定理 5-1.

定理 4-2 若 $F(x)$ 和 $G(x)$ 都是 $f(x)$ 的原函数, 则 $F(x)$ 与 $G(x)$ 只相差一个常数.

证明 因为
$$F'(x) = f(x), \quad G'(x) = f(x),$$
所以
$$[G(x) - F(x)]' = f(x) - f(x) = 0,$$
由拉格朗日中值定理的推论可得
$$G(x) - F(x) = C,$$
即
$$G(x) = F(x) + C.$$

这就说明了 $F(x) + C$ 为 $f(x)$ 的全体原函数.

定义 4-2 函数 $f(x)$ 的原函数的全体, 称为 $f(x)$ 的**不定积分**(indefinite integral), 记作
$$\int f(x) \mathrm{d}x.$$

上式中 $\int$ 称为**积分号**, $f(x)$ 称为**被积函数**, x 为**积分变量**, $f(x)\mathrm{d}x$ 称为**被积表达式**, 任意常数 C 称为**积分常数**.

设 $F(x)$ 是 $f(x)$ 的一个原函数, 则有
$$\int f(x) \mathrm{d}x = F(x) + C.$$

设 $f(x)$ 的原函数是 $F(x)$, 则曲线 $y = F(x)$ 称为 $f(x)$ 的一条**积分曲线**. 因此 $f(x)$ 的不定积分在几何上表示一簇积分曲线. 这簇积分曲线中, 横坐标为 x 的点处各曲线的切线都相互平行, 且切线斜率等于 $f(x)$. 这便是不定积分的几何意义, 见图 4-1.

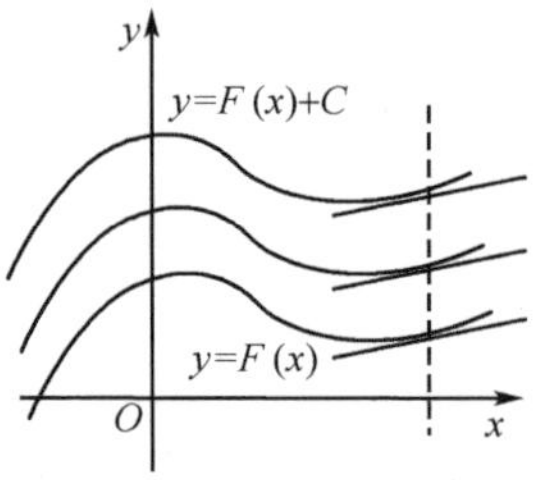

由不定积分的定义可知, 求一个函数的不定积分, 只需要求出它的一个原函数, 再加上任意常数 C 即可.

图 4-1

例 4-1 求积分 $\int \cos x \, \mathrm{d}x$.

解 因为 $(\sin x)' = \cos x$，所以
$$\int \cos x \, dx = \sin x + C.$$

例 4-2 求积分 $\int \dfrac{1}{\sqrt{1-x^2}} dx$.

解 因为 $(\arcsin x)' = \dfrac{1}{\sqrt{1-x^2}}$，所以
$$\int \dfrac{1}{\sqrt{1-x^2}} dx = \arcsin x + C.$$

二、基本积分公式

由定义可见，求不定积分与求导数是互逆运算，所以由导数基本公式可以直接得到不定积分的基本公式.

(1) $\int k \, dx = kx + C$ (k 为常数).

(2) $\int x^\mu \, dx = \dfrac{1}{\mu+1} x^{\mu+1} + C$ ($\mu \neq -1$).

(3) $\int \dfrac{1}{x} \, dx = \ln|x| + C$.

(4) $\int a^x \, dx = \dfrac{1}{\ln a} a^x + C$.

(5) $\int e^x \, dx = e^x + C$.

(6) $\int \cos x \, dx = \sin x + C$.

(7) $\int \sin x \, dx = -\cos x + C$.

(8) $\int \sec^2 x \, dx = \tan x + C$.

(9) $\int \csc^2 x \, dx = -\cot x + C$.

(10) $\int \sec x \tan x \, dx = \sec x + C$.

(11) $\int \csc x \cot x \, dx = -\csc x + C$.

(12) $\int \dfrac{1}{\sqrt{1-x^2}} dx = \arcsin x + C = -\arccos x + C$.

(13) $\int \dfrac{1}{1+x^2} dx = \arctan x + C = -\text{arccot}\, x + C$.

以上公式是求不定积分的基础，必须熟记并灵活应用.

需要我们注意的是：**不定积分结果的形式不是唯一的**！对同一个函数，采用不同的积分方法求得的原函数，形式上可能完全不同；但实际上相互之间仅相差一个常数. 如公式(12)和(13).

三、不定积分的性质

根据不定积分的定义，可以直接推出不定积分的性质.

性质 4-1 $\left[\int f(x) dx\right]' = f(x)$ 或 $d\int f(x) dx = f(x) dx$.

性质 4-2 $\int f'(x) dx = f(x) + C$ 或 $\int df(x) = f(x) + C$.

以上两个性质充分表明，不定积分与微分是互逆运算. 若不计常数，两种运算相互抵消.

性质 4-3 $\int k f(x) dx = k \int f(x) dx$ ($k \neq 0$).

证明 对上式右边求导，由性质 4-1 及导数运算法则得

$$\left[k\int f(x)\mathrm{d}x\right]' = kf(x).$$

因此 $k\int f(x)\mathrm{d}x$ 是 $kf(x)$ 的原函数，即 $\int kf(x)\mathrm{d}x = k\int f(x)\mathrm{d}x$，性质 4-3 成立.

性质 4-4 $\int [f(x) \pm g(x)]\mathrm{d}x = \int f(x)\mathrm{d}x \pm \int g(x)\mathrm{d}x$.

这一性质可以推广到有限个函数的代数和情况.

利用不定积分的定义、性质与基本积分公式可以求出一些简单函数的不定积分.

例 4-3 求积分 $\int (1-\sqrt{x})^2 \mathrm{d}x$.

解
$$\int (1-\sqrt{x})^2 \mathrm{d}x = \int (1 - 2\sqrt{x} + x)\mathrm{d}x$$
$$= \int \mathrm{d}x - 2\int \sqrt{x}\,\mathrm{d}x + \int x\,\mathrm{d}x$$
$$= x - \frac{4}{3}x^{\frac{3}{2}} + \frac{1}{2}x^2 + C.$$

例 4-4 求积分 $\int 2^x \mathrm{e}^x \mathrm{d}x$.

解 $\int 2^x \mathrm{e}^x \mathrm{d}x = \int (2\mathrm{e})^x \mathrm{d}x = \dfrac{1}{\ln 2\mathrm{e}}(2\mathrm{e})^x + C = \dfrac{1}{\ln 2 + 1}2^x \mathrm{e}^x + C$.

例 4-5 求积分 $\int \tan^2 x\, \mathrm{d}x$.

解
$$\int \tan^2 x\, \mathrm{d}x = \int (\sec^2 x - 1)\mathrm{d}x = \int \sec^2 x\, \mathrm{d}x - \int \mathrm{d}x$$
$$= \tan x - x + C.$$

例 4-6 求积分 $\int \sin^2 \dfrac{x}{2}\, \mathrm{d}x$.

解 $\int \sin^2 \dfrac{x}{2}\, \mathrm{d}x = \int \dfrac{1}{2}(1 - \cos x)\mathrm{d}x = \dfrac{1}{2}(x - \sin x) + C$.

例 4-7 求积分 $\int \dfrac{1}{\sin^2 x \cos^2 x}\, \mathrm{d}x$.

解
$$\int \frac{1}{\sin^2 x \cos^2 x}\mathrm{d}x = \int \frac{\sin^2 x + \cos^2 x}{\sin^2 x \cos^2 x}\mathrm{d}x = \int \left(\frac{1}{\cos^2 x} + \frac{1}{\sin^2 x}\right)\mathrm{d}x$$
$$= \tan x - \cot x + C.$$

例 4-8 求积分 $\int \dfrac{1 + x + x^2}{x(1 + x^2)}\, \mathrm{d}x$.

解 $\int \dfrac{1 + x + x^2}{x(1 + x^2)}\, \mathrm{d}x = \int \left(\dfrac{1}{x} + \dfrac{1}{1 + x^2}\right)\mathrm{d}x = \ln|x| + \arctan x + C$.

例 4-9 求积分 $\int \dfrac{1 - \mathrm{e}^{2x}}{\mathrm{e}^x + 1}\, \mathrm{d}x$.

解 $\int \dfrac{1 - \mathrm{e}^{2x}}{\mathrm{e}^x + 1}\, \mathrm{d}x = \int (1 - \mathrm{e}^x)\mathrm{d}x = x - \mathrm{e}^x + C$.

例 4-10 求积分 $\int \dfrac{x^4 + 4}{1 + x^2}\, \mathrm{d}x$.

解
$$\int \frac{x^4 + 4}{1 + x^2}\mathrm{d}x = \int \frac{x^4 - 1 + 5}{1 + x^2}\mathrm{d}x = \int \left(x^2 - 1 + \frac{5}{1 + x^2}\right)\mathrm{d}x$$
$$= \frac{1}{3}x^3 - x + 5\arctan x + C.$$

例 4-11 求积分 $\int \dfrac{1}{1 + \cos 2x}\, \mathrm{d}x$.

解 $\int \dfrac{1}{1+\cos 2x}\,dx = \int \dfrac{1}{2\cos^2 x}\,dx = \dfrac{1}{2}\tan x + C$.

【思考与讨论】

两个函数的导数相等,这两个函数一定相等吗?

求积分 $\int \sin x \cos x\,dx$. 学生 A 的答案是 $-\dfrac{1}{4}\cos 2x + C$,学生 B 的答案是 $\dfrac{1}{2}\sin^2 x + C$. 谁的答案正确?为什么?

第二节 换元积分法

利用不定积分的基本公式和性质,可以直接求出的积分是非常有限的. 为了求得更多函数的积分,我们还需要进一步研究求不定积分的方法和技巧. 首先我们介绍换元积分法.

一、第一类换元积分法("凑"微分法)

定理 4-3 设 $f(u)$ 具有原函数 $F(u)$,而 $u = \varphi(x)$ 存在连续导函数,则有
$$\int f[\varphi(x)]\varphi'(x)\,dx = \int f(u)\,du = F(u) + C = F[\varphi(x)] + C.$$

证明 由复合函数求导法则
$$(F[\varphi(x)])' = F'(u)\cdot \varphi'(x) = f[\varphi(x)]\cdot \varphi'(x),$$
故 $F[\varphi(x)]$ 是 $f[\varphi(x)]\cdot \varphi'(x)$ 的一个原函数,定理成立.

定理应用的关键是找出中间变量 u,并凑出微分 $\varphi'(x)\,dx = du$. 故将第一类换元积分法习惯上称为凑微分法,这一方法可有效解决大多数涉及复合函数的积分问题. 下面我们通过例题来体会凑微分法.

例 4-12 求积分 $\int e^{3x}\,dx$.

解 $\int e^{3x}\,dx = \int e^{3x}\dfrac{1}{3}d(3x) \xlongequal{令 u=3x} \dfrac{1}{3}\int e^u\,du = \dfrac{1}{3}e^u + C = \dfrac{1}{3}e^{3x} + C$.

例 4-13 求积分 $\int (2x+3)^9\,dx$.

解 $\int (2x+3)^9\,dx = \int (2x+3)^9 \dfrac{1}{2}d(2x+3) \xlongequal{u=2x+3} \int u^9 \dfrac{1}{2}\,du$
$= \dfrac{1}{2}\cdot \dfrac{1}{10}u^{10} + C = \dfrac{1}{20}(2x+3)^{10} + C$.

例 4-14 求积分 $\int 2^{1-3x}\,dx$.

解 $\int 2^{1-3x}\,dx = \int 2^{1-3x}\cdot\left(-\dfrac{1}{3}\right)d(1-3x) \xlongequal{u=1-3x} \int 2^u\left(-\dfrac{1}{3}du\right)$
$= -\dfrac{1}{3\ln 2}2^u + C = -\dfrac{1}{3\ln 2}2^{1-3x} + C$

熟练后换元过程可以省略.

例 4-15 求积分 $\int \dfrac{\ln^2 x}{x}\,dx$.

解 $\int \dfrac{\ln^2 x}{x}\,dx = \int \ln^2 x\,d(\ln x) = \dfrac{1}{3}\ln^3 x + C$.

例 4-16 求积分 $\int x e^{x^2}\,dx$.

解 $\int x e^{x^2}\,dx = \int e^{x^2}\left(\dfrac{1}{2}dx^2\right) = \dfrac{1}{2}e^{x^2} + C$.

例 4-17 求积分 $\int \tan x\,dx$.

解 $\int \tan x \, dx = \int \dfrac{\sin x}{\cos x} dx = \int \dfrac{-d(\cos x)}{\cos x} = -\ln|\cos x| + C$.

例 4-18 求积分 $\int \sin^2 x \, dx$.

解 $\int \sin^2 x \, dx = \int \dfrac{1-\cos 2x}{2} dx = \dfrac{1}{2}\int (1-\cos 2x) dx$
$= \dfrac{1}{2}x - \dfrac{1}{4}\sin 2x + C$.

例 4-19 求积分 $\int \sin x \cos^2 x \, dx$.

解 $\int \sin x \cos^2 x \, dx = \int \cos^2 x (-d\cos x) = -\dfrac{1}{3}\cos^3 x + C$.

例 4-20 求积分 $\int \dfrac{1}{a^2+x^2} dx$.

解 $\int \dfrac{1}{a^2+x^2} dx = \dfrac{1}{a^2} \int \dfrac{1}{1+\left(\dfrac{x}{a}\right)^2} dx = \dfrac{1}{a} \int \dfrac{1}{1+\left(\dfrac{x}{a}\right)^2} d\left(\dfrac{x}{a}\right) = \dfrac{1}{a}\arctan \dfrac{x}{a} + C$.

例 4-21 求积分 $\int \dfrac{1}{\sqrt{a^2-x^2}} dx$.

解 $\int \dfrac{1}{\sqrt{a^2-x^2}} dx = \dfrac{1}{a}\int \dfrac{1}{\sqrt{1-\left(\dfrac{x}{a}\right)^2}} dx = \int \dfrac{1}{\sqrt{1-\left(\dfrac{x}{a}\right)^2}} d\left(\dfrac{x}{a}\right) = \arcsin \dfrac{x}{a} + C$.

例 4-22 求积分 $\int \dfrac{1}{x^2-a^2} dx$.

解 $\int \dfrac{1}{x^2-a^2} dx = \dfrac{1}{2a} \int \left(\dfrac{1}{x-a} - \dfrac{1}{x+a}\right) dx$
$= \dfrac{1}{2a}\left[\int \dfrac{1}{x-a} d(x-a) - \int \dfrac{1}{x+a} d(x+a)\right]$
$= \dfrac{1}{2a} \ln \left|\dfrac{x-a}{x+a}\right| + C$.

例 4-23 求积分 $\int \dfrac{1}{\sin x} dx$.

解 $\int \dfrac{1}{\sin x} dx = \int \dfrac{\sin x}{\sin^2 x} dx = \int \dfrac{d(\cos x)}{\cos^2 x - 1}$
$= \dfrac{1}{2} \ln \left|\dfrac{\cos x - 1}{\cos x + 1}\right| + C = \dfrac{1}{2} \ln \left|\dfrac{(1-\cos x)^2}{1-\cos^2 x}\right| + C$
$= \ln \left|\dfrac{1-\cos x}{\sin x}\right| + C = \ln|\csc x - \cot x| + C$.

类似可以求出 $\int \dfrac{1}{\cos x} dx = \ln|\sec x + \tan x| + C$.

例 4-24 求积分 $\int \dfrac{e^{\sqrt{x}}}{\sqrt{x}} dx$.

解 $\int \dfrac{e^{\sqrt{x}}}{\sqrt{x}} dx = \int e^{\sqrt{x}} 2 d\sqrt{x} = 2e^{\sqrt{x}} + C$.

例 4-25 求积分 $\int \cos 3x \cos 2x \, dx$.

解 利用三角函数中的积化和差公式

$$\int \cos 3x \cos 2x \, dx = \int \frac{1}{2}(\cos x + \cos 5x) dx = \frac{1}{2}\sin x + \frac{1}{10}\sin 5x + C.$$

二、第二类换元积分法(变量代换法)

定理 4-4 设 $x = \varphi(t)$ 是单调可导函数,并且 $\varphi'(t) \neq 0$,又 $f[\varphi(t)]\varphi'(t)$ 具有原函数 $\Phi(t)$,则有

$$\int f(x) dx = \int f[\varphi(t)]\varphi'(t) dt = \Phi(t) + C = \Phi[\varphi^{-1}(x)] + C,$$

其中 $\varphi^{-1}(x)$ 是 $x = \varphi(t)$ 的**反函数**.

定理的意义在于以 x 为积分变量时,积分 $\int f(x) dx$ 不容易求出. 进行变量代换 $x = \varphi(t)$ 后,很容易求得原函数 $\Phi(t)$,回代后便得到 $f(x)$ 的原函数. 此类方法对解决一些涉及无理函数的积分比较有效.

1. 最小公倍数法

例 4-26 求积分 $\int \frac{x}{\sqrt{x-3}} dx$.

解 设 $t = \sqrt{x-3}$,则 $x = t^2 + 3, dx = 2t \, dt$,于是

$$\int \frac{x}{\sqrt{x-3}} dx = \int \frac{t^2+3}{t} \cdot 2t \, dt = 2\int (t^2+3) dt$$
$$= 2\left(\frac{t^3}{3} + 3t\right) + C = \frac{2}{3}(x+4)\sqrt{x-3} + C$$

例 4-27 求积分 $\int \frac{1}{\sqrt{x}(1+\sqrt[3]{x})} dx$.

解 设 $t = \sqrt[6]{x}$,则 $x = t^6, dx = 6t^5 dt$,于是

$$\int \frac{1}{\sqrt{x}(1+\sqrt[3]{x})} dx = \int \frac{1}{t^3(1+t^2)} \cdot 6t^5 dt = 6\int \frac{t^2}{1+t^2} dt = 6\int \left(1 - \frac{1}{1+t^2}\right) dt$$
$$= 6(t - \arctan t) + C = 6(\sqrt[6]{x} - \arctan \sqrt[6]{x}) + C$$

2. 三角函数变换法(三角代换法) 当被积函数中含有 $\sqrt{a^2-x^2}, \sqrt{a^2+x^2}, \sqrt{x^2-a^2}$ 时,经常利用三角代换法.

例 4-28 求积分 $\int \sqrt{a^2-x^2} \, dx \ (a>0)$.

解 设 $x = a\sin t, \ t \in \left[-\frac{\pi}{2}, \frac{\pi}{2}\right]$,则 $t = \arcsin \frac{x}{a}, dx = a\cos t \, dt$,从而

$$\int \sqrt{a^2-x^2} \, dx = \int \sqrt{a^2 - a^2\sin^2 t} \cdot a\cos t \, dt = a^2 \int \cos^2 t \, dt$$
$$= a^2 \int \frac{1+\cos 2t}{2} dt = \frac{a^2}{2}\left(t + \frac{\sin 2t}{2}\right) + C$$
$$= \frac{a^2}{2}(t + \sin t \cos t) + C$$
$$= \frac{a^2}{2}\left(\arcsin \frac{x}{a} + \frac{x}{a} \cdot \frac{\sqrt{a^2-x^2}}{a}\right) + C$$
$$= \frac{a^2}{2}\arcsin \frac{x}{a} + \frac{x}{2}\sqrt{a^2-x^2} + C.$$

例 4-29 求积分 $\int \frac{1}{\sqrt{x^2-a^2}} dx \ (a>0)$.

解 设 $x = a\sec t$,则 $dx = a\sec t \tan t \, dt$,于是

$$\int \frac{1}{\sqrt{x^2-a^2}} dx = \int \frac{a\sec t \cdot \tan t}{a\tan t} dt = \int \sec t \, dt$$

$$= \ln|\sec t + \tan t| + C_1$$
$$= \ln\left|\frac{x}{a} + \frac{\sqrt{x^2-a^2}}{a}\right| + C_1$$
$$= \ln\left|x + \sqrt{x^2-a^2}\right| + C.$$

同理，对于 $\int \frac{1}{\sqrt{x^2+a^2}}dx$，设 $x = a\tan t$，可得

$$\int \frac{1}{\sqrt{x^2+a^2}}dt = \ln\left|x + \sqrt{x^2+a^2}\right| + C.$$

形如 $\int \frac{1}{\sqrt{Ax^2+Bx+C}}dx$ 或 $\int \sqrt{Ax^2+Bx+C}\,dx$ 的积分，经过配方后，再利用以上结论可使运算简便.

例 4-30 求积分 $\int \sqrt{3+2x-x^2}\,dx$.

解
$$\int \sqrt{3+2x-x^2}\,dx = \int \sqrt{2^2-(x-1)^2}\,d(x-1)$$
$$= 2\arcsin\frac{x-1}{2} + \frac{x-1}{2}\sqrt{2^2-(x-1)^2} + C$$
$$= 2\arcsin\frac{x-1}{2} + \frac{x-1}{2}\sqrt{3+2x-x^2} + C.$$

例 4-31 求积分 $\int \frac{2x+1}{\sqrt{x^2+2x+5}}dx$.

解
$$\int \frac{2x+1}{\sqrt{x^2+2x+5}}dx = \int \frac{2x+1}{\sqrt{(x+1)^2+2^2}}dx \xlongequal{u=x+1} \int \frac{2u-1}{\sqrt{u^2+2^2}}du$$
$$= \int \frac{d(u^2+2^2)}{\sqrt{u^2+2^2}} - \int \frac{1}{\sqrt{u^2+2^2}}du$$
$$= 2\sqrt{u^2+2^2} - \ln\left|u + \sqrt{u^2+2^2}\right| + C$$
$$= 2\sqrt{x^2+2x+5} - \ln\left|x+1 + \sqrt{x^2+2x+5}\right| + C.$$

前面例题中讨论过的一些简单而常用函数的积分，也可以作为公式使用. 现将基本积分公式扩充如下：

(14) $\int \tan x\,dx = -\ln|\cos x| + C.$

(15) $\int \cot x\,dx = \ln|\sin x| + C.$

(16) $\int \sec x\,dx = \ln|\sec x + \tan x| + C.$

(17) $\int \csc x\,dx = \ln|\csc x - \cot x| + C.$

(18) $\int \frac{1}{x^2-a^2}dx = \frac{1}{2a}\ln\left|\frac{x-a}{x+a}\right| + C.$

(19) $\int \frac{1}{\sqrt{x^2\pm a^2}}dx = \ln\left|x + \sqrt{x^2\pm a^2}\right| + C.$

(20) $\int \sqrt{a^2-x^2}\,dx = \frac{a^2}{2}\arcsin\frac{x}{a} + \frac{x}{2}\sqrt{a^2-x^2} + C.$

【思考与讨论】
1. 换元积分法中的"变量代换法"与"凑微分法"有何区别？"凑微分"的过程是积分还是求导？
2. 应用变量代换法的积分类型有哪些？

第三节 分部积分法

分部积分法是求不定积分的另一种重要的基本方法. 它是由两个函数乘积的求导法则变形推出的. 常用于解决不同的两类简单函数乘积的积分问题.

定理 4-5 设 $u(x), v(x)$ 都是可导函数, 则

$$\int u(x)v'(x)\,dx = u(x)v(x) - \int u'(x)v(x)\,dx.$$

简记为 $\int uv'\,dx = uv - \int u'v\,dx$ 或 $\int u\,dv = uv - \int v\,du$.

证明 因为 $(uv)' = u'v + uv'$, 所以

$$uv' = (uv)' - u'v,$$

两边积分得 $\int uv'\,dx = uv - \int u'v\,dx$, 即 $\int u\,dv = uv - \int v\,du$.

分部积分公式的实质是将不容易求出的积分 $\int u\,dv$, 转化为可以积出的积分 $\int v\,du$. 应用的关键是如何恰当地选择 u 和 dv, 通过求导的转移, 使被积函数简化.

例 4-32 求积分 $\int x\cos x\,dx$.

解 设 $u = x, dv = \cos x\,dx = d\sin x$, 则 $du = dx, v = \sin x$, 于是

$$\int x\cos x\,dx = \int x\,d\sin x = x\sin x - \int \sin x\,dx$$
$$= x\sin x + \cos x + C.$$

例 4-33 求积分 $\int x\ln x\,dx$.

解 设 $u = \ln x, dv = x\,dx = d\left(\frac{1}{2}x^2\right)$, 则 $du = \frac{1}{x}dx, v = \frac{1}{2}x^2$, 于是

$$\int x\ln x\,dx = \int \ln x\,d\left(\frac{1}{2}x^2\right) = \frac{1}{2}x^2\ln x - \frac{1}{2}\int x\,dx$$
$$= \frac{1}{2}x^2\ln x - \frac{1}{4}x^2 + C.$$

熟练以后就不必把 u, dv 写出, 直接用分部积分公式计算即可.

例 4-34 求积分 $\int \arctan x\,dx$.

解
$$\int \arctan x\,dx = x\arctan x - \int \frac{x}{1+x^2}dx$$
$$= x\arctan x - \frac{1}{2}\int \frac{1}{1+x^2}d(1+x^2)$$
$$= x\arctan x - \frac{1}{2}\ln(1+x^2) + C.$$

对某些积分需要连续用几次分部积分公式才能得出结果.

例 4-35 求积分 $\int x^2 e^x\,dx$.

解
$$\int x^2 e^x\,dx = \int x^2\,de^x = x^2 e^x - 2\int xe^x\,dx$$
$$= x^2 e^x - 2\int x\,de^x$$
$$= x^2 e^x - 2(xe^x - \int e^x\,dx)$$
$$= e^x(x^2 - 2x + 2) + C.$$

例 4-36 求积分 $\int e^x \sin x\,dx$.

解
$$\int e^x \sin x\,dx = \int \sin x\,de^x = e^x \sin x - \int e^x\,d\sin x$$
$$= e^x \sin x - \int e^x \cos x\,dx = e^x \sin x - \int \cos x\,de^x$$

$$= e^x \sin x - [e^x \cos x - \int e^x d\cos x]$$
$$= e^x \sin x - e^x \cos x - \int e^x \sin x dx,$$

移项得 $\int e^x \sin x dx = \dfrac{1}{2} e^x (\sin x - \cos x) + C$.

利用分部积分法可以解决以下常见的积分类型有.

(1) $\int x^n e^{ax} dx$, $\int x^n \sin ax dx$, $\int x^n \cos ax dx$, 可设 $u = x^n$.

此类是幂函数与指数函数或正余弦函数乘积的积分, 分部积分后, 幂函数被降次直至没有.

(2) $\int x^n \ln x dx$, $\int x^n \arcsin x dx$, $\int x^n \arctan x dx$, 可设 $dv = x^n dx$.

此类是幂函数与对数函数或反三角函数乘积的积分, 通过分部积分, 将无法直接积分的对数函数或反三角函数转化为对其进行微分运算, 简化被积函数, 求出原函数.

(3) $\int e^{ax} \sin bx dx$, $\int e^{ax} \cos bx dx$, 可设 $u = e^{ax}$, 也可设 $dv = e^{ax} dx$.

此类是指数函数与正余弦函数乘积的积分, 通过被积表达式的自身"复制"求出原函数.

【思考与讨论】

1. 连续应用分部积分法进行积分时要注意什么？被积函数只有一个函数时能用分部积分法吗？
2. 你能用几种方法求出积分 $\int \sqrt{x^2 + a^2} dx$？

第四节 有理函数积分法

设 $P(x)$, $Q(x)$ 是两个多项式, 形如 $\dfrac{P(x)}{Q(x)}$ 的函数称为有理函数. 例如 $\dfrac{1}{x^2 + 2x - 3}$, $\dfrac{x-2}{x^3 - 5x}$, $\dfrac{x^5}{x^2 + 1}$ 等都是有理函数.

求有理函数不定积分的关键, 是把被积函数分解为简单分式之和. 分解的方法我们通过例题说明.

例 4-37 求积分 $\int \dfrac{2x-1}{x^2 - 5x + 6} dx$.

解 利用待定系数法.

$$\frac{2x-1}{x^2 - 5x + 6} = \frac{2x-1}{(x-2)(x-3)} = \frac{A}{x-2} + \frac{B}{x-3},$$

去分母 $A(x-3) + B(x-2) = 2x - 1$, 即

$$(A + B)x - (3A + 2B) = 2x - 1,$$

比较同次项系数 $A = -3$, $B = 5$, 于是

$$\int \frac{2x-1}{x^2 - 5x + 6} dx = \int \left(\frac{-3}{x-2} + \frac{5}{x-3} \right) dx = -3 \ln|x-2| + 5 \ln|x-3| + C.$$

例 4-38 求积分 $\int \dfrac{4}{x^3 + 4x} dx$.

解 利用待定系数法.

$$\frac{4}{x^3 + 4x} = \frac{4}{x(x^2 + 4)} = \frac{A}{x} + \frac{Bx + C}{x^2 + 4},$$

去分母 $A(x^2 + 4) + x(Bx + C) = 4$, 即

$$(A + B)x^2 + Cx + 4A = 4.$$

比较同次项系数 $A = 1$, $B = -1$, $C = 0$, 于是

$$\int \frac{4}{x^3 + 4x} dx = \int \frac{1}{x} dx - \int \frac{x}{x^2 + 4} dx = \ln|x| - \frac{1}{2} \ln|x^2 + 4| + C.$$

例 4-39 求积分 $\int \dfrac{x^2+1}{x(x-1)^2}\mathrm{d}x$.

解 利用待定系数法.

$$\dfrac{x^2+1}{x(x-1)^2}=\dfrac{A}{x}+\dfrac{B}{x-1}+\dfrac{C}{(x-1)^2},$$

去分母 $A(x-1)^2+Bx(x-1)+Cx=x^2+1$,

赋值法 令 $x=0$,得 $A=1$;令 $x=1$,得 $C=2$;令 $x=2$,得 $B=0$,

$$\int \dfrac{x^2+1}{x(x-1)^2}\mathrm{d}x=\int \dfrac{1}{x}\mathrm{d}x+\int \dfrac{2}{(x-1)^2}\mathrm{d}x=\ln|x|-\dfrac{2}{x-1}+C.$$

例 4-40 求积分 $\int \dfrac{x^3-x^2-x+3}{x^2-1}\mathrm{d}x$.

解 因为 $\dfrac{x^3-x^2-x+3}{x^2-1}=x-1+\dfrac{2}{x^2-1}$,所以

$$\int \dfrac{x^3-x^2-x+3}{x^2-1}\mathrm{d}x=\int\left(x-1+\dfrac{2}{x^2-1}\right)\mathrm{d}x=\dfrac{1}{2}x^2-x+\ln\left|\dfrac{x-1}{x+1}\right|+C.$$

例 4-41 求积分 $\int \dfrac{x-2}{x^2+4x+5}\mathrm{d}x$.

解 $\int \dfrac{x-2}{x^2+4x+5}\mathrm{d}x=\int \dfrac{x-2}{(x+2)^2+1}\mathrm{d}x\xlongequal{u=x+2}\int \dfrac{u-4}{u^2+1}\mathrm{d}u$

$$=\int \dfrac{u}{u^2+1}\mathrm{d}u-\int \dfrac{4}{u^2+1}\mathrm{d}u$$

$$=\dfrac{1}{2}\ln|u^2+1|-4\arctan u+C$$

$$=\dfrac{1}{2}\ln|x^2+4x+5|-4\arctan(x+2)+C.$$

对于实际问题中所遇到的积分,通常可以根据被积函数的类型,查阅积分表中的相应公式得到积分结果.

例 4-42 求积分 $\int \dfrac{\mathrm{d}x}{x(2+5x)^2}$.

解 被积函数含有 $a+bx$,查附录积分表公式(9),其中 $a=2,b=5$,于是

$$\int \dfrac{\mathrm{d}x}{x(2+5x)^2}=\dfrac{1}{2(2+5x)}-\dfrac{1}{4}\ln\left|\dfrac{2+5x}{x}\right|+C.$$

例 4-43 求积分 $\int \dfrac{1}{x^2\sqrt{4-x^2}}\mathrm{d}x$.

解 被积函数含有 $\sqrt{a^2-x^2}$,查附录积分表公式(39),其中 $a=2$,于是

$$\int \dfrac{1}{x^2\sqrt{4-x^2}}\mathrm{d}x=-\dfrac{\sqrt{4-x^2}}{4x}+C.$$

虽然我们学习了许多积分方法,有些初等函数的不定积分还是无法求出. 如

$$\int \dfrac{1}{\ln x}\mathrm{d}x,\quad \int \mathrm{e}^{-x^2}\mathrm{d}x,\quad \int \dfrac{\sin x}{x}\mathrm{d}x,$$

它们的原函数尽管存在,但已不再是初等函数;我们称其为"积不出"的积分.

【思考与讨论】

1. 求有理函数积分的关键是什么?确定待定系数有几种方法?
2. 你能总结出将有理函数分解成简单分式之和的模型吗?

习 题 四

1. 利用不定积分的性质和基本积分公式求积分.

(1) $\int 3^{x+2} dx$;

(2) $\int (\sqrt{x}+1)(x-1) dx$;

(3) $\int \dfrac{(1-x)^2}{\sqrt[3]{x}} dx$;

(4) $\int \dfrac{\cos 2x}{\cos x - \sin x} dx$;

(5) $\int \left(\dfrac{1}{\sqrt{x}} + \sin x + e^x\right) dx$;

(6) $\int \dfrac{1}{\cos^2 \dfrac{x}{2} \sin^2 \dfrac{x}{2}} dx$;

(7) $\int \dfrac{1+2x^2}{x^2(x^2+1)} dx$;

(8) $\int \dfrac{x^4}{1+x^2} dx$;

(9) $\int \sqrt{x\sqrt{x\sqrt{x}}}\, dx$;

(10) $\int \dfrac{2a^x - 5e^x}{3^x} dx$.

2. 用换元积分法求下列积分.

(1) $\int \sqrt{x-1}\, dx$;

(2) $\int \dfrac{8}{3x+2} dx$;

(3) $\int \dfrac{x}{(2x^2-3)^{10}} dx$;

(4) $\int \dfrac{\sin x}{1+\cos x} dx$;

(5) $\int \cos^2 3x\, dx$;

(6) $\int \dfrac{1}{x^2} \cos \dfrac{1}{x} dx$;

(7) $\int \dfrac{\arctan x}{1+x^2} dx$;

(8) $\int \dfrac{e^x}{1+e^x} dx$;

(9) $\int \dfrac{1}{x(1+\ln x)} dx$;

(10) $\int \dfrac{\sin \sqrt{x}}{\sqrt{x}} dx$;

(11) $\int \dfrac{x^2}{\sqrt[3]{(x^3-5)^2}} dx$;

(12) $\int \tan^3 x\, dx$;

(13) $\int \dfrac{1}{\sqrt{x}(1+x)} dx$;

(14) $\int \dfrac{1}{e^x + e^{-x}} dx$;

(15) $\int \dfrac{1}{(1+\sqrt{x})} dx$;

(16) $\int \dfrac{1}{\sqrt{1+e^x}} dx$;

(17) $\int \dfrac{1}{x\sqrt{x^2-1}} dx$;

(18) $\int \dfrac{x^2}{\sqrt{4-x^2}} dx$;

(19) $\int \dfrac{1}{\sqrt{x^2-2x-8}} dx$;

(20) $\int \dfrac{1}{4+9x^2} dx$.

3. 计算下列积分.

(1) $\int \arcsin x\, dx$;

(2) $\int x \sin x\, dx$;

(3) $\int \ln^2 x\, dx$;

(4) $\int e^{-x} \cos x\, dx$;

(5) $\int \cos x \ln \sin x\, dx$;

(6) $\int (x+1)^2 e^x\, dx$;

(7) $\int \dfrac{x^3}{x+3} dx$;

(8) $\int \dfrac{x+1}{(x-1)(x-2)} dx$;

(9) $\int \dfrac{1}{(x+1)(1+x^2)} dx$;

(10) $\int \dfrac{x^2+1}{(x+1)^2(x-1)} dx$;

(11) $\int \dfrac{3x-4}{x^2+2x+5} dx$;

(12) $\int \dfrac{x+1}{\sqrt{1-x^2}} dx$;

(13) $\int \cos^5 x\, dx$;

(14) $\int (\arcsin x)^2 dx$;

(15) $\int \dfrac{x^3}{\sqrt{1+x^2}} dx$;

(16) $\int \dfrac{\ln(x+1)}{\sqrt{x+1}} dx$;

(17) $\int \sin^2 x \cos^2 x\, dx$;

(18) $\int x \tan^2 x\, dx$;

(19) $\int \dfrac{1-\tan x}{1+\tan x} dx$;

(20) $\int \dfrac{\ln \tan x}{\sin x \cos x} dx$.

第五章 定积分

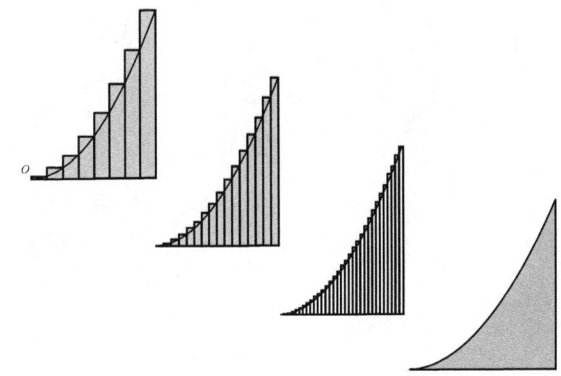

在初等数学中，我们知道如何计算一个规则图形的面积或体积，知道如何计算做匀加速运动物体的路程．当图形是不规则时或运动变化不规律时，则无高效、统一的方法来解决．本章将展示如何利用若干个矩形面积的和近似计算一个不规则图形的面积(上图所示)．当矩形的个数无限增大时，不规则图形的精确面积等于矩形面积和的极限——这就是定积分的来源，但其计算相当复杂．牛顿和莱布尼兹给出了解决的方法，这就是微积分学基本公式——牛顿-莱布尼茨公式．这个公式将导数和积分两个概念建立了紧密的联系，给出了解决一般性问题的高效方法．

第一节 定积分的概念和性质

一、引 例

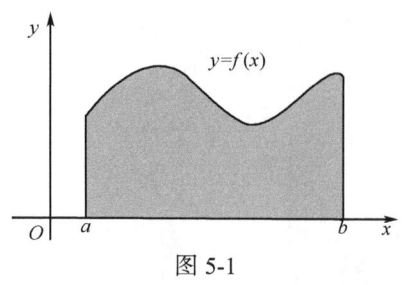

图 5-1

1. 曲边梯形的面积 所谓曲边梯形是指在直角坐标系中,由闭区间$[a,b]$上的连续曲线$y=f(x)$ ($f(x)\geqslant 0$),直线$x=a, x=b$与x轴围成的平面图形,如图 5-1 所示. 其中的曲线弧称为曲边,x轴上对应区间$[a,b]$的线段称为底边. 我们的问题是, 如何计算此曲边梯形的面积值?

在初等数学中,可以解决规则图形及多边形面积的计算问题,对于曲边梯形,由于其中一条边是不规则变化的,显然不能像矩形、梯形那样用一个公式来计算面积,而是需要用极限的思想来解决这个问题.

引例 计算$y=x^2$与$x=0$,$x=1$及x轴所围成的面积.

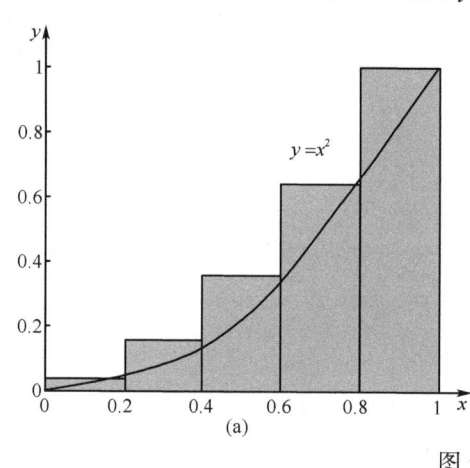 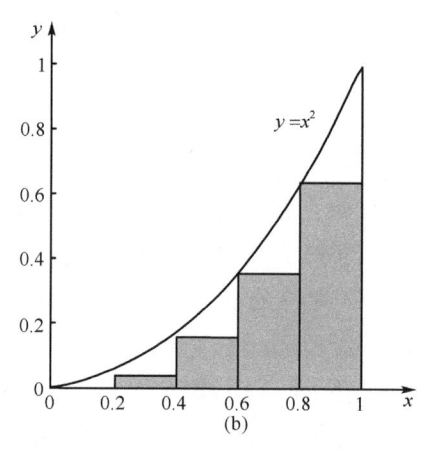

图 5-2

设面积为S,首先把这部分面积分成五份,如图 5-2(a)将区间$[0, 1]$平均分成五份,在$[0, 0.2]$,$[0.2, 0.4]$,$[0.4, 0.6]$,$[0.6, 0.8]$,$[0.8, 1]$上取右端点,以右端点的函数值为高作矩形,用该矩形面积来近似计算原来曲边梯形面积. 每个矩形的底都是 0.2,则这个矩形面积的和为

$$R_5 = 0.2\times 0.2^2 + 0.2\times 0.4^2 + 0.2\times 0.6^2 + 0.2\times 0.8^2 + 0.2\times 1^2 = 0.44,$$

显然$S<0.44$.

若以每个区间左端点的函数值为高作矩形近似计算原来曲边梯形面积,如图 5-2(b). 每个矩形的底都是 0.2,则这个矩形面积的和为

$$L_5 = 0.2\times 0^2 + 0.2\times 0.2^2 + 0.2\times 0.4^2 + 0.2\times 0.6^2 + 0.2\times 0.8^2 = 0.24,$$

显然$S>0.24$,则有$0.24<S<0.44$.

我们可以通过加密分点,重复以上过程,可以得到更好的近似值,表 5-1 向我们展示了当我们把底边分成n等份,取右端点对应的函数值为高时所得面积的近似值R_n,和取左端点对应的函数值为高时所得面积的近似值L_n. 如图 5-3 所示.

表 5-1

n 等份	L_n	R_n
10	0.2850000	0.3850000
30	0.3168519	0.3501852
50	0.3234000	0.3434000
100	0.3283500	0.3383500
1000	0.3328335	0.3338335

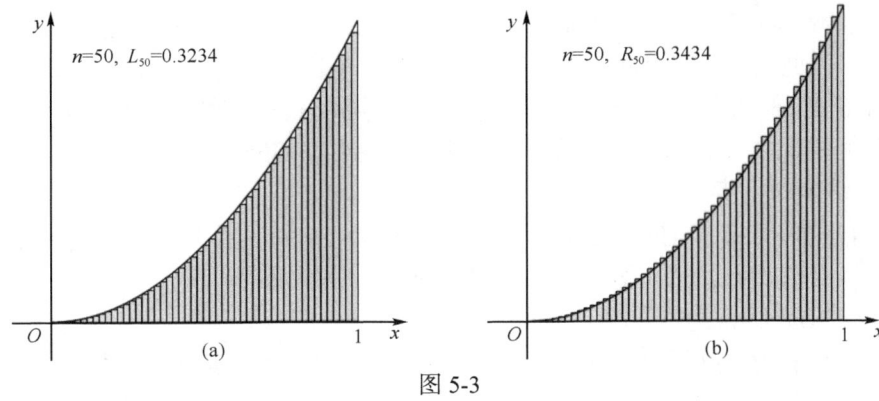

图 5-3

当分点越来越密时，L_n 与 R_n 越来越接近于 $\dfrac{1}{3}$. 实际我们可以证明这个结论.

将区间 $[0, 1]$ 上平均分成 n 等份，第个区间的右端点为 $\dfrac{i}{n}(i=1,2,3,\cdots,n)$，以右端点函数值为高，$\dfrac{1}{n}$ 为底作矩形，求面积的近似值.

$$R_n = \dfrac{1}{n} \times \left(\dfrac{1}{n}\right)^2 + \dfrac{1}{n} \times \left(\dfrac{2}{n}\right)^2 + \cdots + \dfrac{1}{n} \times \left(\dfrac{n}{n}\right)^2$$

$$= \dfrac{(n+1)(2n+1)}{6n^2},$$

$$\lim_{n\to\infty} R_n = \lim_{n\to\infty} \dfrac{(n+1)(2n+1)}{6n^2} = \dfrac{1}{3},$$

同理可以证明 $\lim\limits_{n\to\infty} L_n = \dfrac{1}{3}$，这就是 S 的精确值.

上述过程可归纳为如下步骤:

(1) **分割**：将曲边梯形分割成 n 个小区间.

在 $[a,b]$ 内任意插入 $n-1$ 个分点 $a=x_0<x_1<x_2<\cdots<x_{n-1}<x_n=b$，把区间 $[a,b]$ 分成 n 个小区间 $[x_0,x_1],[x_1,x_2],\cdots,[x_{i-1},x_i],\cdots,[x_{n-1},x_n]$. 每个小区间的长度依次为

$$\Delta x_1=x_1-x_0, \Delta x_2=x_2-x_1,\cdots,\Delta x_i=x_i-x_{i-1},\cdots,\Delta x_n=x_n-x_{n-1}.$$

过每一分点作平行于 y 轴的直线与曲边相交，便把曲边梯形分成 n 个小曲边梯形，每个小曲边梯形的面积记为 $\Delta A_i(i=1,2,\cdots,n)$.

(2) **近似代替**：用小矩形的面积近似代替相对应的小曲边梯形的面积.

在每个小区间 $[x_{i-1},x_i]$ 上任意取一点 ξ_i，以 $f(\xi_i)$ 为高、Δx_i 为底的小矩形的面积 $f(\xi_i)\Delta x_i$ 近似代替小曲边梯形的面积 $\Delta A_i(i=1,2,\cdots,n)$.

(3) **求和**：求所有小矩形面积之和.

将 n 个小矩形的面积之和，作为所求曲边梯形面积 A 的近似值，即

$$A = \sum_{i=1}^{n} \Delta A_i \approx \sum_{i=1}^{n} f(\xi_i)\Delta x_i.$$

(4) **取极限**：求上述和式的极限.

记 $\lambda = \max\limits_{1\leqslant i\leqslant n}\{\Delta x_i\}(i=1,2,\cdots,n)$，当 $\lambda \to 0$ 时，即分割无限加细时(此时 $n\to +\infty$)，和式 $\sum\limits_{i=1}^{n} f(\xi_i)\Delta x_i$ 的极限就是所求曲边梯形的面积 A，即

$$A = \lim_{\lambda \to 0} \sum_{i=1}^{n} f(\xi_i)\Delta x_i.$$

2. 变速直线运动的路程 设某物体做变速直线运动，其速度 $v=f(t)$ 为时间 t 的函数，求在时间间隔 $[T_1, T_2]$ 内物体所经过的路程. ($f(t)$ 为非负的连续函数).

物体做变速直线运动，即 $v = f(t)$ 不是常数，而是变化的量. 由于 $f(t)$ 是连续函数，在很小的时间间隔内，变化很小. 因此，可以把时间间隔 $[T_1, T_2]$ 分成若干小段时间间隔，在每个小间隔内用匀速运动代替变速运动，求出路程的近似值. 再将所有小段时间间隔的路程相加，就得到了整个路程的近似值. 最后，通过对时间间隔无限细分的极限过程，得到变速直线运动的路程.

上述过程可归纳为如下步骤：

(1) **分割**：在时间间隔 $[T_1, T_2]$ 内任意插入 $n-1$ 个分点 $T_1 = t_0 < t_1 < t_2 < \cdots < t_n = T_2$，把 $[T_1, T_2]$ 分成 n 个小时间段：$[t_0, t_1], [t_1, t_2], \cdots, [t_{n-1}, t_n]$，每个小时间段的长度分别为 $\Delta t_1 = t_1 - t_0, \Delta t_2 = t_2 - t_1, \cdots, \Delta t_n = t_n - t_{n-1}$，每个小时间段内行驶的路程记为 $\Delta S_1, \Delta S_2, \cdots, \Delta S_n$.

(2) **近似代替**：在每个小时间段 $[t_{i-1}, t_i]$ 内任取一点 ξ_i，由于在小时间段内速度变化很小，故以 $f(\xi_i)$ 近似代替此小时间段内变化的速度. 此时物体在 $[t_{i-1}, t_i]$ 内形式的路程为 $\Delta s_i \approx f(\xi_i) \Delta t_i \quad (i = 1, 2, \cdots, n)$.

(3) **求和**：将每一小时间段内行驶路程相加，得到 $[T_1, T_2]$ 内行驶路程 S 的近似值，即

$$S = \sum_{i=1}^{n} \Delta S_i \approx \sum_{i=1}^{n} f(\xi_i) \Delta t_i.$$

(4) **取极限**：记 $\lambda = \max_{1 \leq i \leq n} \{\Delta t_i\}$. 当 $\lambda \to 0$ 时，即时间区间无限细分时（此时 $n \to +\infty$），和式 $\sum_{i=1}^{n} f(\xi_i) \Delta t_i$ 的极限即为物体在 $[T_1, T_2]$ 内行驶的路程.

$$S = \lim_{\lambda \to 0} \sum_{i=1}^{n} f(\xi_i) \Delta t_i.$$

二、定积分的定义

上述两例，一个是计算几何量面积，一个是计算物理量路程. 虽然实际问题的意义不同，从数学的角度来看，其解决问题的基本思想方法（化整体为局部，以不变代变，近似求和，最后无限逼近）和分析结构（特定结构和式的极限）是完全一样的. 在此基础上，抓住它们在数量关系上公用的本质与特性加以概括，就可以抽象出定积分的定义.

定义 5-1 设函数 $f(x)$ 在 $[a, b]$ 上有定义（图 5-4），任意插入 $n-1$ 个分点 $a = x_0 < x_1 < \cdots < x_n = b$，将区间 $[a, b]$ 分成 n 个小区间 $[x_{i-1}, x_i] (i = 1, 2, \cdots, n)$，其长度记为 $\Delta x_i = x_i - x_{i-1}$ $(i = 1, 2, \cdots, n)$. 在每个小区间 $[x_{i-1}, x_i]$ 内任意取一点 ξ_i，作乘积 $f(\xi_i) \Delta x_i$ $(i = 1, 2, \cdots, n)$，并作和式 $\sum_{i=1}^{n} f(\xi_i) \Delta x_i$. 设 $\lambda = \max_{1 \leq i \leq n} \{\Delta x_i\}$，当 $\lambda \to 0$ 时（此时 $n \to \infty$），如果和式 $\sum_{i=1}^{n} f(\xi_i) \Delta x_i$ 的极限存在且唯一，那么就称此极限值为函数 $f(x)$ 在区间 $[a, b]$ 上的**定积分**(definite integral)，记为 $\int_a^b f(x) \mathrm{d}x$. 即

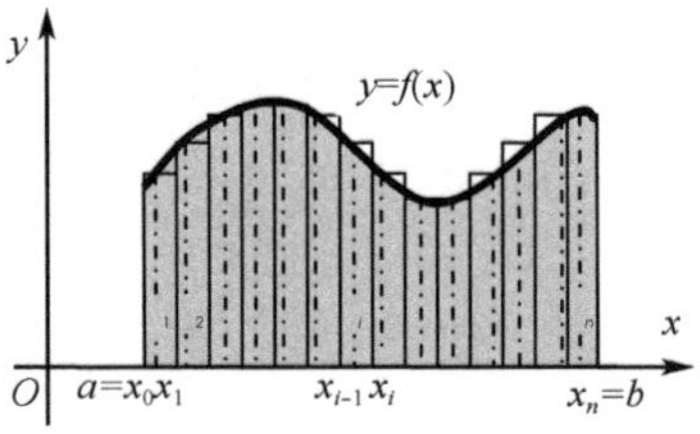

图 5-4

$$\int_a^b f(x) \mathrm{d}x = \lim_{\lambda \to 0} \sum_{i=1}^{n} f(\xi_i) \Delta x_i.$$

其中 $\int$ 称为积分号，$f(x)$ 称为被积函数，$f(x)\mathrm{d}x$ 称为被积表达式，x 称为积分变量，区间 $[a, b]$ 称为积分区间，a 称为积分下限，b 称为积分上限.

由定积分的定义可知，前面两个实例可分别表述为：

以 $f(x) \geq 0$ 为曲边，在区间 $[a, b]$ 内与 x 轴围成的曲边梯形的面积可表示为

$$A = \int_a^b f(x) \mathrm{d}x.$$

以 $f(t) \geq 0$ 为速度，在时间间隔 $[T_1, T_2]$ 内做变速直线运动的物体行驶的路程可表示为

$$S = \int_{T_1}^{T_2} f(t) \mathrm{d}t.$$

关于定积分定义的几点说明:

(1) 定积分是一个特定和式的极限,此极限存在且唯一. 意味着不论对区间 $[a,b]$ 怎么分, 也不论对点 ξ_i 怎样取, 和式的极限都存在且为相同的值.

(2) 只要和式的极限存在且唯一, 就称 $f(x)$ 在区间 $[a,b]$ 上可积. 可以证明函数 $f(x)$ 在区间 $[a,b]$ 上可积的充分条件.

定理 5-1　函数 $f(x)$ 在区间 $[a,b]$ 上是连续函数, 则 $f(x)$ 在区间 $[a,b]$ 上可积.

定理 5-2　函数 $f(x)$ 在区间 $[a,b]$ 上有界, 且只有有限个间断点, 则 $f(x)$ 在区间 $[a,b]$ 上可积.

(3) 定积分的实质就是一个无限累加的和, 其和的结果是一个具体的数值, 这个数值由被积函数 $f(x)$ 和积分区间 $[a,b]$ 确定, 与积分变量的记号无关. 即

$$\int_a^b f(x)\mathrm{d}x = \int_a^b f(t)\mathrm{d}t = \int_a^b f(u)\mathrm{d}u.$$

(4) 在定积分的定义中, 假定了 $a<b$, 实际上, 对其他情形, 定积分也有意义. 我们规定: ① $a=b$ 时, $\int_a^b f(x)\mathrm{d}x = 0$. ② $a>b$ 时, $\int_a^b f(x)\mathrm{d}x = -\int_b^a f(x)\mathrm{d}x$.

以后在讨论定积分时, 如不作特殊说明, 定积分上、下限的大小, 均不加限制.

例 5-1　利用定积分的定义计算 $\int_0^1 x^3 \mathrm{d}x$.

解　因为被积函数在积分区间 $[0,1]$ 上连续, 所以是可积的. 因此定积分的值与区间 $[0,1]$ 的分法及 ξ_i 的取法无关. 为便于计算, 不妨把区间 $[0,1]$ 分成 n 等份, 则每个小区间 $[x_{i-1}, x_i]$ 的长度都为 $\frac{1}{n}$, 分点 $x_i = \frac{i}{n}$. 不妨把 ξ_i 取在小区间 $[x_{i-1}, x_i]$ 的右端点, 即 $\xi_i = x_i = \frac{i}{n}$. 于是得到和式

$$\sum_{i=1}^n f(\xi_i)\Delta x_i = \sum_{i=1}^n \xi_i^3 \Delta x_i = \sum_{i=1}^n x_i^3 \Delta x_i$$

$$= \sum_{i=1}^n \left(\frac{i}{n}\right)^3 \cdot \frac{1}{n} = \frac{1}{n^4}\sum_{i=1}^n i^3$$

$$= \frac{1}{n^4}(1^3 + 2^3 + \cdots + n^3)$$

$$= \frac{1}{n^4} \cdot \frac{n^2(n+1)^2}{4}$$

$$= \frac{1}{4}\left(1 + \frac{1}{n}\right)^2.$$

当 $\lambda = \max_{1 \leqslant i \leqslant n}\{\Delta x_i\} = \frac{1}{n} \to 0$, 此时 $n \to \infty$, 有

$$\int_0^1 x^3 \mathrm{d}x = \lim_{\lambda \to 0}\sum_{i=1}^n f(\xi_i)\Delta x_i = \lim_{n \to \infty}\frac{1}{4}\left(1 + \frac{1}{n}\right)^2 = \frac{1}{4}.$$

另外, 也可把 ξ_i 取在小区间 $[x_{i-1}, x_i]$ 的左端点, 即 $\xi_i = x_i = \frac{i-1}{n}$, 其和式的计算过程同上.

三、定积分的几何意义

当 $f(x) \geqslant 0$ 时, 定积分 $\int_a^b f(x)\mathrm{d}x$ 表示由曲线 $y = f(x), x = a, x = b (a<b)$ 及 x 轴围成的曲边梯形的面积值 S (图 5-5). 即 $\int_a^b f(x)\mathrm{d}x = S$.

当 $f(x) \leqslant 0$ 时, 容易证明, 定积分 $\int_a^b f(x)\mathrm{d}x$ 表示由曲线 $y = f(x), x = a, x = b (a<b)$ 及 x 轴围成的曲

边梯形的面积值 S 的相反数(图 5-6). 即 $\int_a^b f(x)\mathrm{d}x = -S$.

当 $f(x)$ 在区间 $[a,b]$ 上有正有负时, 定积分 $\int_a^b f(x)\mathrm{d}x$ 表示曲线 $y=f(x)$ 与 x 轴介于 a, b 之间的各曲边梯形面积值的代数和(图 5-7), 即 $\int_a^b f(x)\mathrm{d}x = S_1 - S_2 + S_3$.

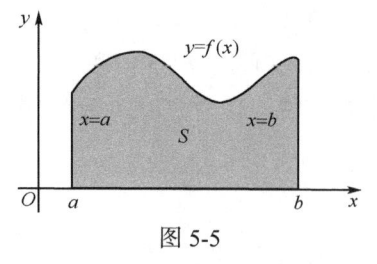

图 5-5

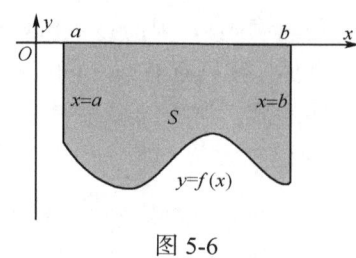

图 5-6

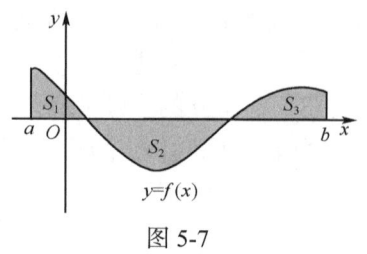

图 5-7

例 5-2 利用定积分的几何意义求下例定积分的值.

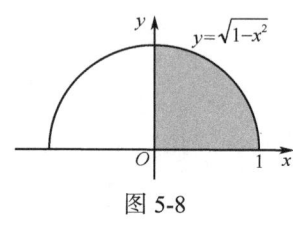

图 5-8

(1) $\int_0^1 \sqrt{1-x^2}\,\mathrm{d}x$; (2) $\int_{-1}^2 (x-1)\mathrm{d}x$.

解 (1) 定积分 $\int_0^1 \sqrt{1-x^2}\,\mathrm{d}x$ 在几何上表示以原点为圆心、半径为 1 的四分之一圆的面积值(图 5-8 中的阴影部分), 所以

$$\int_0^1 \sqrt{1-x^2}\,\mathrm{d}x = \frac{\pi}{4}.$$

(2) 定积分 $\int_{-1}^2 (x-1)\mathrm{d}x$ 在几何上表示曲线 $y=x-1$ 与 x 轴介于 $x=-1$, $x=2$ 所围两个三角形面积的代数和(图 5-9 中的阴影部分). 所以

$$\int_{-1}^2 (x-1)\mathrm{d}x = -S_1 + S_2 = -2 + \frac{1}{2} = -\frac{3}{2}.$$

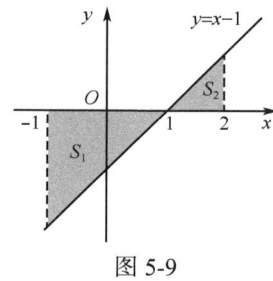

图 5-9

四、定积分的性质

假定 $f(x)$, $g(x)$ 都是可积的, 则具有下列性质.(证明略)

性质 5-1 被积函数的常数因子可以提到积分号外面, 即

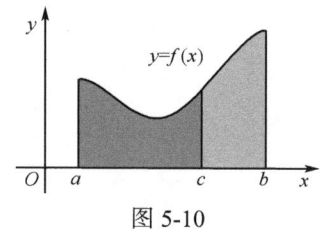

图 5-10

$$\int_a^b kf(x)\mathrm{d}x = k\int_a^b f(x)\mathrm{d}x.$$

性质 5-2 两个函数代数和的定积分等于两个函数定积分的代数和, 即

$$\int_a^b [f(x) \pm g(x)]\mathrm{d}x = \int_a^b f(x)\mathrm{d}x \pm \int_a^b g(x)\mathrm{d}x.$$

此性质可以推广到有限多个函数代数和的情况.

性质 5-3(积分区间的可加性) 设 a, b, c 是 R 中的任意三个数 (图 5-10), 则 $\int_a^b f(x)\mathrm{d}x = \int_a^c f(x)\mathrm{d}x + \int_c^b f(x)\mathrm{d}x$.

性质 5-4 如果在区间 $[a,b]$ 上 $f(x) \equiv 1$, 则

$$\int_a^b f(x)\mathrm{d}x = \int_a^b \mathrm{d}x = b - a.$$

性质 5-5 如果在区间 $[a,b]$ 上有 $f(x) \leqslant g(x)$, 则

$$\int_a^b f(x)\mathrm{d}x \leqslant \int_a^b g(x)\mathrm{d}x.$$

推论 5-1 在区间 $[a,b]$ 上, 若 $f(x) \geqslant 0$ (或 $f(x) \leqslant 0$), 则

$$\int_a^b f(x)\mathrm{d}x \geqslant 0 \ (\text{或} \int_a^b f(x)\mathrm{d}x \leqslant 0).$$

推论 5-2 若 $a<b$，则 $\left|\int_a^b f(x)\mathrm{d}x\right| \leqslant \int_a^b |f(x)|\mathrm{d}x$.

性质 5-6(估值定理) 若函数 $f(x)$ 在闭区间 $[a,b]$ 上的最大值为 M，最小值为 m (图 5-11)，则

$$m(b-a) \leqslant \int_a^b f(x)\mathrm{d}x \leqslant M(b-a).$$

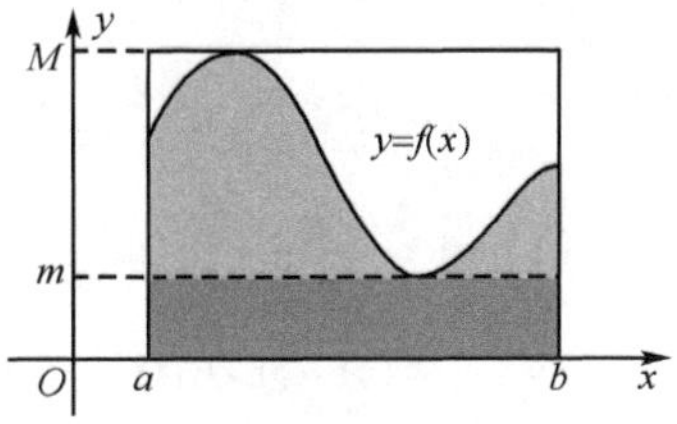

性质 5-7(积分中值定理) 若函数 $f(x)$ 在闭区间 $[a,b]$ 上连续，则在 $[a,b]$ 上至少存在一点 ξ，使得

$$\int_a^b f(x)\mathrm{d}x = f(\xi)(b-a) \quad \xi \in [a,b].$$

此公式称为积分中值公式.

图 5-11

此性质的几何解释：当 $f(x) \geqslant 0$ 时，定积分 $\int_a^b f(x)\mathrm{d}x$ 表示以曲线 $y=f(x)$ 为曲边，区间 $[a,b]$ 为底的曲边梯形的面积，此时至少存在一个以 $f(\xi)$ 为高、$[a,b]$ 为底的矩形，它的面积与上述曲边梯形的面积相等. (图 5-12).

积分中值公式又可写成

$$f(\xi) = \frac{1}{b-a}\int_a^b f(x)\mathrm{d}x.$$

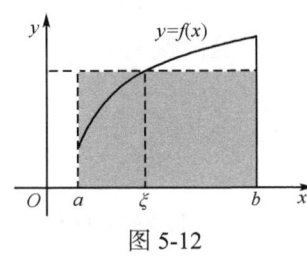

图 5-12

$f(\xi)$ 称为函数 $f(x)$ 在区间 $[a,b]$ 上的平均值.

例 5-3 比较 $\int_0^1 x\mathrm{d}x$ 与 $\int_0^1 \ln(1+x)\mathrm{d}x$ 的大小.

解 令 $f(x) = x - \ln(1+x)$，在闭区间 $[0,1]$ 上有

$$f'(x) = 1 - \frac{1}{1+x} = \frac{x}{1+x} > 0,$$

故 $f(x)$ 在闭区间 $[0,1]$ 上单调递增，所以 $f(x) \geqslant f(0) = 0$，从而有 $x \geqslant \ln(1+x)$，由性质 5-5 得 $\int_0^1 x\mathrm{d}x \geqslant \int_0^1 \ln(1+x)\mathrm{d}x$.

例 5-4 估计下列定积分的取值范围.

(1) $\int_1^2 \ln x\mathrm{d}x$；(2) $\int_0^1 \mathrm{e}^{x^2}\mathrm{d}x$.

解 (1) $f(x) = \ln x$ 在区间 $[1,2]$ 上连续且单调递增，于是有最大值 $M = f(2) = \ln 2$，最小值 $m = f(1) = 0$，由性质 5-6 得

$$0 \cdot (2-1) \leqslant \int_1^2 \ln x\mathrm{d}x \leqslant \ln 2 \cdot (2-1),$$

即 $0 \leqslant \int_1^2 \ln x\mathrm{d}x \leqslant \ln 2$.

(2) $f(x) = \mathrm{e}^{x^2}$ 在区间 $[0,1]$ 上连续，又因为 $f'(x) = 2x\mathrm{e}^{x^2} > 0$，$x \in (0,1)$，所以 $f(x)$ 在区间 $[0,1]$ 上单调递增. 于是有最大值 $M = f(1) = \mathrm{e}$，最小值 $m = f(0) = 1$，由性质 5-6 得

$$1 \cdot (1-0) \leqslant \int_0^1 \mathrm{e}^{x^2}\mathrm{d}x \leqslant \mathrm{e} \cdot (1-0),$$

即 $1 \leqslant \int_0^1 \mathrm{e}^{x^2}\mathrm{d}x \leqslant \mathrm{e}$.

例 5-5 求函数 $f(x) = x^2$ 在 $[0,1]$ 上的平均值，并在区间 $[0,1]$ 上求出至少一点 ξ，使 $f(\xi)$ 等于该平均值.

解 由例 5-1 知 $\int_0^1 x^2\mathrm{d}x = \frac{1}{3}$. 由性质 5-7 有 $f(\xi) = \frac{1}{1-0}\int_0^1 x^2\mathrm{d}x = \frac{1}{3}$，即 $\xi^2 = \frac{1}{3}$，所以 $\xi = \frac{\sqrt{3}}{3} \in [0,1]$. 因此 $\xi = \frac{\sqrt{3}}{3}$ 时，平均值为 $f(\xi) = \frac{1}{3}$.

【思考与讨论】

1. 定积分的定义所表示的和式极限 $\int_a^b f(x)dx = \lim_{\lambda \to 0} \sum_{i=1}^n f(\xi_i)\Delta x_i$ 中,可以用 $n \to \infty$ 代替 $\lambda \to 0$ 吗?为什么?

2. 用定义证明:如果在区间 $[a,b]$ 上 $f(x) \equiv 1$,则 $\int_a^b f(x)dx = \int_a^b dx = b-a$.

3. 函数 $f(x)$ 在闭区间 $[a,b]$ 上有有限个可去间断点或跳跃间断点,是否可积?

第二节 微积分基本公式

从理论上讲,用定积分的定义,可以计算定积分,但在实际问题中,我们发现仅有几种特殊的被积函数可以计算,且计算过程比较繁杂. 对于普通的被积函数如何计算其定积分,则要另外寻求简单有效的新办法. 我们可从实际问题中寻找解决问题的线索,为此,对变速直线运动过程中的位置函数 $s(t)$ 与速度函数 $v(t)$ 之间的联系作进一步研究.

一、引 例

某一物体做变速直线运动. 在直线上取定原点、正方向及长度单位,使它成一数轴. 设时刻 t 时物体所在位置为 $s(t)$,速度为 $v(t)$(不妨假设 $v(t) \geq 0$). 由第一节的讨论我们知道,物体在时间间隔 $[T_1, T_2]$ 内行驶的路程可以用速度函数 $v(t)$ 在 $[T_1, T_2]$ 上的定积分 $\int_{T_1}^{T_2} v(t)dt$ 来表达. 另一方面,这段路程也可以用位置函数 $s(t)$ 在区间 $[T_1, T_2]$ 上的增量 $s(T_2) - s(T_1)$ 来表达. 由此有如下关系式

$$\int_{T_1}^{T_2} v(t)dt = \int_{T_1}^{T_2} s'(t)dt = s(T_2) - s(T_1). \tag{5-1}$$

由于 $s'(t) = v(t)$,即位置函数 $s(t)$ 是速度函数 $v(t)$ 的原函数,所以式(5-1)表示:速度函数 $v(t)$ 在 $[T_1, T_2]$ 上的定积分等于 $v(t)$ 的原函数 $s(t)$ 在区间 $[T_1, T_2]$ 上的增量.

在此问题中揭示出来的函数之间的关系,且在一定条件下具有普遍性.

二、积分上限的函数及其导数

设函数 $f(x)$ 在区间 $[a,b]$ 上连续,那么定积分 $\int_a^b f(x)dx$ 一定存在,且积分值只与被积函数 $f(x)$ 及积分区间 $[a,b]$ 有关,而与积分变量的记号无关. 假定被积函数 $f(x)$ 和积分下限 a 确定,而积分上限由 a 到 b 不断变化,则定积分的值也会随之变化,此时构成以积分上限为自变量,定积分值为因变量的函数关系. 记积分上限为 x,为避免其与定积分的积分变量产生混淆,将积分变量改写为 t,则连续函数的定积分 $\int_a^x f(t)dt$ 一定存在,且与积分上限 x 相对应. 称定积分 $\int_a^x f(t)dt$ 为积分上限 x 的函数,记为 $\Phi(x)$,即

$$\Phi(x) = \int_a^x f(t)dt, \quad x \in [a,b].$$

$\Phi(x)$ 称为积分上限函数,其定义域为 $[a,b]$.

结合定积分的几何意义,积分上限函数 $\Phi(x)$ 在几何上表示曲线 $y = f(x)$ 与 x 轴介于 a、x 之间的曲边梯形面积的代数和,如图 5-13.

关于积分上限函数有如下性质.

定理 5-3 如果函数 $f(x)$ 在区间 $[a,b]$ 上连续,那么区间积分上限函数 $\Phi(x) = \int_a^x f(t)dt$ 在区间 $[a,b]$ 上可导,且其导数等于被积函数,即

$$\Phi'(x) = \frac{d}{dx}\int_a^x f(t)dt = f(x), \quad x \in [a,b].$$

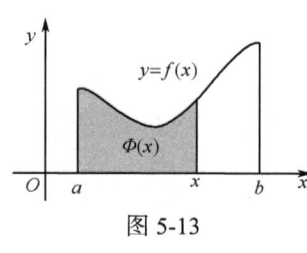

图 5-13

证明 任取 $x \in [a,b]$，在 x 点处取一增量 Δx，使 $x+\Delta x \in [a,b]$，则有

$$\Delta \Phi(x) = \Phi(x+\Delta x) - \Phi(x)$$
$$= \int_a^{x+\Delta x} f(t)\mathrm{d}t - \int_a^x f(t)\mathrm{d}t = \int_a^x f(t)\mathrm{d}t + \int_x^{x+\Delta x} f(t)\mathrm{d}t - \int_a^x f(t)\mathrm{d}t$$
$$= \int_x^{x+\Delta x} f(t)\mathrm{d}t.$$

据积分中值定理知，在 x 与 $x+\Delta x$ 之间至少存在一点 ξ，使得
所以

$$\Delta \Phi(x) = \int_x^{x+\Delta x} f(t)\mathrm{d}t = f(\xi)\Delta x \quad \frac{\Delta \Phi(x)}{\Delta x} = f(\xi),$$

由导数的定义及函数的连续性，有

$$\Phi'(x) = \lim_{\Delta x \to 0} \frac{\Delta \Phi(x)}{\Delta x} = \lim_{\xi \to x} f(\xi) = f(x).$$

由此定理可知，积分上限函数 $\Phi(x)$ 是被积函数 $f(x)$ 的一个原函数(即使 $\Phi(x)$ 未必是初等函数)，也就是说，连续函数的原函数一定是存在的。这个定理同时揭示了定积分与不定积分之间的内在联系，尽管两者的概念差之万里。

例 5-6 求下列函数的导数。

(1) $\Phi(x) = \int_a^x t\mathrm{e}^{t^2}\mathrm{d}t$　　(2) $\Phi(x) = \int_a^{x^2}(\sqrt{1+t^2} - \sqrt{2})\mathrm{d}t$

解 (1)据定理 5-3 有

$$\Phi'(x) = \frac{\mathrm{d}}{\mathrm{d}x}\int_a^x t\mathrm{e}^{t^2}\mathrm{d}t = x\mathrm{e}^{x^2}.$$

(2) 将积分上限看作中间变量，即令 $u = x^2$，则 $\Phi(x)$ 可看作是由 $\Phi(u) = \int_a^u(\sqrt{1+t^2}-\sqrt{2})\mathrm{d}t$，$u = x^2$ 复合而成的复合函数，根据复合函数求导法则，有

$$\Phi'(x) = \frac{\mathrm{d}}{\mathrm{d}u}\int_a^u(\sqrt{1+t^2} - \sqrt{2})\mathrm{d}t \cdot \frac{\mathrm{d}u}{\mathrm{d}x}$$
$$= (\sqrt{1+u^2} - \sqrt{2}) \cdot (x^2)'$$
$$= 2x(\sqrt{1+x^4} - \sqrt{2}).$$

例 5-7 求极限 $\lim\limits_{x \to 0}\dfrac{\int_0^x \tan t\mathrm{d}t}{x^2}$.

解 当 $x \to 0$ 时，$\int_0^x \tan t\mathrm{d}t \to 0$。故此极限是 "$\dfrac{0}{0}$" 型未定式，应用洛必达法则，有

$$\lim_{x \to 0}\frac{\int_0^x \tan t\mathrm{d}t}{x^2} = \lim_{x \to 0}\frac{\left(\int_0^x \tan t\mathrm{d}t\right)'}{(x^2)'} = \lim_{x \to 0}\frac{\tan x}{2x} = \frac{1}{2}.$$

三、微积分基本公式

定理 5-4 若函数 $f(x)$ 在闭区间 $[a,b]$ 上连续，且 $F(x)$ 为 $f(x)$ 的一个原函数，则

$$\int_a^b f(x)\mathrm{d}x = F(x)\Big|_a^b = F(b) - F(a).$$

证明 因为函数 $f(x)$ 在闭区间 $[a,b]$ 上连续，据定理 5-3 知，$\Phi(x) = \int_a^x f(t)\mathrm{d}t$ 为 $f(x)$ 的一个原函数。又因为 $F(x)$ 为 $f(x)$ 的一个原函数，故 $\Phi(x) = F(x) + c$。

令 $x = a$，则 $\Phi(a) = \int_a^a f(t)\mathrm{d}t = 0$，所以 $c = -F(a)$；

令 $x = b$，则 $\Phi(b) = F(b) + c = F(b) - F(a)$，即

$$\Phi(b) = \int_a^b f(t)\mathrm{d}t = F(b) - F(a).$$

又因为 $\int_a^b f(t)\mathrm{d}t = \int_a^b f(x)\mathrm{d}x$，所以

$$\int_a^b f(x)\mathrm{d}x = F(b) - F(a).$$

上式称为微积分基本公式，也称为牛顿-莱布尼茨公式[①]。

此公式表明：在闭区间 $[a,b]$ 上的连续函数 $f(x)$ 的定积分等于该函数的原函数 $F(x)$ 在 $[a,b]$ 上函数值的增量。从某种意义上讲，连续函数的定积分的计算问题就可转化为不定积分计算问题了。此公式极大简化了定积分烦琐的计算，在数学发展史上，具有里程碑式的意义。

由于某些函数的不定积分极难求得，或有些函数的原函数不能用初等函数表示，所以对这些函数的定积分及非连续的可积函数的计算，需另寻良策，本章不予讨论。

例 5-8 求下列定积分。

(1) $\int_0^1 x^3 \mathrm{d}x$；(2) $\int_0^{2\pi} \sqrt{1-\cos^2 x}\,\mathrm{d}x$；(3) $\int_0^2 f(x)\mathrm{d}x$，其中 $f(x) = \begin{cases} x-1, & x \leqslant 1 \\ x^2, & x > 1 \end{cases}$。

解 (1) 被积函数 x^3 在 $[0,1]$ 上连续，由牛顿-莱布尼茨公式得

$$\int_0^1 x^3 \mathrm{d}x = \frac{1}{4}x^4 \Big|_0^1 = \frac{1}{4} - 0 = \frac{1}{4}.$$

此结果与用定积分定义计算的结果一致，但过程及其简洁。

(2) 被积函数 $\sqrt{1-\cos^2 x} = |\sin x|$ 在 $[0, 2\pi]$ 上连续，由牛顿-莱布尼茨公式得

$$\begin{aligned}
\int_0^{2\pi} \sqrt{1-\cos^2 x}\,\mathrm{d}x &= \int_0^{2\pi} |\sin x|\mathrm{d}x \\
&= \int_0^{\pi} \sin x\,\mathrm{d}x + \int_\pi^{2\pi} (-\sin x)\mathrm{d}x \\
&= (-\cos x)\Big|_0^\pi + \cos x \Big|_\pi^{2\pi} \\
&= [-(-1) - (-1)] + [1 - (-1)] \\
&= 4.
\end{aligned}$$

(3) $f(x)$ 在 $[0,2]$ 上是分段函数，$x=1$ 是第一类间断点，定积分存在。据定积分对区间的可加性及牛顿-莱布尼茨公式得

$$\begin{aligned}
\int_0^2 f(x)\mathrm{d}x &= \int_0^1 (x-1)\mathrm{d}x + \int_1^2 x^2 \mathrm{d}x \\
&= \left(\frac{1}{2}x^2 - x\right)\Big|_0^1 + \frac{1}{3}x^3\Big|_1^2 \\
&= \left(-\frac{1}{2}\right) + \frac{7}{3} = \frac{11}{6}.
\end{aligned}$$

【思考与讨论】

1. 积分上限函数一定是初等函数吗？请举例说明。

2. 若 $\Phi(x) = \int_x^{x^2} \mathrm{e}^t \mathrm{d}t$，求 $\Phi'(x)$。

3. 计算 $\int_{-2}^2 \max(1, x^2)\mathrm{d}x$。

[①] 牛顿-莱布尼茨公式。牛顿：1643—1727，英国数学家、物理学家、天文学家、自然哲学家。莱布尼茨：1646—1716，德国数学家、物理学家、哲学家。在早期数学家的研究成果中，牛顿和莱布尼茨各自独立地在微积分学中有所建树，并将积分和微分真正沟通起来，明确地找到了两者内在的直接联系：微分和积分是两种互逆的运算，建立了微积分基本公式。这是微积分建立的最关键的一步，并为其深入发展和广泛应用铺平了道路。历史上，牛顿在微积分方面的研究要早于莱布尼茨，但莱布尼茨研究成果的发表要早于牛顿。鉴于两人在数学发展史上的突出贡献，后人将此公式称为牛顿-莱布尼茨公式。

第三节 定积分的换元与分部积分法

由牛顿-莱布尼茨公式可知,连续函数的定积分的计算问题可以转化为不定积分的计算问题. 在不定积分的计算中有换元法与分部积分法,因此,在一定条件下,定积分的计算中也可以应用换元法与分部积分法.

一、定积分的换元积分法

定理 5-5 如果函数 $f(x)$ 在区间 $[a,b]$ 上连续,函数 $x=\varphi(t)$ 在区间 $[\alpha,\beta]$ 上单调且具有连续的导数,其中 $\varphi(\alpha)=a$,$\varphi(\beta)=b$. t 在 $[\alpha,\beta]$ 上变化时,$\varphi(t)$ 的值区间 $[a,b]$ 上变化,则

$$\int_a^b f(x)dx = \int_\alpha^\beta f(\varphi(t))\varphi'(t)dt.$$

上式称为定积分的换元积分公式. 使用换元积分法计算定积分时,换元的过程与不定积分换元法的换元过程完全一样. 需要注意的是:①定积分换元的同时,一定要换积分上、下限,即换元必换限;在求出关于新积分变量 t 的被积函数的原函数后,不必还原为原来积分变量 x 的函数(即不必代回原积分变量),直接代入新的积分上、下限做差即可. ②换元后 α 不一定小于 β.

定理 5-6 称为定积分的第二换元积分法,将 $\int_a^b f(x)dx = \int_\alpha^\beta f(\varphi(t))\varphi'(t)dt$ 反写过来,改写为如下形式

$$\int_a^b f(\varphi(x))\varphi'(x)dx = \int_\alpha^\beta f(t)dt.$$

则对应的是定积分的第一换元积分法(凑微分法).

例 5-9 计算 $\int_0^{\frac{\pi}{2}} \cos^2 x \sin x dx$.

解 用定积分第一换元法.

$$\int_0^{\frac{\pi}{2}} \cos^2 x \sin x dx = -\int_0^{\frac{\pi}{2}} \cos^2 x d\cos x$$
$$\xrightarrow{\diamondsuit u=\cos x} -\int_1^0 u^2 du$$
$$= -\frac{1}{3}u^3 \Big|_1^0$$
$$= -\frac{1}{3}(0-1)$$
$$= \frac{1}{3}.$$

用第一换元积分法(凑微分法)计算定积分时,熟悉掌握后往往不需做变量替换,也不需变换积分上、下限. 如

$$\int_0^{\frac{\pi}{2}} \cos^2 x \sin x dx = -\int_0^{\frac{\pi}{2}} \cos^2 x d\cos x$$
$$= -\frac{1}{3}\cos^3 x \Big|_0^{\frac{\pi}{2}} = -\frac{1}{3}(0-1) = \frac{1}{3}.$$

例 5-10 计算 $\int_0^{\ln 2} \sqrt{e^x - 1} dx$.

解 用定积分第二换元法. 令 $\sqrt{e^x - 1} = t$,则 $e^x = t^2 + 1$,$x = \ln(t^2+1)$,$dx = \frac{2t}{t^2+1}dt$,且 $x=1$ 时,$t=0$;$x=\ln 2$ 时,$t=1$,于是有

$$\int_0^{\ln 2} \sqrt{e^x - 1} dx = \int_0^1 t \frac{2t}{t^2+1} dt$$

$$= 2(t - \arctan t)\Big|_0^1$$
$$= 2\left(1 - \frac{\pi}{4}\right)$$
$$= 2 - \frac{\pi}{2}.$$

例 5-11 计算 $\int_1^4 \frac{1}{x+\sqrt{x}}dx$.

解 用定积分第二换元法. 令 $\sqrt{x} = t$, 则 $x = t^2$, $dx = 2tdt$, 且 $x = 1$ 时, $t = 1$; $x = 4$ 时, $t = 2$, 于是有

$$\int_1^4 \frac{1}{x+\sqrt{x}}dx = \int_1^2 \frac{2t}{t^2+t}dt$$
$$= \int_1^2 \frac{2}{t+1}dt$$
$$= \left(2\ln|t+1|\right)\Big|_1^2$$
$$= 2(\ln 3 - \ln 2)$$
$$= 2\ln\frac{3}{2}.$$

例 5-12 设函数 $f(x)$ 在对称区间 $[-a, a]$ 上连续, 求证:

(1) $\int_{-a}^{a} f(x)dx = \int_0^a [f(x) + f(-x)]dx$;

(2) 如果 $f(x)$ 为奇函数, 那么 $\int_{-a}^{a} f(x)dx = 0$;

(3) 如果 $f(x)$ 为偶函数, 那么 $\int_{-a}^{a} f(x)dx = 2\int_0^a f(x)dx$;

证明 (1) 据定积分的性质, 有

$$\int_{-a}^{a} f(x)dx = \int_{-a}^{0} f(x)dx + \int_0^a f(x)dx = I_1 + I_2,$$

对 $I_1 = \int_{-a}^{0} f(x)dx$, 令 $x = -t$, 则 $dx = -dt$, 且 $x = -a$ 时, $t = a$; $x = 0$ 时, $t = 0$, 于是有

$$\int_{-a}^{0} f(x)dx = \int_a^0 f(-t)(-dt)$$
$$= \int_0^a f(-t)dt,$$

又因为 $\int_0^a f(-t)dt = \int_0^a f(-x)dx$, 所以

$$\int_{-a}^{0} f(x)dx = \int_0^a f(-x)dx,$$

代入原式, 有

$$\int_{-a}^{a} f(x)dx = \int_0^a f(-x)dx + \int_0^a f(x)dx = \int_0^a [f(x) + f(-x)]dx.$$

(2) 因为 $f(x)$ 为奇函数, 即 $f(-x) = -f(x)$, 由(1)有

$$\int_{-a}^{a} f(x)dx = \int_0^a [f(x) + f(-x)]dx$$
$$= \int_0^a [f(x) - f(x)]dx$$
$$= 0.$$

(3) 因为 $f(x)$ 为偶函数, 即 $f(-x) = f(x)$, 由(1)有

$$\int_{-a}^{a} f(x)dx = \int_0^a [f(x) + f(-x)]dx$$
$$= \int_0^a [f(x) + f(x)]dx$$

$$= 2\int_0^a f(x)\mathrm{d}x.$$

利用例 5-12 的结论,可以简化奇、偶函数在对称区间上的定积分的计算.

例 5-13 计算.

(1) $\int_{-\pi}^{\pi} x^4 \sin x\mathrm{d}x$; (2) $\int_{-1}^{1}(1-x^2)\mathrm{d}x$.

解 (1) 因为 $x^4 \sin x$ 在对称区间 $[-\pi, \pi]$ 上是奇函数,所以

$$\int_{-\pi}^{\pi} x^4 \sin x\mathrm{d}x = 0.$$

(2) 因为 $1-x^2$ 在对称区间 $[-1,1]$ 上是偶函数,所以

$$\int_{-1}^{1}(1-x^2)\mathrm{d}x = 2\int_0^1 (1-x^2)\mathrm{d}x$$
$$= 2\left(x - \frac{1}{3}x^3\right)\bigg|_0^1$$
$$= \frac{4}{3}.$$

例 5-14 求证: $\int_0^{\frac{\pi}{2}} f(\sin x)\mathrm{d}x = \int_0^{\frac{\pi}{2}} f(\cos x)\mathrm{d}x$.

证明 令 $x = \frac{\pi}{2} - t$,则 $\mathrm{d}x = -\mathrm{d}t$,且 $x = 0$ 时,$t = \frac{\pi}{2}$;$x = \frac{\pi}{2}$ 时,$t = 0$,于是有

$$\int_0^{\frac{\pi}{2}} f(\sin x)\mathrm{d}x = \int_{\frac{\pi}{2}}^{0} f\left[\sin\left(\frac{\pi}{2} - t\right)\right](-\mathrm{d}t)$$
$$= \int_0^{\frac{\pi}{2}} f(\cos t)\mathrm{d}t,$$

又因为 $\int_0^{\frac{\pi}{2}} f(\cos t)\mathrm{d}t = \int_0^{\frac{\pi}{2}} f(\cos x)\mathrm{d}x$,所以

$$\int_0^{\frac{\pi}{2}} f(\sin x)\mathrm{d}x = \int_0^{\frac{\pi}{2}} f(\cos x)\mathrm{d}x.$$

二、定积分的分部积分法

由不定积分的分部积分法,容易得到

定理 5-6 设函数 $u = u(x)$,$v = v(x)$ 在区间 $[a,b]$ 上有连续的导数,则有

$$\int_a^b uv'\mathrm{d}x = uv\bigg|_a^b - \int_a^b vu'\mathrm{d}x$$

或写为 $\int_a^b u\mathrm{d}v = uv\bigg|_a^b - \int_a^b v\mathrm{d}u$.

上式称为定积分的分部积分公式.

例 5-15 计算 $\int_0^1 xe^{-x}\mathrm{d}x$.

解 根据定积分的分部积分公式,得

$$\int_0^1 xe^{-x}\mathrm{d}x = -\int_0^1 x\mathrm{d}e^{-x}$$
$$= -xe^{-x}\bigg|_0^1 + \int_0^1 e^{-x}\mathrm{d}x$$
$$= -e^{-1} - e^{-x}\bigg|_0^1$$
$$= 1 - \frac{2}{e}.$$

例 5-16 计算 $\int_{\frac{1}{e}}^{e}|\ln x|dx$.

解 $\int_{\frac{1}{e}}^{e}|\ln x|dx = \int_{\frac{1}{e}}^{1}(-\ln x)dx + \int_{1}^{e}\ln xdx$

$\qquad = -(x\ln x - x)\big|_{\frac{1}{e}}^{1} + (x\ln x - x)\big|_{1}^{e}$

$\qquad = 1 + \left(\dfrac{1}{e}\ln\dfrac{1}{e} - \dfrac{1}{e}\right) + (e\ln e - e) + 1$

$\qquad = 2\left(1 - \dfrac{1}{e}\right)$.

【思考与讨论】

1. 定积分计算过程中，用第一类换元法(凑微分法)、第二类换元法和分部积分法时，积分上下限有变化么？

2. 如果 $f(x)$ 是连续函数，等式 $\int_{0}^{a}f(x)dx = \int_{0}^{a}f(a-x)dx$ 成立吗？

3. 你能不用计算，直接写出 $\int_{-\pi}^{\pi}x^{6}\sin xdx$ 的结果吗？

第四节　定积分的应用

定积分是从实际问题中抽象出来的，反过来它又在实践中有极其广泛的应用. 本节先介绍用定积分解决实际问题所采用的重要方法——微元法. 更重要的是，通过学习定积分在几何、物理和医药学方面的应用，掌握运用微元法将一个所求量表达成为定积分的分析方法.

一、微　元　法

定积分可以解决一些具有累加性质的量的求解问题，在应用过程中，通常采用微元法. 回忆定积分定义前的两个引例，不论是求曲边梯形的面积还是变速直线运动的路程，基本都采用如下四步：

(1) **分割**：把所求量(设其为 A)分成 n 个部分 ΔA_i 量之和，即

$$A = \sum_{i=1}^{n}\Delta A_i;$$

(2) **近似代替**：求部分量的近似值

$$\Delta A_i \approx f(\xi_i)\Delta x_i \quad (x_{i-1}\leqslant \xi_i \leqslant x_i,\ \Delta x_i = x_i - x_{i-1},\ i=1,2,\cdots,n);$$

(3) **求和**：求量 A 的近似值

$$A \approx \sum_{i=1}^{n}f(\xi_i)\Delta x_i;$$

(4) **取极限**：求 A 的精确值

$$A = \lim_{\lambda \to 0}\sum_{i=1}^{n}f(\xi_i)\Delta x_i = \int_{a}^{b}f(x)dx.$$

在这四步中，关键是第二步确定 ΔA_i 的近似值 $\Delta A_i \approx f(\xi_i)\Delta x_i$，从而使得 $A = \lim\limits_{\lambda \to 0}\sum\limits_{i=1}^{n}f(\xi_i)\Delta x_i = \int_{a}^{b}f(x)dx$，一旦确定，定积分的被积表达式 $f(x)dx$ 也就确定了.

实际应用过程中，常常通过以下三步解决问题.

(1) **选取积分变量**：根据问题，适当选取直角坐标系，同时确定积分变量及其变化范围 $[a,b]$(或 $[c,d]$).

(2) **确定被积表达式**：在选定的区间 $[a,b]$ 内任取一个小区间 $[x,x+\Delta x]$(图 5-14)，"以不变代变"(或"以直代曲")求得整体量 A 相应于该小区间 $[x,x+\Delta x]$ 上的部分量 ΔA 的近似值 $\Delta A \approx f(x)\mathrm{d}x$，其中 $f(x)\mathrm{d}x$ 称为整体量 A 的微元，记为 $\mathrm{d}A$，即 $\mathrm{d}A=f(x)\mathrm{d}x$.

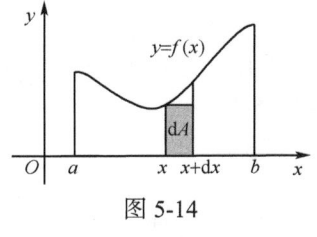

图 5-14

(3) **求定积分**：以所求量 A 的微元 $f(x)\mathrm{d}x$ 为被积表达式，在区间 $[a,b]$ 上取定积分，计算出的定积分的值就是所求整体量 A 的值. 即 $A=\int_a^b f(x)\mathrm{d}x$，这就是所求量 A 的积分表达式.

以上这种方法称为微元分析法，简称微元法，也称为元素法.

二、定积分在几何中的应用

1. 求平面图形的面积

(1) 求由曲线 $y=f(x)$ 与直线 $x=a$，$x=b$，x 轴(其中 $f(x)\geqslant 0$，$a\leqslant b$)所围成的平面图形的面积(图 5-15)，据微元法可得

$$A=\int_a^b f(x)\mathrm{d}x.$$

(2) 求由曲线 $y=f(x)$ 与直线 $x=a$，$x=b$，x 轴(其中 $f(x)\leqslant 0$，$a\leqslant b$)所围成的平面图形的面积(图 5-16)，据微元法可得

$$A=-\int_a^b f(x)\mathrm{d}x.$$

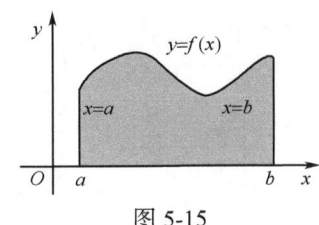
图 5-15

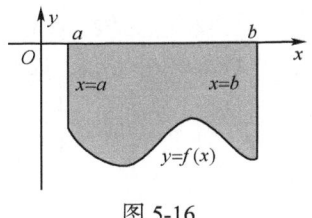
图 5-16

(3) 求由曲线 $y=f(x)$，$y=g(x)$ 与直线 $x=a$，$x=b$(其中 $f(x)\geqslant g(x)$，$a\leqslant b$)所围成的平面图形的面积(图 5-17).

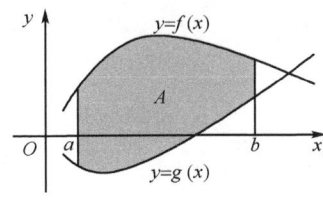
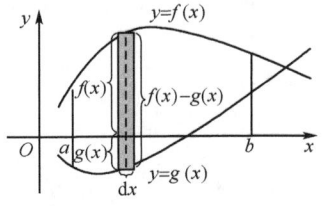

图 5-17

据微元法，先确定积分变量为 x，积分区间为 $[a,b]$. 然后任取 $x\in[a,b]$，给 x 一增量 $\mathrm{d}x$，得一小区间 $[x,x+\mathrm{d}x]$，此小区间对应的小曲边梯形的面积近似等于以 $\mathrm{d}x$ 为底，以 $f(x)-g(x)$ 为高的小矩形的面积，可得

$$\Delta A\approx[f(x)-g(x)]\mathrm{d}x,$$

从而 $\mathrm{d}A=[f(x)-g(x)]\mathrm{d}x$，所以 $A=\int_a^b[f(x)-g(x)]\mathrm{d}x$.

结合具体问题，若选取 y 为积分变量，则有如下(4),(5),(6).

(4) 由曲线 $x=\varphi(y)$ 与直线 $y=c$，$y=d$，y 轴(其中 $\varphi(y)\geqslant 0$，$c\leqslant d$)所围成的平面图形的面积为(图 5-18)

$$A = \int_c^d \varphi(y)\mathrm{d}y.$$

(5) 由曲线 $x = \varphi(y)$ 与直线 $y = c$，$y = d$，y 轴(其中 $\varphi(y) \leqslant 0$，$c \leqslant d$)所围成的平面图形的面积为(图 5-19)

$$A = -\int_c^d \varphi(y)\mathrm{d}y.$$

(6) 由曲线 $x = \varphi(y)$，$x = \psi(y)$ 与直线 $y = c$，$y = d$ (其中 $\varphi(y) \geqslant \psi(y)$，$c \leqslant d$)所围成的平面图形的面积为(图 5-20)

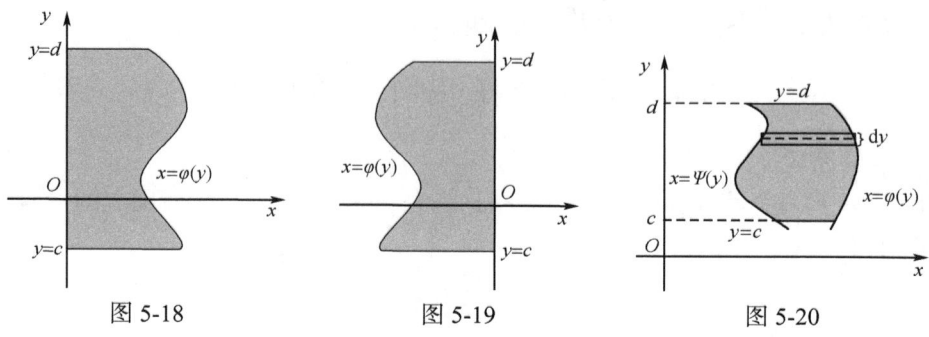

图 5-18　　　　　图 5-19　　　　　图 5-20

$$A = \int_c^d [\varphi(y) - \psi(y)]\mathrm{d}y.$$

例 5-17 求由 $y = \sin x$，$y = \cos x$，$x = \dfrac{\pi}{2}$ 及 y 轴所围成的平面图形的面积.

解 先在直角坐标系中画出相应曲线，明确所围平面图形的位置，求出交点坐标. 根据图形适当选择积分变量. 如图 5-21，选择 x 为积分变量，又由积分区间的可加性，将积分区间 $\left[0, \dfrac{\pi}{2}\right]$ 分为 $\left[0, \dfrac{\pi}{4}\right]$，$\left[\dfrac{\pi}{4}, \dfrac{\pi}{2}\right]$ 两部分，所以

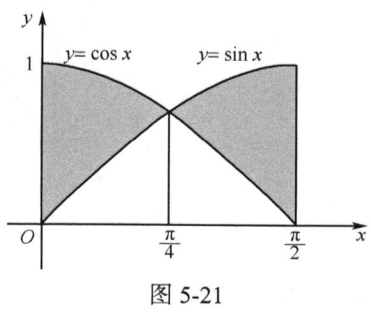

图 5-21

$$\begin{aligned}A &= \int_0^{\frac{\pi}{4}}(\cos x - \sin x)\mathrm{d}x + \int_{\frac{\pi}{4}}^{\frac{\pi}{2}}(\sin x - \cos x)\mathrm{d}x \\ &= (\sin x + \cos x)\Big|_0^{\frac{\pi}{4}} + (-\cos x - \sin x)\Big|_{\frac{\pi}{4}}^{\frac{\pi}{2}} \\ &= 2(\sqrt{2} - 1).\end{aligned}$$

例 5-18 求抛物线 $y^2 = 2x$ 与直线 $y = x - 4$ 所围成的平面图形的面积.

解 画图并求解方程组 $\begin{cases} y^2 = 2x \\ y = x - 4 \end{cases}$，得交点坐标 $(2, -2)$, $(8, 4)$.

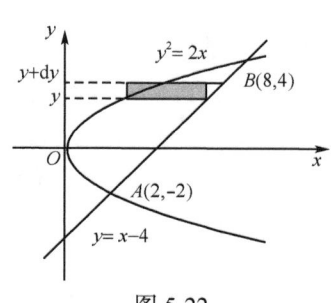

图 5-22

解法 1 选取 y 为积分变量(图 5-22)，所以

$$\begin{aligned}A &= \int_{-2}^4 \left(y + 4 - \frac{1}{2}y^2\right)\mathrm{d}y \\ &= \left(\frac{1}{2}y^2 + 4y - \frac{1}{6}y^3\right)\Big|_{-2}^4 \\ &= 18.\end{aligned}$$

解法 2 选取 x 为积分变量(图 5-23)，此时需将积分区间分为两部分. 所以

$$A = A_1 + A_2$$
$$= \int_0^2 \left[\sqrt{2x} - (-\sqrt{2x})\right]dx + \int_2^8 \left[\sqrt{2x} - (x-4)\right]dx$$
$$= \frac{4\sqrt{2}}{3}x^{\frac{3}{2}}\bigg|_0^2 + \left(\frac{2\sqrt{2}}{3}x^{\frac{3}{2}} - \frac{1}{2}x^2 + 4x\right)\bigg|_2^8$$
$$= 18.$$

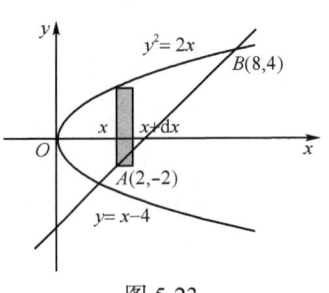

图 5-23

显然，解法 1 更为简单．因此，用定积分求平面图形的面积时，应根据具体情况适当的选择积分变量．

2. 求旋转体的体积 所谓旋转体就是由一平面图形绕此平面内的一条直线旋转一周所形成的几何体，其中的这条直线称为旋转轴．本节中，为讨论方便，取坐标轴为旋转轴．

求由曲线 $y = f(x)$ 与直线 $x = a$，$x = b$ ($a<b$) 及 x 轴所围成的曲边梯形绕 x 轴旋转一周所得旋转体的体积(图 5-24)，记为 V_x．

据微元法的思想，任取 $x \in [a,b]$，给 x 一增量 dx，得一小区间 $[x, x+\Delta x]$，它对应的小旋转体的体积 ΔV 可近似地看作是以 $f(x)$ 为底面半径，以 dx 为高的扁平圆柱体的体积，即 $\Delta V \approx \pi f^2(x)dx$，因而得到体积微元 $dV = \pi f^2(x)dx$．所以

$$V_x = \pi \int_a^b f^2(x)dx.$$

上式可作为公式应用．

同理，求由曲线 $x = \varphi(y)$ 与直线 $y = c$，$y = d$ ($c<d$) 及 y 轴所围平面图形绕 y 轴旋转一周所得旋转体的体积(图 5-25)，记为 V_y．

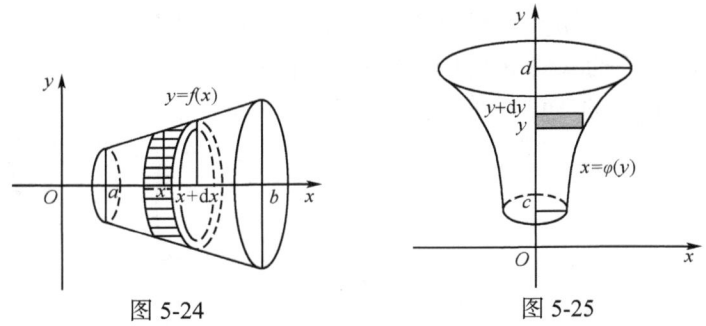

图 5-24 图 5-25

$$V_y = \pi \int_c^d \varphi^2(y)dy.$$

例 5-19 计算由椭圆 $\dfrac{x^2}{a^2} + \dfrac{y^2}{b^2} = 1 (a>b>0)$ 分别绕 x 轴，y 轴旋转所得旋转体的体积．

解 椭圆绕 x 轴旋转一周的旋转体，可以看作是由上半椭圆与 x 轴所形成的曲边梯形绕 x 轴旋转一周所形成的旋转体．上半椭圆的方程为 $y = \dfrac{b}{a}\sqrt{a^2 - x^2}$，根据旋转体公式

$$V_x = \pi \int_a^b f^2(x)dx$$
$$= \pi \int_{-a}^a \frac{b^2}{a^2}(a^2 - x^2)dx$$
$$= 2\pi \int_0^a \frac{b^2}{a^2}(a^2 - x^2)dx$$
$$= 2\pi \frac{b^2}{a^2}\left(a^2 x - \frac{x^3}{3}\right)\bigg|_0^a = \frac{4}{3}\pi ab^2.$$

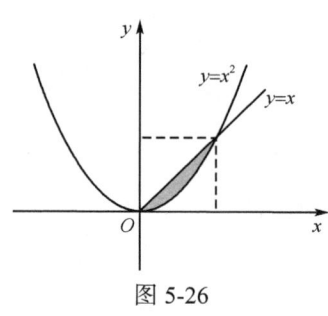

图 5-26

同理，绕 y 轴旋转所得旋转体的体积微元为 $\mathrm{d}V = \dfrac{\pi a^2}{b^2}(b^2 - y^2)\mathrm{d}y$，绕 y 轴旋转所得旋转体的体积为

$$V_y = \int_{-b}^{b} \frac{\pi a^2}{b^2}(b^2 - y^2)\mathrm{d}y = \frac{4}{3}\pi a^2 b.$$

例 5-20 求由 $y = x^2$ 和直线 $y = x$ 所围成的平面图形绕 y 轴旋转所得旋转体的体积.

解 画平面图形的草图(图 5-26)并求出交点坐标 $(0,0)$ 和 $(1,1)$.

取 y 为积分变量，且 $0 \leqslant y \leqslant 1$. 依题意知，所求旋转体的体积等于抛物面绕 y 轴旋转所得旋转体与直线绕 y 轴旋转所得旋转体的体积之差.

$$\begin{aligned}
V_y &= V_1 - V_2 \\
&= \pi \int_0^1 (\sqrt{y})^2 \mathrm{d}y - \pi \int_0^1 y^2 \mathrm{d}y \\
&= \frac{1}{2}\pi y^2 \Big|_0^1 - \frac{1}{3}\pi y^3 \Big|_0^1 \\
&= \frac{\pi}{2} - \frac{\pi}{3} = \frac{\pi}{6}.
\end{aligned}$$

三、定积分在物理上的应用

1. 变力做功

例 5-21 在底面积为 S 的圆柱形容器中盛有一定量的气体. 在等温条件下，由于气体的膨胀，把容器中的活塞(面积为 S)从 a 点推移到 b 点处(图 5-27). 计算在此过程中气体压力所做的功.

解 建立如图 5-27 坐标系，活塞的位置可用坐标 x 来表示.

由物理学的知识知，一定量的气体在等温条件下压强 p 与体积 V 的乘积为常数 k，即 $pV = k$，或 $p = \dfrac{k}{V}$，又因为 $V = xS$，所以

$$p = \frac{k}{xS}.$$

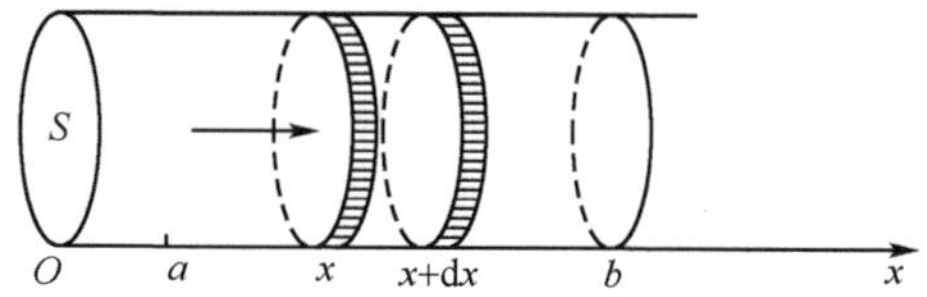

图 5-27

于是作用在活塞上的力为 $F = p \cdot S = \dfrac{k}{xS} \cdot S = \dfrac{k}{x}$.

在气体的膨胀过程中，体积 V 是变化的，活塞位置 x 是变化的，故作用在活塞上的力也是变化的.

据微元法，取 x 为积分变量，且 $a \leqslant x \leqslant b$. 在区间 $[a,b]$ 上任取一小区间 $[x, x + \Delta x]$，当活塞从 x 移动到 $x + \Delta x$ 时，变力 F 所做的功近似等于 $\dfrac{k}{x}\mathrm{d}x$，即功的微元为 $\mathrm{d}W = \dfrac{k}{x}\mathrm{d}x$，所以所求的功为

$$W = \int_a^b \frac{k}{x}\mathrm{d}x = k \cdot \ln x \Big|_a^b = k \ln \frac{b}{a}.$$

2. 液体静压力 水库大坝的一个侧面由于水深的不同所受压力也不同，出于安全的考虑，有必要计算大坝一侧所承受的压力的总和.

例 5-22 如图 5-28，水库大坝的一面为等腰梯形，上底为 50 米，下底为 30 米，高为 20 米，水面至坝顶 4 米，计算水对大坝的压力.

解 由物理学的知识可知，水面下某处的压力与压强及受力面积有关，而压强又与水的深度有关. 现水深及受力面积都是变化的，大坝在不同水深所的压力也是不同的. 我们可以用定积分加以解决.

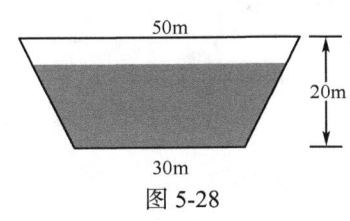
图 5-28

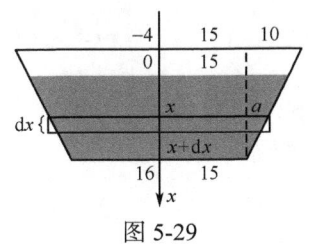
图 5-29

建立如图 5-29 所示坐标系. 设水的深度为 x 米, $x \in [0,16]$, 此处压强 $p = \rho g x$. 由几何知识可知 $\dfrac{a}{10} = \dfrac{16-x}{20}$, 所以 $a = 8 - \dfrac{x}{2}$. 在 x 点处给一小增量 $\mathrm{d}x$, 则长为 $2(15+a)$、宽为 $\mathrm{d}x$ 的小矩形的面积为 $s = (46-x)\mathrm{d}x$. 此小矩形所受压力

$$\mathrm{d}F = p \cdot s = \rho g x (46-x) \mathrm{d}x$$
$$= 1000 g (46x - x^2) \mathrm{d}x.$$

所以大坝所受的总压力为

$$F = \int_0^{16} 1000 g (46x - x^2) \mathrm{d}x$$
$$= 1000 \times 9.8 \times \left(23x^2 - \dfrac{x^3}{3}\right)\bigg|_0^{16}$$
$$\approx 4.43 \times 10^7 (\mathrm{N}).$$

四、定积分在医药学上的应用

在医药学实践中, 有很多问题可以通过定积分的计算来加以研究.

例 5-23 设静脉注射某种药物后, 其体内药物浓度与时间的关系满足 $C(t) = 21\mathrm{e}^{-0.32t}$, 试求整个用药过程中血药浓度(即时间曲线下的总面积 AUC).

解 血药浓度—时间曲线下的面积, 记作 AUC, 它反映了药物最终的吸收程度, 是药物治疗中的一项重要指标.

$$\mathrm{AUC} = \int_0^{+\infty} C(t)\mathrm{d}t = \int_0^{+\infty} 21\mathrm{e}^{-0.32t}\mathrm{d}t$$
$$= -\dfrac{21}{0.32}\mathrm{e}^{-0.32t}\bigg|_0^{+\infty} = 65.6.$$

例 5-24 口服药物被吸收进入血液系统的药量称为有效药量. 若某种药物的吸收率为 $r(t) = 0.01t(t-6)^2$ ($0 \leqslant t \leqslant 6$). 试求该药物的有效药量.

解 有效药量

$$D = \int_0^6 r(t)\mathrm{d}t = \int_0^6 0.01t(t-6)^2 \mathrm{d}t$$
$$= 0.01\int_0^6 (t^3 - 12t^2 + 36t)\mathrm{d}t$$
$$= 0.01\left(\dfrac{1}{4}t^4 - 4t^3 + 18t^2\right)\bigg|_0^6$$
$$= 1.08.$$

【思考与讨论】

1. 微元法的关键步骤是第几步?其中的基本思想是什么?
2. 用定积分计算平面图形的面积时, 如何选定积分变量?又该如何选定面积微元?
3. 如何计算空心旋转体的体积?

第五节 反常积分

前几节讨论的定积分,是以积分区间是有限闭区间及该区间函数有界为前提.在一些实际问题中,会遇到积分区间为无穷限或被积函数在积分区间上无界的积分,这样的积分我们称为反常积分.

一、无穷限的反常积分

定义 5-2 设函数 $f(x)$ 在区间 $[a,+\infty)$ 上连续,取 $t>a$,把极限 $\lim\limits_{t\to+\infty}\int_a^t f(x)\mathrm{d}x$ 称为函数 $f(x)$ 在无穷区间 $[a,+\infty)$ 上的反常积分,记为 $\int_a^{+\infty} f(x)\mathrm{d}x$,即

$$\int_a^{+\infty} f(x)\mathrm{d}x = \lim_{t\to+\infty}\int_a^t f(x)\mathrm{d}x.$$

如果极限存在,称反常积分 $\int_a^{+\infty} f(x)\mathrm{d}x$ 收敛;如果极限不存在,则称反常积分 $\int_a^{+\infty} f(x)\mathrm{d}x$ 发散.

定义 5-3 设函数 $f(x)$ 在区间 $(-\infty,b]$ 上连续,取 $t<b$,把极限 $\lim\limits_{t\to-\infty}\int_t^b f(x)\mathrm{d}x$ 称为函数 $f(x)$ 在无穷区间 $(-\infty,b]$ 上的反常积分,记为 $\int_{-\infty}^b f(x)\mathrm{d}x$,即

$$\int_{-\infty}^b f(x)\mathrm{d}x = \lim_{t\to-\infty}\int_t^b f(x)\mathrm{d}x.$$

如果极限存在,也称反常积分 $\int_{-\infty}^b f(x)\mathrm{d}x$ 收敛;如果极限不存在,则称反常积分 $\int_{-\infty}^b f(x)\mathrm{d}x$ 发散.

定义 5-4 设函数 $f(x)$ 在区间 $(-\infty,+\infty)$ 上连续,若有任意实数 c,且反常积分 $\int_{-\infty}^c f(x)\mathrm{d}x$ 和 $\int_c^{+\infty} f(x)\mathrm{d}x$ 都收敛,则称 $\int_{-\infty}^{+\infty} f(x)\mathrm{d}x$ 收敛,即

$$\int_{-\infty}^{+\infty} f(x)\mathrm{d}x = \int_{-\infty}^c f(x)\mathrm{d}x + \int_c^{+\infty} f(x)\mathrm{d}x.$$

如果反常积分 $\int_{-\infty}^c f(x)\mathrm{d}x$ 和 $\int_c^{+\infty} f(x)\mathrm{d}x$ 中至少有一个发散,则称反常积分 $\int_{-\infty}^{+\infty} f(x)\mathrm{d}x$ 发散.在实际应用时,为计算方便,通常取 $c=0$.

上述反常积分统称为无穷限的反常积分.

为方便使用,在讨论无穷限的反常积分时,也可以采用牛顿-莱布尼茨公式的记法.

设 $F(x)$ 为 $f(x)$ 的一个原函数,若记 $F(+\infty)=\lim\limits_{t\to+\infty} F(t)$,$F(-\infty)=\lim\limits_{t\to-\infty} F(t)$.则

$$\int_a^{+\infty} f(x)\mathrm{d}x = \lim_{t\to+\infty} F(t) - F(a) = F(x)\Big|_a^{+\infty},$$

$$\int_{-\infty}^b f(x)\mathrm{d}x = F(b) - \lim_{t\to-\infty} F(t) = F(x)\Big|_{-\infty}^b,$$

$$\int_{-\infty}^{+\infty} f(x)\mathrm{d}x = F(x)\Big|_{-\infty}^c + F(x)\Big|_c^{+\infty} = F(x)\Big|_{-\infty}^{+\infty}.$$

例 5-25 计算 $\int_0^{+\infty} x\mathrm{e}^{-x^2}\mathrm{d}x$.

解 取 $t>0$,则

$$\int_0^{+\infty} x\mathrm{e}^{-x^2}\mathrm{d}x = \lim_{t\to+\infty}\int_0^t x\mathrm{e}^{-x^2}\mathrm{d}x$$

$$= \lim_{t\to+\infty}\left[-\frac{1}{2}\int_0^t \mathrm{e}^{-x^2}\mathrm{d}(-x^2)\right]$$

$$= -\frac{1}{2}\lim_{t\to+\infty} \mathrm{e}^{-x^2}\Big|_0^t,$$

$$= -\frac{1}{2} \lim_{t \to +\infty} \left(e^{-t^2} - 1 \right)$$
$$= \frac{1}{2}.$$

例 5-26 证明 $\int_1^{+\infty} \frac{1}{x^p} dx$，当 $p>1$ 时收敛；当 $p \leq 1$ 时发散.

证明 当 $p=1$ 时，$\int_1^{+\infty} \frac{1}{x} dx = \ln x \big|_1^{+\infty} = +\infty$. 此时，广义积分发散.

当 $p \neq 1$ 时，$\int_1^{+\infty} \frac{1}{x^p} dx = \frac{x^{1-p}}{1-p} \bigg|_1^{+\infty}$，

讨论：$p>1$ 时，$\int_1^{+\infty} \frac{1}{x^p} dx = \frac{1}{p-1}$；

$p<1$ 时，$\int_1^{+\infty} \frac{1}{x^p} dx = +\infty$.

综上可得：当 $p>1$ 时，该广义积分收敛，其值为 $\frac{1}{p-1}$；当 $p \leq 1$ 时，该广义积分发散.

二、无界函数的反常积分

定义 5-5 设函数 $f(x)$ 在 $(a,b]$ 上连续，而 $\lim\limits_{x \to a^+} f(x) = \infty$. 称极限 $\lim\limits_{\varepsilon \to 0^+} \int_{a+\varepsilon}^b f(x) dx$ 为函数 $f(x)$ 在 $(a,b]$ 上的反常积分，记为 $\int_a^b f(x) dx$，即

$$\int_a^b f(x) dx = \lim_{\varepsilon \to 0^+} \int_{a+\varepsilon}^b f(x) dx.$$

若极限存在，称反常积分 $\int_a^b f(x) dx$ 收敛；若极限不存在，则称反常积分 $\int_a^b f(x) dx$ 发散.

定义 5-6 设函数 $f(x)$ 在 $[a,b)$ 上连续，而 $\lim\limits_{x \to b^-} f(x) = \infty$. 称极限 $\lim\limits_{\varepsilon \to 0^+} \int_a^{b-\varepsilon} f(x) dx$ 为函数 $f(x)$ 在 $[a,b)$ 上的反常积分，仍可记为 $\int_a^b f(x) dx$，即

$$\int_a^b f(x) dx = \lim_{\varepsilon \to 0^+} \int_a^{b-\varepsilon} f(x) dx.$$

若极限存在，称反常积分 $\int_a^b f(x) dx$ 收敛；若极限不存在，则称反常积分 $\int_a^b f(x) dx$ 发散.

定义 5-7 设函数 $f(x)$ 在区间 $[a,b]$ 上除点 $c (a<c<b)$ 外连续(图 5-30)，而 $\lim\limits_{x \to c} f(x) = \infty$，如果反常积分 $\int_a^c f(x) dx$ 和 $\int_c^b f(x) dx$ 都收敛，则

$$\int_a^b f(x) dx = \int_a^c f(x) dx + \int_c^b f(x) dx.$$

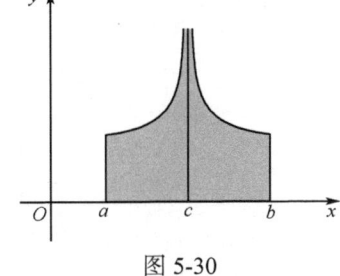

图 5-30

这时称反常积分 $\int_a^b f(x) dx$ 收敛；若广义积分 $\int_a^c f(x) dx$ 和 $\int_c^b f(x) dx$ 至少有一个发散，则称反常积分 $\int_a^b f(x) dx$ 发散.

例 5-27 求 $\int_0^a \frac{x}{\sqrt{a^2-x^2}} dx \, (a>0)$.

解 由于 $\lim\limits_{x \to a} \frac{x}{\sqrt{a^2-x^2}} = \infty$，函数 $\frac{x}{\sqrt{a^2-x^2}}$ 在 $[0,a)$ 上连续，于是

$$\int_0^a \frac{x}{\sqrt{a^2-x^2}}dx = \lim_{\varepsilon \to 0^+} \int_0^{a-\varepsilon} \frac{x}{\sqrt{a^2-x^2}}dx$$

$$= -\lim_{\varepsilon \to 0^+} \int_0^{a-\varepsilon} \frac{1}{2\sqrt{a^2-x^2}}d(a^2-x^2)$$

$$= -\lim_{\varepsilon \to 0^+} \sqrt{a^2-x^2}\Big|_0^{a-\varepsilon}$$

$$= -\lim_{\varepsilon \to 0^+} \left[\sqrt{a^2-(a-\varepsilon)^2} - a\right]$$

$$= a.$$

例 5-28 计算 $\int_{-1}^{1} \frac{1}{x^2}dx$.

解 由于 $f(x) = \frac{1}{x^2}$ 在 $[-1,1]$ 上除 $x=0$ 外连续，且 $\lim_{x \to 0} \frac{1}{x^2} = \infty$. 所以

$$\int_{-1}^{1} \frac{1}{x^2}dx = \int_{-1}^{0} \frac{1}{x^2}dx + \int_{0}^{1} \frac{1}{x^2}dx$$

$$= \lim_{\varepsilon_1 \to 0^+} \int_{-1}^{0-\varepsilon_1} \frac{1}{x^2}dx + \lim_{\varepsilon_2 \to 0^+} \int_{0+\varepsilon_2}^{1} \frac{1}{x^2}dx,$$

而 $\lim_{\varepsilon_1 \to 0^+} \int_{-1}^{0-\varepsilon_1} \frac{1}{x^2}dx = \lim_{\varepsilon_1 \to 0^+} \left(-\frac{1}{x}\right)\Big|_{-1}^{0-\varepsilon_1} = +\infty$. 故广义积分 $\int_{-1}^{0} \frac{1}{x^2}dx$ 发散，从而反常积分 $\int_{-1}^{1} \frac{1}{x^2}dx$ 发散.

本题中如果疏忽了 $x=0$ 是函数 $f(x) = \frac{1}{x^2}$ 在 $[-1,1]$ 上的无穷间断点，容易得出如下的错误结果 $\int_{-1}^{1} \frac{1}{x^2}dx = -\frac{1}{x}\Big|_{-1}^{1} = -1 - 1 = -2$.

【思考与讨论】

1. 无穷区间的广义积分与定积分有什么区别？又有什么联系？

2. 下列广义积分的计算过程是否正确，为什么？

$$\int_{-\infty}^{+\infty} \sin x dx = \lim_{t \to +\infty} \int_{-t}^{t} \sin x dx = \lim_{t \to +\infty} (-\cos t + \cos t) = 0.$$

3. 讨论 k 为何值时，广义积分 $\int_{2}^{+\infty} \frac{1}{x(\ln x)^k}dx$ 发散？

习 题 五

1. 用定积分的定义求 $\int_0^1 x dx$ 的值.

2. 利用定积分的几何意义求下列定积分的值.

(1) $\int_0^{\pi} \cos x dx$;

(2) $\int_{-a}^{a} \sqrt{a^2-x^2}dx$;

(3) $\int_{-1}^{1} \arctan x dx$;

(4) $\int_0^3 (2-x)dx$.

3. 利用定积分的性质，比较下列各对定积分的大小.

(1) $\int_0^1 x dx$ 与 $\int_0^1 x^4 dx$;

(2) $\int_1^2 \ln x dx$ 与 $\int_1^2 \ln^2 x dx$;

(3) $\int_0^{\frac{\pi}{2}} x dx$ 与 $\int_0^{\frac{\pi}{2}} \sin x dx$;

(4) $\int_{-2}^{-1} 3^{-x} dx$ 与 $\int_{-2}^{-1} 3^x dx$.

4. 估计下列定积分的值.

(1) $\int_1^2 (1+x^3)dx$;

(2) $\int_1^2 \dfrac{x}{1+x^2}dx$;

(3) $\int_0^1 e^{-x^2}dx$;

(4) $\int_{\frac{\pi}{4}}^{\frac{\pi}{2}} \dfrac{\sin x}{x}dx$.

5. 求下列函数的导数.

(1) $\Phi(x) = \int_0^x \cos t^2 dt$;

(2) $\Phi(x) = \int_x^3 \sqrt{1-t^2}dt$;

(3) $\Phi(x) = \int_x^{x^2}(e^t - 1)dt$;

(4) 设 $x = \int_0^t \cos t\, dt$, $y = \int_0^t \sin t\, dt$, 求 $\dfrac{dy}{dx}$.

6. 求极限.

(1) $\lim\limits_{x \to 0} \dfrac{\int_0^x \ln(1+t)dt}{x^2}$;

(2) $\lim\limits_{x \to 0} \dfrac{\int_0^x (t - \sin t)dt}{x^4}$.

7. 计算定积分.

(1) $\int_0^2 |1-x|dx$;

(2) $\int_0^\pi \sin x dx$;

(3) $\int_0^{\frac{\pi}{2}} \cos^2 x dx$;

(4) $\int_1^2 e^x dx$;

(5) $\int_0^1 \arctan x dx$;

(6) $\int_0^{\frac{\pi}{2}} \sin x \cos^3 x dx$;

(7) $\int_{-2}^0 \dfrac{1}{(2+5x)^2}dx$;

(8) $\int_1^2 \dfrac{e^{\frac{1}{x}}}{x^2}dx$;

(9) $\int_0^1 xe^{-x^2}dx$;

(10) $\int_1^0 \dfrac{1}{e^x + e^{-x}}dx$;

(11) $\int_0^\pi (1 + \sin^3 x)dx$;

(12) $\int_0^1 \dfrac{\sqrt{x-1}}{x}dx$;

(13) $\int_0^1 \dfrac{\sqrt{x}}{1+\sqrt{x}}dx$;

(14) $\int_1^{\sqrt{3}} \dfrac{1}{x^2\sqrt{1+x^2}}dx$;

(15) $\int_{\frac{1}{\sqrt{2}}}^1 \dfrac{\sqrt{1-x^2}}{x^2}dx$;

(16) $\int_0^1 xe^x dx$;

(17) $\int_1^e \ln x dx$;

(18) $\int_0^{\frac{\pi}{2}} x \sin x dx$;

(19) $\int_0^{\frac{\pi}{2}} e^{2x} \cos x dx$;

(20) $\int_1^e \dfrac{\ln x}{x^2}dx$.

8. 设函数 $f(x)$ 在 $[a,b]$ 上连续, 求证

$$\int_a^b f(x)dx = (b-a)\int_0^1 f[a+(b-a)x]dx.$$

9. 设 $f(x)$ 是周期为 T 的连续函数, 试证 $\int_a^{a+T} f(x)dx$ 的值与 a 无关.

10. 判断下列广义积分的敛散性.

(1) $\int_1^{+\infty} \dfrac{1}{x^3}dx$;

(2) $\int_{-\infty}^0 \cos x dx$;

(3) $\int_{-\infty}^{+\infty} \dfrac{1}{x^2+2x+2}dx$;

(4) $\int_0^{+\infty} \dfrac{x}{1+x^2}dx$;

(5) $\int_0^{+\infty} e^{-x} \sin x dx$;

(6) $\int_{-\infty}^{+\infty} \dfrac{1}{e^x + e^{-x}}dx$.

11. 求由下列曲线所围成的平面图形的面积.

(1) $y = x$, $y = 2x$ 及 $y = 2$;

(2) $y = \dfrac{3}{2}\pi - x$, $y = \cos x$ 及 y 轴;

(3) $y = x^3$, $y = (x-2)^2$ 及 x 轴;

(4) $y = x^2$, $y = \dfrac{x^2}{4}$ 及 $y = 1$;

(5) $y = x^2$, $x^2 + y^2 \leqslant 8$；

(6) $y = \dfrac{1}{x}$, $y = x$ 及 $x = 2$.

12. 求由下列曲线围成的平面图形绕指定轴旋转所得旋转体的体积.

(1) $xy = 4$, $x = 1$, $x = 3$ 及 $y = 0$, 绕 x 轴；

(2) $(x-5)^2 + y^2 = 16$, 绕 y 轴；

(3) $y = x^2$, $y = 1$ 及 $x = 0$, 分别绕 x 轴, y 轴；

(4) $y = x^2$ 及 $y = 2x$, 分别绕 x 轴, y 轴.

13. 有一圆台形的水池, 深 10m, 上下口半径分别为 20m 和 10m. 若将其盛满的水全部抽尽, 需做多少功?

14. 直径为 20cm, 长为 80cm 的圆柱形容器内, 充满压强为 98N/cm^2 的蒸气. 若温度保持不变, 要使蒸气的体积缩小一半, 需要做多少功?

15. 形状为等腰梯形的垂直闸门, 上底为 4m, 下底为 2m, 高 3m, 露出水面 1m, 求此时闸门承受的压力.

16. 假设在试验过程中测得某患者血液中胰岛素的浓度(单位: mL)为

$$C(t) = \begin{cases} 10t - t^2, & 0 \leqslant t \leqslant 5\,\text{min} \\ 25\mathrm{e}^{-\frac{\ln 2}{20}(5-t)}, & t > 5\,\text{min} \end{cases},$$

求一小时内血液胰岛素的平均浓度.

17. 设口服某种药物后, 其体内药物浓度与时间的关系满足 $C(t) = 40(\mathrm{e}^{-0.2t} - \mathrm{e}^{-2.3t})$, 试求整个用药过程中血药浓度(即时间曲线下的总面积 AUC).

第六章 常微分方程基础

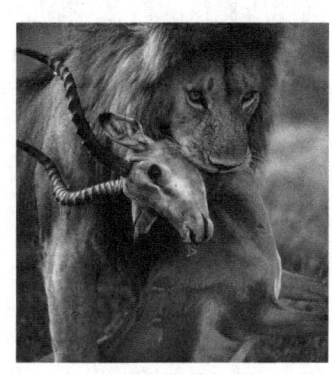

　　积分最重要的应用就是微分方程.物理学家和社会科学家通过建立微分方程,可以洞察捕食者和猎物的数量关联,如非洲的狮子和羚羊;人口增长问题等.研究者们使用微积分来解决他们在各自领域中模拟各种现象而产生的微分方程,从而揭示其内在的规律性.

常微分方程有着深刻而生动的实际背景,它从生产实践与科学技术中产生,又成为现代科学技术分析问题与解决问题的强有力工具. 微分方程是与微积分一起成长起来的学科,在医学、生物学、工程力学、流体力学经济等领域有广泛的应用.

函数是客观事物的内部关系在数量方面的反映,利用函数关系可以对客观事物的规律进行研究. 但是在大量的实际问题中,特别是在医药学的研究过程中,往往不能直接找出所需要的函数关系,而依据问题所提供的信息,有时可以列出含有未知的函数及其导数或微分的关系式. 这样的关系式就是所谓的**微分方程**(differential equation). 微分方程建立后对它进行研究,找出未知函数的解析式,这就是解微分方程. 本章主要介绍微分方程的基本概念,几种常用的解法及其在医药学中的应用.

第一节 微分方程的基本概念

一、引 例

例 6-1(人口增长模型) 在有充足的营养、没有捕猎者、增长不受限制的理想状态下,人口的增长正比于人口现有规模. 设 P 为人口数量(因变量), t 为时刻(自变量). 则人口的增长率为 $\dfrac{dP}{dt}$, 在理想状态下有

$$\frac{dP}{dt}=kP,$$

其中 k 为比例常数.

这就是个微分方程,它包含着未知函数 P 和它的导数 $\dfrac{dP}{dt}$.

一个函数的导数和原来的函数之间是倍数关系,我们自然联想到指数函数. 若 $P=Ce^{kt}$, 则 $P'(t)=C(ke^{kt})=k(Ce^{kt})=kP(t)$, 故 $P=Ce^{kt}$ 是方程的解. 当 C 变化时,我们得到一簇解. 但人口数是正值,所以我们只取 $C>0$ 的解. 令 $t=0$, 则 $P(0)=C$. 因此 C 为初始人口数.

在上述模型中,若人口数量 $P>0$, 比例常数 $k>0$, 则 $P'(t)>0$, 说明人口增长率总是大于 0, 并随着人口数 P 的增大而增大. 对于细菌、动物在理想状态下的变化亦有此特点. 但现实环境是资源有限的,刚开始时人口数量会增加,呈增长趋势. 即 P 较小时,有

$$\frac{dP}{dt}=kP>0; \tag{6-1}$$

当人口数量增长到最大负荷 K 以后有

$$\frac{dP}{dt}<0. \tag{6-2}$$

基于以上两点,我们构造以下模型

$$\frac{dP}{dt}=kP\left(1-\frac{P}{K}\right), \tag{6-3}$$

这也是一个微分方程. 注意: 当 P 比 K 小很多时, $\dfrac{P}{K}$ 接近 0, 这时 $\dfrac{dP}{dt} \approx kP>0$ 即为理想模型; 当人口数量增长到一定数量后,随着人口数量 P 的增加,增长率下降,当 $P=K$ 时,人口增长率为 0; 当 $P>K$ 时, 这时 $\dfrac{dP}{dt}<0$, 人口数量为负增长. 这个模型很好的描述了现实生活中人口数量的变化.

二、微分方程的基本概念

在例 6-1 中,方程(6-1), (6-3)都含有未知函数的导数,因此是微分方程. 当未知函数为一元函数时(即自变量只有一个), 称为**常微分方程**(ordinary differential equation); 例如人口模型的微分方程 $\dfrac{dP}{dt}=kP$.

当未知函数为多元函数时，方程中出现偏微分，则称为**偏微分方程**(partial differential equation). 例如

$$\frac{\partial u}{\partial t} = a^2 \frac{\partial^2 u}{\partial x^2} \quad \text{(热传导方程)},$$

$$\frac{\partial^2 u}{\partial x^2} + \frac{\partial^2 u}{\partial y^2} = 0 \quad \text{(Laplace 方程)}.$$

本章仅讨论常微分方程，并简称为**微分方程**.

微分方程中出现的未知函数的最高阶导数的阶数，称为微分方程的阶. 例如，微分方程中(6-1)和(6-3)是一阶微分方程，方程 $\frac{d^2y}{dx^2} + 4\frac{dy}{dx} = \sin x$ 是二阶微分方程，而 $y''' + 2(y')^4 = 2x^4$ 是三阶微分方程.

能使微分方程成立的函数称为**微分方程的解**. 如果微分方程的解中所含的任意常数相互独立，且常数的个数与微分方程的阶数相同，则称为**通解**；当通解中的任意常数取确定值时称为**特解**.

微分方程的通解是给出符合某些条件的一簇函数，如果要确切地反映客观规律，必须将通解中的任意常数确定下来. 因此，要给予用来确定常数的条件——初始条件. 在实际问题中，初始条件往往通过分析问题的背景而得到. 初始条件常表示为 $y|_{x=x_0} = y_0$.

微分方程的通解在几何上表示以任意常数为参数的曲线族. 其中的曲线称为微分方程的积分曲线，它们相互平行. 特解便是曲线族中满足初始条件的这条积分曲线.

例 6-2 判断下列函数是否为微分方程 $y' + 4xy = 0$ 的解. 并确定是通解还是特解.

(1) $y = Ce^{2x^2}$； (2) $y = -6e^{-2x^2}$； (3) $y = Ce^{-2x^2}$.

解 (1) 将 $y = Ce^{2x^2}$ 及它的导数 $y' = 4Cxe^{2x^2}$ 代入微分方程，得

$$4Cxe^{2x^2} + 4Cxe^{2x^2} = 8Cxe^{2x^2} \neq 0.$$

所以，$y = Ce^{2x^2}$ 不是微分方程的解.

(2) 将 $y = -6e^{-2x^2}$ 及它的导数 $y' = 24xe^{-2x^2}$ 代入微分方程，得

$$24xe^{-2x^2} + 4x(-6e^{-2x^2}) = 0.$$

所以，$y = -6e^{-2x^2}$ 是微分方程的解. 由于它不含任意常数，所以是微分方程的一个特解.

(3) 将 $y = Ce^{-2x^2}$ 及它的导数 $y' = -4Cxe^{-2x^2}$ 代入微分方程，得

$$-4Cxe^{-2x^2} + 4x(Ce^{-2x^2}) = 0.$$

所以，$y = Ce^{-2x^2}$ 是微分方程的解. 由于它含有一个任意常数，与微分方程的阶相同，所以是微分方程的通解.

第二节 一阶微分方程

一、可分离变量的微分方程

对于形如

$$\frac{dy}{dx} = f(x) \cdot g(y) \tag{6-4}$$

的微分方程，称为**可分离变量的微分方程**. 此类微分方程的特点是：方程的一侧是未知函数的导数，另一侧是只含 x (自变量)的函数 $f(x)$ 与只含 y (因变量)的函数 $g(y)$ 的乘积.

解此类方程，首先将方程(6-4)改写成

$$\frac{dy}{g(y)} = f(x)dx,$$

即将自变量 x 的微分及 x 的函数与因变量 y 的微分及 y 的函数分置于等式的两侧，这就是所谓的可分离变量.

然后，两边积分，得

$$\int \frac{dy}{g(y)} = \int f(x)dx.$$

由此可得到微分方程(6-4)的通解.

例 6-3 求微分方程 $\dfrac{dy}{dx} = 2xy$ 的通解.

解 当 $y \neq 0$ 时，将原方程分离变量，化为

$$\frac{dy}{y} = 2xdx,$$

两边积分

$$\int \frac{dy}{y} = \int 2xdx,$$

得

$$\ln|y| = x^2 + C_1,$$

即

$$|y| = e^{C_1}e^{x^2},$$

或

$$y = \pm e^{C_1}e^{x^2} = Ce^{x^2} \quad (C \neq 0).$$

容易证明 $y=0$ 也是方程的解，于是微分方程 $\dfrac{dy}{dx} = 2xy$ 的通解为

$$y = Ce^{x^2}.$$

为简便起见，通常将"$\ln|y|$"写成"$\ln y$"，将"C_1"写成"$\ln C$"，即

$$\frac{dy}{y} = 2xdx,$$

$$\ln y = x^2 + \ln C,$$

$$\ln \frac{y}{C} = x^2,$$

可直接得

$$y = Ce^{x^2}.$$

注意：用 $g(y)$ 除方程(6-4)的两侧时，可能丢失使 $g(y)=0$ 的解，故通常通解并不一定包含方程的全部解，例如微分方程 $\dfrac{dy}{dx} = 2xy$ 的通解 $y = Ce^{x^2}$ 中不包含 $y=0$ 的解.

例 6-4 求微分方程 $ydy + e^{x-y^2}dx = 0$ 的通解和当 $y|_{x=1} = 0$ 时的特解.

解 原方程分离变量后，化为

$$ye^{y^2}dy = -e^x dx,$$

两边积分，得到用隐函数表示的通解

$$\frac{1}{2}e^{y^2} = -e^x + C \quad \text{或} \quad \frac{1}{2}e^{y^2} + e^x = C.$$

将初始条件 $x=1$，$y=0$ 代入上式，得

$$C = \frac{1}{2} + e.$$

于是特解为

$$\frac{1}{2}e^{y^2} + e^x = \frac{1}{2} + e \quad \text{或} \quad e^{y^2} + 2e^x = 1 + 2e.$$

例 6-5 求微分方程 $x\dfrac{\mathrm{d}y}{\mathrm{d}x} - y = x\tan\dfrac{y}{x}$ 的通解.

解 这不是可分离变量的微分方程,用 x 除等式两边,得
$$\dfrac{\mathrm{d}y}{\mathrm{d}x} = \dfrac{y}{x} + \tan\dfrac{y}{x}.$$

令 $y = ux$,则 $\dfrac{\mathrm{d}y}{\mathrm{d}x} = u + x\dfrac{\mathrm{d}u}{\mathrm{d}x}$,原方程化为
$$u + x\dfrac{\mathrm{d}u}{\mathrm{d}x} = u + \tan u,$$

成为可分离变量的微分方程. 分离变量,得
$$\cot u\,\mathrm{d}u = \dfrac{\mathrm{d}x}{x},$$

积分后,得
$$\ln\sin u = \ln x + \ln C \quad \text{或} \quad \sin u = Cx.$$

于是原微分方程的通解为
$$\sin\dfrac{y}{x} = Cx.$$

这类可化为 "$\dfrac{\mathrm{d}y}{\mathrm{d}x} = g\left(\dfrac{y}{x}\right)$" 形式的方程,称为**齐次方程**. 通过变换 $u = \dfrac{y}{x}$,总能将齐次方程化成可分离变量的微分方程. 读者可自行推导齐次方程通解的一般形式.

例 6-6 求微分方程 $(y')^2 = y$ 的通解.

解 原方程即 $y' = \pm\sqrt{y}$,分离变量,化为
$$\dfrac{\mathrm{d}y}{\sqrt{y}} = \pm\mathrm{d}x,$$

积分后得通解
$$2\sqrt{y} = \pm x + C \quad \text{或} \quad 4y = (x + C)^2.$$

积分曲线为开口向上的抛物线族.

二、一阶线性微分方程

方程
$$\dfrac{\mathrm{d}y}{\mathrm{d}x} + P(x)y = Q(x), \tag{6-5}$$

称为**一阶线性微分方程**,式(6-5)中的 $Q(x)$ 称为**非齐次项**. 当 $Q(x) = 0$ 时,称为一阶齐次线性微分方程;当 $Q(x) \neq 0$ 时,称为**一阶非齐次线性微分方程**.

先讨论如何解一阶齐次线性微分方程
$$\dfrac{\mathrm{d}y}{\mathrm{d}x} + P(x)y = 0. \tag{6-6}$$

将微分方程(6-6)分离变量,得
$$\dfrac{\mathrm{d}y}{y} = -P(x)\mathrm{d}x,$$

两边积分后,得到微分方程(6-6)的通解
$$\ln y = -\int P(x)\mathrm{d}x + \ln C,$$
$$y = Ce^{-\int P(x)\mathrm{d}x}.$$

其中,C 为任意常数.

下面研究如何应用齐次微分方程(6-6)的通解,求非齐次微分方程(6-5)通解的方法. 将微分方程(6-5)写成

$$\frac{dy}{y} = \left[\frac{Q(x)}{y} - P(x)\right]dx$$

的形式后,两边积分,得

$$\ln y = \int \frac{Q(x)}{y}dx - \int P(x)dx,$$

即

$$y = e^{\int \frac{Q(x)}{y}dx} \cdot e^{-\int P(x)dx}.$$

函数式中,$e^{\int \frac{Q(x)}{y}dx}$ 虽然无法求得,但仍是 x 的函数,记为 $C(x)$,则

$$y = C(x)e^{-\int P(x)dx} \tag{6-7}$$

为微分方程(6-5)的解. 通过比较可知,将微分方程(6-6)的通解中的任意常数 C 换成 $C(x)$ 后,只要求出这个未知函数 $C(x)$,就得到微分方程(6-5)的通解. 将任意常数 C 换成待定函数 $C(x)$,来求解微分方程的方法,称为**常数变易法**.

例 6-7 求微分方程 $x\frac{dy}{dx} - y = x^3$ 的通解.

解 方程可化为一阶线性微分方程

$$\frac{dy}{dx} - \frac{y}{x} = x^2.$$

将与它相对应的齐次方程 $\frac{dy}{dx} - \frac{y}{x} = 0$ 分离变量得

$$\frac{dy}{y} = \frac{dx}{x},$$

积分后得齐次方程的通解

$$\ln y = \ln x + \ln C \quad \text{或} \quad y = Cx.$$

应用常数变易法,设通解为

$$y = C(x)x,$$

则有 $y' = C'(x)x + C(x)$. 代入原方程,得

$$x[C'(x)x + C(x)] - C(x)x = x^3,$$

即 $C'(x) = x$. 因此,$C(x) = \frac{x^2}{2} + C$. 于是原微分方程的通解为

$$y = \frac{x^3}{2} + Cx.$$

对于微分方程(6-5)直接应用常数变易法,对式(6-7)求导,得

$$y' = C'(x)e^{-\int P(x)dx} - P(x)C(x)e^{-\int P(x)dx} = C'(x)e^{-\int P(x)dx} - P(x)y. \tag{6-8}$$

将式(6-7),(6-8)代入微分方程(6-5),得

$$C'(x)e^{-\int P(x)dx} = Q(x),$$

即

$$C'(x) = Q(x) \cdot e^{\int P(x)dx}.$$

两边积分,得

$$C(x) = \int Q(x) \cdot e^{\int P(x)dx}dx + C.$$

代入式(6-5),得到非齐次微分方程(6-5)的通解公式

$$y = e^{-\int P(x)dx}\left[\int Q(x)\cdot e^{\int P(x)dx}dx + C\right]. \tag{6-9}$$

式(6-9)中，令 $C = 0$，得

$$y = e^{-\int P(x)dx}\int Q(x)\cdot e^{\int P(x)dx}dx$$

为微分方程(6-5)的特解；而 $y = Ce^{-\int P(x)dx}$ 为微分方程(6-6)的通解. 因此，一阶非齐次线性微分方程的通解由两项组成，一项是对应的齐次微分方程的通解，另一项是这个非齐次微分方程的一个特解. 解一阶非齐次线性方程，可以直接利用通解公式(6-9)，也可以用常数变异法.

下面应用式(6-9)解例 6-7，方程中，$P(x) = -\dfrac{1}{x}$，$Q(x) = x^2$；而

$$\int P(x)dx = -\int \frac{dx}{x} = -\ln x,$$

$$\int Q(x)\cdot e^{\int P(x)dx}dx = \int x^2 e^{-\ln x}dx = \int x\,dx = \frac{x^2}{2} + C,$$

代入式(6-15)，得通解

$$y = e^{\ln x}\left(\frac{x^2}{2} + C\right) = \frac{x^3}{2} + Cx.$$

例 6-8 求微分方程 $y' + y = y^2 e^{-x}$ 的通解.

解 显然这不是一阶线性微分方程. 但是以 y^2 除方程两边，得

$$y^{-2}\frac{dy}{dx} + y^{-1} = e^{-x}.$$

由于 $\dfrac{d}{dx}(y^{-1}) = -y^{-2}\dfrac{dy}{dx}$，令 $u = y^{-1}$，则原方程化为 u 的一阶线性微分方程

$$u' - u = -e^{-x}.$$

应用公式(6-9)可求得方程的通解

$$u = \frac{1}{2}e^{-x} + Ce^x.$$

将 u 仍换成 y^{-1}，得原微分方程的通解

$$\frac{1}{2}e^{-x}y + Ce^x y = 1.$$

一般形式为

$$\frac{dy}{dx} + P(x)y = Q(x)y^n$$

的微分方程，称为**伯努利方程**. 设 $u = y^{1-n}$，就能将它化成 u 的一阶线性微分方程；求得通解后，将 u 仍换成 y^{1-n}，便得到原微分方程的通解.

在解某些微分方程时，可以通过适当的换元，将原方程化成较易求解的微分方程，再由此方程的解得到原方程的解. 这是解微分方程时常用的技巧.

第三节 可降阶的高阶微分方程

二阶和二阶以上的微分方程称为高阶微分方程. 其中某些特殊类型的高阶微分方程，可以应用降阶法，通过适当的变换，转化成低一阶的微分方程求解.

一、$y^{(n)} = f(x)$ 型的微分方程

这类微分方程的右端仅含有自变量，不含未知函数及它的低于 n 阶的各阶导数(或微分). 将方程改

写成
$$dy^{(n-1)} = f(x)dx,$$
两边积分后，得
$$y^{(n-1)} = \int f(x)dx + C_1',$$
将上式改写成
$$dy^{(n-2)} = \left[\int f(x)dx + C_1'\right]dx,$$
积分后，得
$$y^{(n-2)} = \int dx \int f(x)dx + C_1'x + C_2'.$$
以此类推，n 次积分后，得
$$y = \underbrace{\int dx \cdots \int f(x)dx}_{n次} + \frac{C_1'}{(n-1)!}x^{n-1} + \frac{C_2'}{(n-2)!}x^{n-2} + \cdots + C_{n-1}'x + C_n'.$$
记 $C_1 = \dfrac{C_1'}{(n-1)!}$，$C_2 = \dfrac{C_2'}{(n-2)!}$，…，$C_{n-1} = C_{n-1}'$，$C_n = C_n'$. 可得
$$y = \underbrace{\int dx \cdots \int f(x)dx}_{n次} + C_1 x^{n-1} + C_2 x^{n-2} + \cdots + C_{n-1} x + C_n$$
为原微分方程的通解.

例 6-9 求微分方程 $y''' = e^{ax}$ 满足初始条件 $y|_{x=1} = y'|_{x=1} = y''|_{x=1} = 0$ 的特解.

解 将微分方程两边积分，得
$$y'' = \frac{1}{a}e^{ax} + C_1.$$
应用初始条件 $y''|_{x=1} = 0$，得 $C_1 = -\dfrac{1}{a}e^a$. 代入上式，得
$$y'' = \frac{1}{a}e^{ax} - \frac{1}{a}e^a.$$
再次两边积分，得
$$y' = \frac{1}{a^2}e^{ax} - \frac{1}{a}e^a x + C_2.$$
将初始条件 $y'|_{x=1} = 0$ 代入，得 $C_2 = -\dfrac{1}{a^2}e^a + \dfrac{1}{a}e^a$. 代入上式并积分，得
$$y = \frac{1}{a^3}e^{ax} - \frac{1}{2a}e^a x^2 - \frac{1}{a^2}e^a x + \frac{1}{a}e^a x + C_3.$$
由初始条件 $y|_{x=1} = 0$ 确定，$C_3 = -\dfrac{1}{a^3}e^a + \dfrac{1}{2a}e^a + \dfrac{1}{a^2}e^a - \dfrac{1}{a}e^a$，得到原微分方程的特解
$$y = \frac{1}{a^3}e^{ax} - \frac{1}{2a}e^a x^2 - \frac{1}{a^2}e^a x + \frac{1}{a}e^a x - \frac{1}{a^3}e^a + \frac{1}{2a}e^a + \frac{1}{a^2}e^a - \frac{1}{a}e^a.$$

二、$y'' = f(x, y')$ 型的微分方程

这类微分方程的右端不含未知函数 y. 设 $y' = p(x)$，则 $y'' = p'(x)$，代入原方程后，得到函数 $p(x)$ 的一阶微分方程
$$p'(x) = f(x, p).$$
解这个微分方程，得到函数 $p(x)$. 也就是函数 y 的一阶微分方程
$$\frac{dy}{dx} = p = p(x, C_1).$$

于是, 原方程的通解为
$$y = \int p(x, C_1) \mathrm{d}x + C_2.$$

例 6-10 求微分方程 $xy'' + 2y' = x^2$ 满足初始条件 $y|_{x=2} = -1$, $y'|_{x=2} = 2$ 的特解.

解 设 $y' = p(x)$, 则 $y'' = p'(x)$, 代入原方程后, 得一阶微分方程
$$xp' + 2p = x^2 \text{ 或 } p' + 2x^{-1}p = x,$$
这是一阶线性微分方程, 应用公式解得
$$p = \frac{C_1}{x^2} + \frac{x^2}{4}.$$
以 $x = 2$, $p = y' = 2$ 代入, 得 $C_1 = 4$. 从而有
$$y' = p = \frac{4}{x^2} + \frac{x^2}{4},$$
分离变量后积分, 得原方程的通解
$$y = -\frac{4}{x} + \frac{x^3}{12} + C_2.$$
以 $x = 2$, $y = -1$ 代入, 得 $C_2 = \frac{1}{3}$. 于是微分方程的特解为
$$y = -\frac{4}{x} + \frac{x^3}{12} + \frac{1}{3}.$$

三、$y'' = f(y, y')$ 型的微分方程

这类微分方程的右端不含自变量 x. 将 $y' = p(x)$ 代入原方程后, 得到的微分方程中含两个未知函数, 无法求解. 如果将 $p(x)$ 看成复合函数 $p = p[y(x)]$, 则
$$y'' = \frac{\mathrm{d}p}{\mathrm{d}x} = \frac{\mathrm{d}p}{\mathrm{d}y} \cdot \frac{\mathrm{d}y}{\mathrm{d}x} = p\frac{\mathrm{d}p}{\mathrm{d}y},$$
代入原方程后, 得到一阶微分方程
$$p\frac{\mathrm{d}p}{\mathrm{d}y} = f(y, p).$$
解这个微分方程, 可以得到 p 关于 y 的函数
$$\frac{\mathrm{d}y}{\mathrm{d}x} = p = p(y, C_1),$$
分离变量后积分, 得到原微分方程的通解
$$\int \frac{\mathrm{d}y}{p(y, C_1)} = x + C_2.$$

例 6-11 求微分方程 $2yy'' + (y')^2 = 0$ 的通解.

解 设 $y' = p$, $y'' = p\dfrac{\mathrm{d}p}{\mathrm{d}y}$, 则原方程化为
$$2yp\frac{\mathrm{d}p}{\mathrm{d}y} + p^2 = 0.$$
由上式得 $p = 0$ 和 $2y\dfrac{\mathrm{d}p}{\mathrm{d}y} + p = 0$. 将第二个方程分离变量后积分, 得通解
$$\ln|p| = -\frac{1}{2}\ln|y| + \ln C_1' \text{ 或 } p = \frac{C_1'}{\sqrt{|y|}}.$$
当 $C_1' = 0$ 时, $p = 0$ 为特解, 因此, 只要解微分方程

$$\frac{dy}{dx} = \frac{C_1'}{\sqrt{|y|}}$$

即可. 对微分方程按 $y>0$, $y<0$ 分别分离变量及积分, 最后得通解

$$y = \begin{cases} (C_1 x + C_2)^{\frac{2}{3}}, & y>0 \\ -(C_1 x + C_2)^{\frac{2}{3}}, & y<0 \end{cases}.$$

容易验证, $y = 0$ 也是原方程的解.

第四节 二阶常系数齐次线性微分方程

一、二阶线性微分方程解的结构

微分方程

$$y'' + p(x)y' + q(x)y = f(x) \tag{6-10}$$

称为**二阶线性微分方程**. 若非齐次项 $f(x) \equiv 0$, 则称微分方程

$$y'' + p(x)y' + q(x)y = 0 \tag{6-11}$$

称为**二阶齐次线性微分方程**, 否则称为**二阶非齐次线性微分方程**.

定理 6-1 若 $y_1(x)$, $y_2(x)$ 都是二阶齐次线性微分方程(6-11)的解, 则 $y(x) = C_1 y_1(x) + C_2 y_2(x)$ 也是微分方程(6-11)的解, 其中, C_1 和 C_2 为任意常数.

证 由于 $y_1(x)$, $y_2(x)$ 都是微分方程(6-11)的解, 所以

$$y_1'' + p(x)y_1' + q(x)y_1 = 0,$$
$$y_2'' + p(x)y_2' + q(x)y_2 = 0.$$

将 $y = C_1 y_1(x) + C_2 y_2(x)$ 及它的一阶和二阶导数

$$y' = C_1 y_1'(x) + C_2 y_2'(x),$$
$$y'' = C_1 y_1''(x) + C_2 y_2''(x)$$

代入微分方程(6-11)的左端, 得

$$(C_1 y_1'' + C_2 y_2'') + p(x)(C_1 y_1' + C_2 y_2') + q(x)(C_1 y_1 + C_2 y_2)$$
$$= C_1 (y_1'' + p(x)y_1' + q(x)y_1) + C_2 (y_2'' + p(x)y_2' + q(x)y_2) = 0.$$

这个性质称为**解的叠加原理**, 是线性微分方程所特有的.

根据定理 6-1, 将微分方程(6-11)的两个解 y_1, y_2 叠加起来, 得到的函数 $y = C_1 y_1 + C_2 y_2$ 也是微分方程(6-11)的解. 虽然在 y 中含有两个任意常数, 然而它不一定是微分方程的通解. 例如, 当 $y_1 = k y_2$ 时,

$$y = C_1 y_1 + C_2 y_2 = C_1 k y_2 + C_2 y_2 = (C_1 k + C_2) y_2 = C y_2,$$

此时, 解中只含有一个任意常数, 因此, 不是微分方程(6-11)的通解. 只有当 $\frac{y_1}{y_2} \neq k$ (k 为常数)时, C_1, C_2 才是两个相互独立的任意常数, 此时 $y = C_1 y_1 + C_2 y_2$ 是微分方程的通解.

当两个函数 $y_1(x)$, $y_2(x)$ 的比值等于常数时, 称它们**线性相关**, 否则称它们**线性无关**. 由此可得以下定理.

定理 6-2 若 $y_1(x)$, $y_2(x)$ 是二阶齐次线性微分方程(6-11)的两个线性无关的解, 则 $y(x) = C_1 y_1(x) + C_2 y_2(x)$ 是微分方程(6-11)的通解, 其中, C_1 和 C_2 为任意常数.

定理 6-3 若 $y^*(x)$ 是线性非齐次微分方程(6-10)的一个特解, $Y(x)$ 是与它对应的线性齐次微分方程(6-11)的通解, 则 $y(x) = Y(x) + y^*(x)$ 是二阶线性非齐次微分方程(6-10)的通解.

定理 6-4 若 $y_1(x)$ 是非齐次线性微分方程

$$y'' + p(x)y' + q(x)y = f_1(x)$$

的解，$y_2(x)$ 是非齐次线性微分方程

$$y'' + p(x)y' + q(x)y = f_2(x)$$

的解，则 $y(x) = y_1(x) + y_2(x)$ 是非齐次线性微分方程

$$y'' + p(x)y' + q(x)y = f_1(x) + f_2(x)$$

的解.

定理 6-4 说明，当非齐次线性微分方程的非齐次项由几个函数相加组成时，可分成几个较简单的微分方程分别求解，然后将它们叠加组成原方程的解.

以上定理请读者自行证明.

二阶以上的线性微分方程的解有着与此类似的性质.

二、二阶常系数齐次线性微分方程

二阶常系数齐次线性微分方程的一般形式为

$$y'' + py' + qy = 0, \tag{6-12}$$

其中，p，q 为常数. 由定理 6-2，如果能求出微分方程(6-12)的两个线性无关的特解，则它们的线性组合就是方程的通解.

在解一阶常系数齐次线性微分方程时，得到它的通解为指数函数 $y = Ce^{-\int p(x)dx}$. 受此启发，假定微分方程(6-12)也有指数函数形式的解，即 $y = e^{rx}$ 是微分方程(6-12)的解，则将 $y = e^{rx}$ 和 $y' = re^{rx}$，$y'' = r^2 e^{rx}$ 代入微分方程(6-12)后，得到的等式

$$e^{rx}(r^2 + pr + q) = 0$$

应该成立. 由于 $e^{rx} \neq 0$，所以，若上述等式成立，则必有

$$r^2 + pr + q = 0 \tag{6-13}$$

成立. 当 r 为一元二次代数方程(6-13)的根时，等式(6-13)必成立，从而 $y = e^{rx}$ 是微分方程(6-12)的解. 通常称代数方程(6-13)为微分方程(6-12)的特征方程. 它的两个根为

$$r_{1,2} = \frac{-p \pm \sqrt{p^2 - 4q}}{2} \tag{6-14}$$

称为微分方程(6-12)的特征根.

下面根据判别式 $p^2 - 4q$ 的不同情况，讨论微分方程(6-12)通解的一般形式.

(1) $p^2 - 4q > 0$ 时，特征方程有两个不相等的实根 $r_1 \neq r_2$. 由于 $\frac{e^{r_1 x}}{e^{r_2 x}} = e^{(r_1 - r_2)x} \neq$ 常数，所以，微分方程(6-12)有两个线性无关的特解

$$y_1 = e^{r_1 x}, \quad y_2 = e^{r_2 x}.$$

于是微分方程(6-12)的通解为

$$y = C_1 e^{r_1 x} + C_2 e^{r_2 x}.$$

(2) $p^2 - 4q = 0$ 时，特征方程有两个相等的实根 $r_1 = r_2 = -\frac{p}{2}$. 由特征方程只能得到微分方程(6-12)的一个特解

$$y_1 = e^{rx} = e^{-\frac{p}{2}x}.$$

设 $y_2 = u(x)e^{rx}$ 为微分方程(6-12)的另一个特解，则当 $u(x)$ 不恒等于常数时，y_1 与 y_2 线性无关. 为了确定 $u(x)$，将 y_2 及它的一阶导数、二阶导数

$$y_2' = [u'(x) + ru(x)]e^{rx},$$

$$y_2'' = [u''(x) + 2ru'(x) + r^2 u(x)]e^{rx}.$$

代入微分方程(6-12)，整理后得

$$[u''(x) + (2r + p)u'(x) + (r^2 + pr + q)u(x)]e^{rx} = 0,$$

即

$$u''(x) + (2r + p)u'(x) + (r^2 + pr + q)u(x) = 0.$$

因为 r 是特征方程的根，且等于 $-\dfrac{p}{2}$，上式第二项和第三项均为0，所以

$$u''(x) = 0.$$

两次积分后，得

$$u(x) = Ax + B \quad (A, B \text{ 为任意常数}),$$

$u(x)$ 不能为常数，不妨取 $A = 1$，$B = 0$，则 $y_2 = xe^{rx}$. 于是微分方程(6-12)的通解为

$$y = (C_1 + C_2 x)e^{rx}.$$

(3) $p^2 - 4q < 0$ 时，特征方程有一对共轭复根

$$r_{1,2} = \frac{-p \pm i\sqrt{4q - p^2}}{2} = \alpha \pm i\beta.$$

由于 $\dfrac{e^{r_1 x}}{e^{r_2 x}} = e^{[(\alpha + i\beta) - (\alpha - i\beta)]x} = e^{2i\beta x} \neq$ 常数，所以微分方程(6-12)有两个线性无关的特

解 $y_1 = e^{(\alpha + i\beta)x}$ 和 $y_2 = e^{(\alpha - i\beta)x}$. 然而，这两个解为复数形式. 为了便于应用，可以根据欧拉公式

$$e^{i\theta} = \cos\theta + i\sin\theta,$$

将 y_1，y_2 化为

$$y_1 = e^{(\alpha + i\beta)x} = e^{\alpha x}(\cos\beta x + i\sin\beta x)$$

和

$$y_2 = e^{(\alpha - i\beta)x} = e^{\alpha x}(\cos\beta x - i\sin\beta x).$$

由定理 6-1，y_1 和 y_2 组合得到的函数

$$\bar{y}_1 = \frac{y_1 + y_2}{2} = e^{\alpha x}\cos\beta x,$$

$$\bar{y}_2 = \frac{y_1 - y_2}{2} = e^{\alpha x}\sin\beta x$$

也是微分方程(6-12)的解，且 $\dfrac{\bar{y}_1}{\bar{y}_2} = \cot\beta x$，不是常数. 于是，微分方程(6-12)的通解为

$$y = C_1 \bar{y}_1 + C_2 \bar{y}_2 = e^{\alpha x}(C_1 \cos\beta x + C_2 \sin\beta x).$$

综合上述讨论，对于二阶常系数齐次线性微分方程，只要求出它的特征根，就能得到它的通解，不必进行积分. 为了便于应用，将讨论结果列表总结如表 6-1 所示.

表 6-1

特征方程的判别式	特征根	微分方程 $y'' + py' + qy = 0$ 的解
$p^2 - 4q > 0$	不等实根 $r_1 \neq r_2$	$y = C_1 e^{r_1 x} + C_2 e^{r_2 x}$
$p^2 - 4q = 0$	相等的实根 $r_1 = r_2 = -\dfrac{p}{2}$	$y = (C_1 + C_2 x)e^{rx}$
$p^2 - 4q < 0$	共轭复根 $r_{1,2} = \alpha \pm i\beta$	$y = e^{\alpha x}(C_1 \cos\beta x + C_2 \sin\beta x)$

例 6-12 求微分方程 $y'' - 2y' - 3y = 0$ 满足初始条件 $y|_{x=0} = 1, y'|_{x=0} = 3$ 的特解.

解 与微分方程对应的特征方程为

$$r^2 - 2r - 3 = 0,$$

解得两个不等实根 $r_1 = -1$，$r_2 = 3$. 所以，微分方程的通解为

$$y = C_1 e^{-x} + C_2 e^{3x}.$$

又
$$y' = -C_1 e^{-x} + 3C_2 e^{3x},$$

将初始条件 $y|_{x=0} = 1, y'|_{x=0} = 3$ 代入 y 和 y' 中，得方程组

$$\begin{cases} C_1 + C_2 = 1 \\ -C_1 + 3C_2 = 3 \end{cases},$$

解得 $C_1 = 0$，$C_2 = 1$. 于是所求特解为

$$y = e^{3x}.$$

例 6-13 求微分方程 $y'' + 2y' + 5y = 0$ 的通解.

解 与微分方程对应的特征方程为

$$r^2 + 2r + 5 = 0,$$

解得共轭复根 $r_{1,2} = -1 \pm 2i$. 于是微分方程的通解为

$$y = e^{-x}(C_1 \cos 2x + C_2 \sin 2x).$$

例 6-14 求微分方程 $y'' - y' + \dfrac{1}{4}y = 0$ 的通解.

解 与微分方程对应的特征方程为

$$r^2 - r + \frac{1}{4} = 0,$$

解得特征根 $r_1 = r_2 = \dfrac{1}{2}$. 于是微分方程的通解为

$$y = (C_1 + C_2 x) e^{\frac{x}{2}}.$$

第五节 微分方程在医学上的应用

20 世纪 60 年代以来，高等数学在医药学中的应用日益广泛和深入. 随着生物科学的数学化，医药学也逐步地向数学方向发展，越来越普遍地利用数学的方法来解决医药学在深入发展中所遇到的各种问题，以揭示其中数量的规律性. 这种表示医药学问题中各变量之间关系的数学方程称为数学模型. 目前不论在预防医学、基础医学还是临床医学中，都已出现了一批医药学的数学模型，其中有的是数理逻辑的逻辑表达式，有的是一般的数学方程式(如代数方程式、微分方程式、积分方程式等等)，也有的是变量之间相互关系的图像和表格等，而以微分方程的应用最为广泛，本节我们仅就微分方程在医药学数学模型中的应用做一简单的介绍.

建立数学模型的一般原则是从实际中的医学数据，找出在当前知识水平下能用数学表达的形式，这在实践中所用的方法与步骤并无一定的规则. 由于医药学中的问题一般均较为复杂，影响某一个量变化的因素很多，是一种多因素的问题，因而建立模型之前必须分析问题中所涉及的各个因素之间的主次，所起作用的大小以及相关的密切程度，从中找出主要的、起决定性作用的、最具有代表性的因素，来建立数学模型. 为了使数学模型适合实际应用，对建立的模型还应通过反复实践，逐步加以修改完善，以得到较为满意的数学模型.

一、人口增长阻滞模型

人口的增长率受着出生率和死亡率的控制，而出生率和死亡率又受自然环境、物质资源、卫生条件、社会制度等很多因素的影响，是一个很复杂的问题. 为了使问题简化，我们研究人口的自然增长规律.

设 $y = y(t)$ 是在时间 t 时刻人群的个体数，n，m 分别表示该人群的出生率和死亡率，则人口总的增长率为

$$\frac{dy}{dt} = (n-m)y.$$

十分明显，如果出生率大于死亡率，则人口总数将不断增加，反之人口总数将逐渐减少。如果设 n，m 为常数，且 $n-m=a$，$a>0$，则上式为

$$\frac{dy}{dt} = ay.$$

解此方程，得

$$y = Ce^{at}.$$

这是一个指数增长方程式，随着时间的增加，人口总数将无限制地增加，这显然是不符合人口增加的实际情况。为了获得较为符合实际的人口增长模型，我们假定出生率和死亡率都是人口总数的函数，且是线性函数。这就是说，当人口总数增加时，出生率将随着人口总数的增加而减少，而死亡率却随着人口总数的增加而增加，即

$$n = a - by, \quad m = p + qy,$$

式中 a，b，p，q 均为正的常数，则

$$n - m = (a - by) - (p + qy) = (a - p) - (b + q)y$$
$$= (b+q)\left(\frac{a-p}{b+q} - y\right) = \lambda(B - y),$$

式中 $\lambda = b + q$，$B = \dfrac{a-p}{b+q}$，则得到

$$\frac{dy}{dt} = \lambda y(B - y),$$

上式即为著名的阻滞方程。现在我们来解上面的微分方程。先分离变量得

$$\frac{dy}{y(B-y)} = \lambda dt,$$

利用有理函数积分的方法有

$$\frac{1}{B}\int \left(\frac{1}{y} + \frac{1}{B-y}\right)dy = \int \lambda dt,$$
$$\ln y - \ln(B - y) = B\lambda t + C,$$
$$\ln \frac{y}{B-y} = B\lambda t + C,$$
$$\frac{y}{B-y} = e^{B\lambda t + C} = \frac{1}{k}e^{B\lambda t}, \quad \left(\frac{1}{k} = e^C\right).$$

所以，微分方程的通解为

$$y = \frac{\frac{1}{k}Be^{B\lambda t}}{1 + \frac{1}{k}e^{B\lambda t}} = \frac{B}{1 + ke^{-B\lambda t}}.$$

此模型反映了人群增长开始时是缓慢的，接着加速，最后又变慢，而在拐点的邻近增长最快。

二、药物动力学室模型

在药物动力学中，常用简化的室模型来研究药物在体内的吸收、分布、代谢和排泄的时间过程，最简单的是一室模型，把机体设想为一个同质单元来处理。

1. 快速静脉推注 一次快速静脉推注给药后，药物立即分布到血液、其他体液及组织中，并达到动态平衡，在这种情况下，称药物的体内分布符合一室模型。

用某药进行静脉推注，其血药浓度下降是一级速率过程，第一次注射后，经一小时浓度降至初始浓

度的 $\frac{\sqrt{2}}{2}$，问要使血药浓度不低于初始浓度的一半，需经过多长时间进行第二次注射？

解 设 t 时刻血药浓度为 $C=C(t)$，设 $C|_{t=0}=C_0$，则由题意知，$\frac{dC}{dt}=-kC$（k 为一级速率常数），且 $C|_{t=1}=\frac{\sqrt{2}}{2}C_0$. 易知

$$C=C_0 e^{-kt}.$$

将 $C|_{t=1}=\frac{\sqrt{2}}{2}C_0$ 代入，得

$$k=\ln\sqrt{2}.$$

从而

$$C=C_0 e^{-\ln\sqrt{2}\,t}=C_0\left(e^{\ln\frac{1}{2}}\right)^{\frac{t}{2}}=C_0\left(\frac{1}{2}\right)^{\frac{t}{2}}.$$

当 $C=\frac{C_0}{2}$ 时，$t=2$. 即经过 2 小时要进行第二次注射.

2. 口服给药 图 6-1 表示在口服给药时的室模型，图中 D 为所给的药物剂量；K_a 为吸收速率常数，即药物从吸收部(胃肠道)进入全身血压循环的速率常数；F 为吸收分数，即剂量中能被吸收计入血液循环的分数；C 为在时刻 t 血中药物浓度；V 为室的理论溶剂，通常叫做药物的表观分布容积；K 为消除速率常数，即所给药物经过代谢或排泄而消除的速率常数.

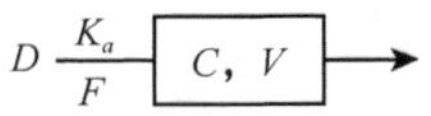

图 6-1

假设吸收和消除均为一级速率过程，在时刻 t 时，体内的药量为 x，吸收部位的药量为 x_a，则按照图 6-1 所示的室型可建立如下的数学模型

$$\begin{cases} \dfrac{dx}{dt}=K_a x_a - Kx, \\ -\dfrac{dx_a}{dt}=K_a x_a, \end{cases}$$

初值条件 $t=0$ 时，$x_a=FD$，$x=0$，由方程

$$-\frac{dx_a}{dt}=K_a x_a$$

得

$$x_a=FD e^{-K_a t}.$$

代入方程 $\frac{dx}{dt}=K_a x_a - Kx$，有

$$\frac{dx}{dt}=K_a FD e^{-K_a t}-Kx,$$

即

$$\frac{dx}{dt}+Kx=K_a FD e^{-K_a t}.$$

这是一个一阶线性微分方程，解此方程并利用初值条件得

$$x=\frac{K_a FD}{K_a-K}(e^{-Kt}-e^{-K_a t}).$$

由于在肌体内的药量 x 无法测定，常用相应时间的血药浓度来代替，即有

$$C=\frac{x}{V},$$

代入方程中得

$$C = \frac{K_a FD}{V(K_a - K)}(e^{-Kt} - e^{-K_a t})$$

该方程表示了药物在一次口服剂 D 后的血药浓度 C 随时间 t 的变化曲线,简称 C-t 曲线,如图 6-2 所示.

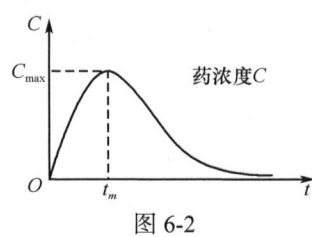

图 6-2

3. 静脉滴注 假设药物以恒定的速率 K_0 进行静脉滴注,按一级速率过程(速率常数为 $K>0$)消除,如静脉滴注丹参注射液,其某种成分在血液中的含量的变化,遵循下面的规律.

设在时刻 t 的药量为 $x=x(t)$,则在体内药量变化的速度应该是输入速度与消除药量的速度之差,得方程如下

$$\frac{dx}{dt} = k_0 - kx.$$

若初值条件为 $x|_{t=0}=0$,由一阶线性方程的解法,易得其解为

$$x = \frac{k_0}{k}(1 - e^{-kt}).$$

假定该药物的表观分布容积(室的理论容积)是 V. 则血药浓度为

$$C(t) = \frac{x}{V} = \frac{k_0}{Vk}(1 - e^{-kt}).$$

如果将剂量为 D_0 的药物在时间 T 内滴注完毕,则体内血药浓度为

$$C(t) = \frac{k_0}{Vk}(1 - e^{-kt}) = \frac{D_0}{VkT}(1 - e^{-kt}),$$

其稳定血药浓度为

$$C_\infty = \lim_{t \to \infty} C(t) = \frac{k_0}{Vk}.$$

三、流行病传播模型

如果感染通过一个团体内成员之间的接触二传播,感染者不因死亡、痊愈或隔离而被移除,易感染者最终将成为感染者,则由此建立的模型称为无移除的简单模型. 某种上呼吸道感染可近似地表示这样一种疾病的流行.

计时刻 t 的易感染人数分别为 S,I,并假设一个团体是封闭的,总人数为 N,不妨假定开始只有一个感染者,且团体中各成员之间接触均匀,因而感染者的变化率和易感染者转化为感染者的变化率与当时的易感染人数和感染人数的成绩成正比. 根据以上假定,可建立以下数学模型

$$\begin{cases} \dfrac{dI}{dt} = \beta SI \\ \dfrac{dS}{dt} = -\beta SI, \\ S + I = N \end{cases}$$

初值条件 $I|_{t=0}=1$,β 为感染率(常数),解方程

$$\frac{dI}{dt} = \beta I(N - I).$$

分离变量后两边积分

$$\int \frac{dI}{I(N-I)} = \int \beta dt,$$

得

$$\frac{1}{N} \ln \frac{I}{N-I} = \beta t + C.$$

因为 $I|_{t=0}=1$，代入上式得

$$C = -\frac{\ln(N-1)}{N},$$

从而得

$$\frac{1}{N}\ln\frac{1}{N-I} = \beta t - \frac{\ln(N-1)}{N},$$

即得感染人群的模型为

$$I = \frac{N}{1+(N-1)e^{-N\beta t}}.$$

为 Logistic 模型.

另一方面，为了得到易感染人群转化为感染人群的变化情况模型，解方程

$$\frac{\mathrm{d}S}{\mathrm{d}t} = -\beta S(N-S),$$

分离变量后两边积分

$$\int \frac{\mathrm{d}S}{S(N-S)} = -\int \beta \mathrm{d}t,$$

得

$$\frac{1}{N}\ln\frac{S}{N-S} = -\beta t + C.$$

因为 $S|_{t=0}=(N-I)|_{t=0}=N-1$，代入上式得

$$C = \frac{\ln(N-1)}{N},$$

从而得

$$\frac{1}{N}\ln\frac{S}{N-S} = -\beta t + \frac{\ln(N-1)}{N},$$

$$S = \frac{N(N-1)}{(N-1)+e^{\beta Nt}}.$$

这个结果描述了易感染人数随时间变化的动态关系. 实践中常常对流行曲线更感兴趣，该曲线给出了新病例发生(即易感染人数减少)的速率 $-\frac{\mathrm{d}S}{\mathrm{d}t}$.

$$-\frac{\mathrm{d}S}{\mathrm{d}t} = \frac{\beta(N-1)N^2 e^{\beta Nt}}{[(N-1)+e^{\beta Nt}]^2}.$$

当 $N=10$，$\beta=0.2$ 时，流行曲线如图 6-3 中的虚线所示.

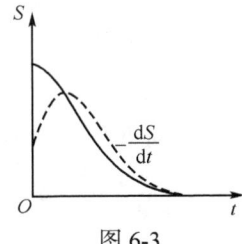

图 6-3

习 题 六

1. 指出下列微分方程的阶数.

(1) $x^3 y''' + x^3 y'' - 4xy' = 3x^2$；

(2) $y'' - 2y' + y = 0$；

(4) $x(y')^2 - 2yy' + x = 0$；

(4) $x^2 y'' - xy' + y = 0$.

2. 解下列微分方程.

(1) $xy' - y\ln y = 0$；

(2) $3x^2 + 5x - 5y' = 0$；

(3) $y' = \sqrt{\dfrac{1-y^2}{1+x}}$；

(4) $y' - xy' = a(y^2 + y')$；

(5) $\dfrac{\mathrm{d}x}{\mathrm{d}y} = 10^{x+y}$；

(6) $\sec^2 x \tan y \mathrm{d}x + \sec^2 y \tan x \mathrm{d}y = 0$；

(7) $y\mathrm{d}x + (x^2 - 4x)\mathrm{d}y = 0$；

(8) $\cos x \sin y \mathrm{d}x + \sin x \cos y \mathrm{d}y = 0$；

(9) $(y+1)^2\dfrac{dy}{dx}+x^3=0$;

(10) $(e^{x+y}-e^x)dx+(e^{x+y}+e^y)dy=0$;

(11) $y'=e^{2x-y}$, $y|_{x=0}=0$;

(12) $\cos x\sin y dy=\cos y\sin x dx$, $y|_{x=0}=\dfrac{\pi}{4}$;

(13) $y'\sin x=y\ln y$, $y|_{x=\frac{\pi}{2}}=e$;

(14) $xdy+2ydx=0$, $y|_{x=2}=1$;

(15) $\cos ydx+(1+e^{-x})\sin ydy=0$.

3. 求解下列微分方程.

(1) $x\dfrac{dx}{dy}=y\ln\dfrac{y}{x}$;

(2) $(x^2+y^2)dx-xydy=0$;

(3) $xy'-y-\sqrt{y^2-x^2}=0$;

(4) $(1+2e^{\frac{x}{y}})dx+2e^{\frac{x}{y}}\left(1-\dfrac{x}{y}\right)dy=0$;

(5) $y^2+x^2\dfrac{dy}{dx}=xy\dfrac{dy}{dx}$, $y|_{x=1}=1$;

(6) $y'=\dfrac{x}{y}+\dfrac{y}{x}$, $y|_{x=1}=2$.

4. 求下列微分方程的解.

(1) $\dfrac{dy}{dx}+y=e^{-x}$;

(2) $xy'+y=x^2+3x+2$;

(3) $y'+y\tan x=\sin 2x$;

(4) $(x^2-1)y'+2xy-\cos x=0$;

(5) $(y^2-6x)y'+2y=0$;

(6) $\dfrac{dy}{dx}+2xy=4x$;

(7) $y\ln ydx+(x-\ln y)dy=0$;

(8) $\dfrac{dy}{dx}-y\tan x=\sec x$, $y|_{x=0}=0$;

(9) $\dfrac{dy}{dx}+\dfrac{y}{x}=\dfrac{\sin x}{x}$, $y|_{x=\pi}=1$;

(10) $\dfrac{dy}{dx}=y\cot x=5e^{\cos x}$, $y|_{x=\frac{\pi}{2}}=-4$;

(11) $\dfrac{dy}{dx}-y=xy^5$;

(12) $y'+y\cos x=\sin x\cos x$, $y|_{x=0}=1$;

(13) $xdy-[y+xy^3(1+\ln x)]dx=0$.

5. 解下列微分方程.

(1) $\dfrac{d^3y}{dx^3}=e^{2x}-\cos x$;

(2) $y'''=xe^x$;

(3) $y''=2yy'$;

(4) $y''-y'=0$;

(5) $y''+a^2y=0$;

(6) $y''+\dfrac{2y'}{x}=0$;

(7) $y''=y'+x$.

6. 解下列微分方程.

(1) $\dfrac{d^2s}{dt^2}+\dfrac{ds}{dt}-2s=0$;

(2) $y''-4y'+3y=0$;

(3) $y''-5y'+6y=0$, $y|_{x=0}=\dfrac{1}{2}$, $y'|_{x=0}=1$;

(4) $y''-4y'+5y=0$;

(5) $y''-6y'+9y=0$;

(6) $\dfrac{d^2x}{dt^2}+2\dfrac{dx}{dt}+5x=0$, $x|_{t=0}=1$, $x'|_{t=0}=1$;

(7) $4y''-4y'+y=0$, $y|_{x=0}=2$, $y'|_{x=0}=5$.

7. 细菌在适当的条件下其增长速率与当时的量成正比,已知第三天内增长了 2455 个,第五天内增长了 4314 个,试求该细菌的增长速率常数.

8. Logistic 曲线在现代医学中应用很多,用于生物自然生长的一个数学模型是

$$N=\dfrac{C}{1+\dfrac{C-N_0}{N_0}e^{-kC(t-t_0)}},$$

其中 N 表示生物的总数,它是时间 t 的函数; N_0 表示 t_0 时刻的生物数; C 是生物总数的极限值,也就是当 $t\to\infty$ 时 $N\to C$; k 表示生命系数,求证该模型是有微分方程 $\dfrac{dN}{dt}=k(C-N)N$ 当 $N(t_0)=N_0$ 时的特解.

第七章 多元函数微积分

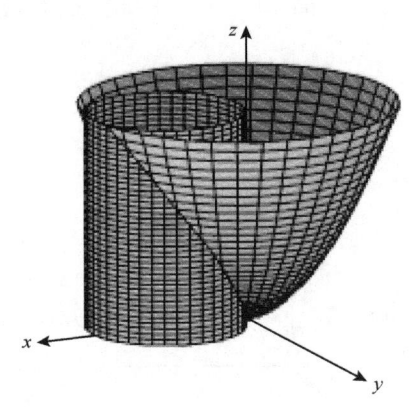

我们可以想象一个三个变量的函数,它的图形是立体的.其表面积或体积的求解类似于平面面积的求解,其方法及思维与一元微积分相同,只是变量个数的增加.

前面所讨论的函数都只有一个自变量，称为一元函数. 在一些应用中还会遇到两个乃至多个自变量的函数，即多元函数. 一元函数微积分方法推广到二元函数时，会有些新的概念和方法，但由二元到多元时，则只是简单的拓广. 因此，本章主要以二元函数为主，学习多元函数微积分的基本概念、方法及其应用.

第一节　极限与连续

一、空间解析几何简介

1. 空间直角坐标系　直线坐标、平面坐标均分别用一个数和一对数来确定点的坐标. 为了确定空间某一点的位置，我们建立空间直角坐标系. 过空间定点 O 作三条两两相互垂直的数轴 Ox，Oy，Oz，并以右手规则规定它们的方向，即以右手握住 Oz 轴，当右手的四个手指从 Ox 正向以 $90°$ 角转向 Oy 轴正向时，大拇指的指向规定为 Oz 轴的正向(图 7-1)，这就构成了空间直角坐标系 $Oxyz$.

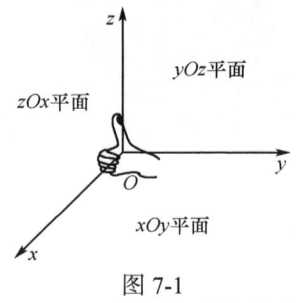

图 7-1

点 O 称为坐标原点，三条坐标轴分别为 x，y，z 轴(横、纵、竖轴)，每两条坐标轴所确定的平面 xOy，yOz，zOx 称为坐标面.

三个坐标面将整个空间分成八个部分，每一部分称为一个卦限，含 x，y，z 正半轴的那个卦限称为第一卦限，在 xOy 面上方，按逆时针依次为第二、三、四卦限. 在 xOy 面下方，第一卦限之下为第五卦限，其他按逆时针依次为第六、七、八卦限. 这八个卦限通常用字母 Ⅰ、Ⅱ、Ⅲ、Ⅳ、Ⅴ、Ⅵ、Ⅶ、Ⅷ表示(图 7-2).

类似平面上的点与有序数组的 (x,y) 一一对应，空间中点 P 与三元有序数组 (x,y,z) 也是一一对应的关系(图 7-3).

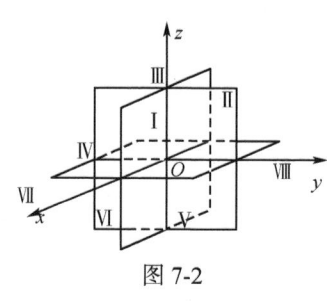

图 7-2

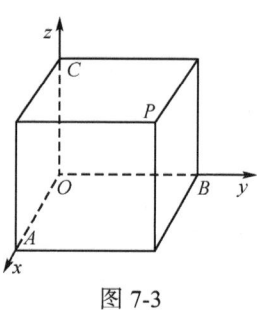

图 7-3

对于任意一点 P，过 P 作垂直于坐标轴的三个平面，它们分别与 x 轴，y 轴，z 轴交于 A，B，C 三点，有向线段 OA，OB，OC 的值依次为 x,y,z，由此，空间中一点 P 就唯一确定了一个有序数组 (x,y,z)；反之，对于任意一个有序数组 (x,y,z)，则依次在 x 轴，y 轴，z 轴上取与 x,y,z 相对应的点 A，B，C，过这三点且垂直于相应的轴的平面就在空间上唯一确定一点 P. 我们称 (x,y,z) 为点 P 的坐标，记为 $P(x,y,z)$.

显然，原点坐标为 $(0,0,0)$；x，y，z 轴上任意一点的坐标分别为 $(x,0,0)$，$(0,y,0)$，$(0,0,z)$；xOy，yOz，zOx 三个坐标面上任意一点的坐标分别为 $(x,y,0)$，$(0,y,z)$，$(x,0,z)$.

2. 两点间的距离　若 $M_1(x_1,y_1,z_1)$，$M_2(x_2,y_2,z_2)$ 为空间任意两点，求 M_1M_2 的距离.

分别过 M_1，M_2 作平行于三个坐标面的平面，就构成一个长方体(图 7-4). 利用直角三角形勾股定理，

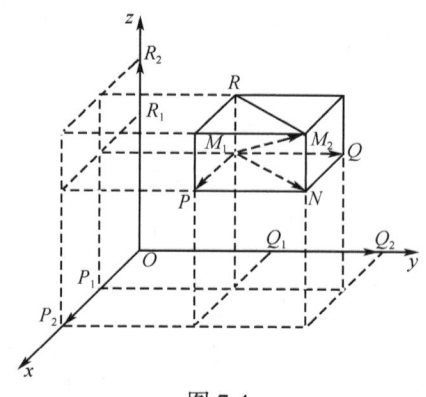

图 7-4

$$d^2 = |M_1M_2|^2 = |M_1N|^2 + |NM_2|^2$$
$$= |M_1P|^2 + |PN|^2 + |NM_2|^2.$$

$$|M_1P| = |x_2 - x_1|,$$
$$|PN| = |y_2 - y_1|, \quad |NM_2| = |z_2 - z_1|,$$
$$d = |M_1M_2| = \sqrt{(x_2 - x_1)^2 + (y_2 - y_1)^2 + (z_2 - z_1)^2}.$$

特别地：若两点分别为 $M(x,y,z)$，$O(0,0,0)$
$$d = |OM| = \sqrt{x^2 + y^2 + z^2}.$$

例 7-1 已知点 $M(a,b,b)$，$P(9,0,0)$，$Q(-1,0,0)$，且三点满足 $|MP|^2 = |MQ|^2 = 33$，试确定 a,b 的值.

解 由题意有 $|MP|^2 = |MQ|^2$，即 $(9-a)^2 + 2b^2 = (-1-a)^2 + 2b^2$，解得 $a = 4$. 又因为 $|MP|^2 = 33$，即 $(9-4)^2 + 2b^2 = 33$，解得 $b = \pm 2$.

3. 空间曲面及其方程 在平面解析几何中，我们把平面曲线看成平面中按照一定规律运动的点的轨迹. 同样地，在空间解析几何中，我们把曲面也看成空间中按照一定规律运动的点的轨迹. 空间动点 $M(x, y, z)$ 所满足的条件通常可用关于 x, y, z 的方程 $F(x, y, z) = 0$ 来表示，这个方程就是曲面的方程.

如果曲面 S 和方程 $F(x, y, z) = 0$ 之间有下述关系：

(1) 曲面 S 上任一点的坐标都满足方程，或以方程的解为坐标的点都在曲面上；

(2) 不在曲面 S 上的点的坐标都不满足方程；

则称方程 $F(x, y, z) = 0$ 为曲面 S 的方程，而称曲面 S 为该方程的图形或轨迹(图 7-5).

如 yOz 平面，凡在它上面的点，其坐标都满足方程 $x = 0$，不在它上面的点，坐标就不满足这一方程，因此，yOz 平面就是一个曲面(平面为特殊的曲面)，方程就是 $x = 0$.

例 7-2 求与定点 $A(1,2,0)$ 和 $B(2,1,1)$ 等距离的点的轨迹.

解 从几何上看，满足该条件的点的轨迹必定是一个平面(图 7-6)，设动点为 $P(x,y,z)$，由两点间距离公式，得

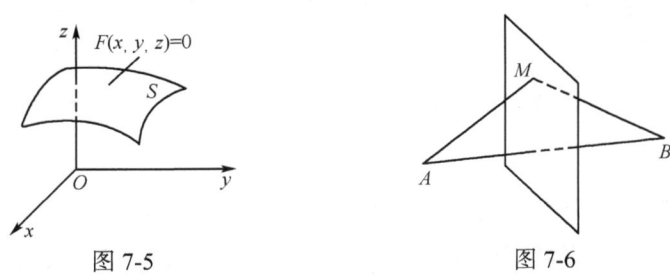

图 7-5　　　　　　图 7-6

$$\sqrt{(x-1)^2 + (y-2)^2 + (z)^2} = \sqrt{(x-2)^2 + (y-1)^2 + (z-1)^2},$$

整理，得平面方程
$$2x - 2y + 2z - 1 = 0.$$

平面方程
$$Ax + By + Cz + D = 0$$

称为平面的一般方程，其中 A，B，C，D 为常数，且 A，B，C 不同时为零. 显然 $x = a$，$y = b$，$z = c$ 等表示垂直于 x, y, z 轴的平面，缺少某个变量的方程表示过该轴或平行于该轴的平面，如方程 $x + y = 1$ 是平行于 z 轴的平面.

球面 到定点距离等于定常数的点的轨迹即为球面，定点叫做球心，定常数叫做半径，其方程
$$(x - x_0)^2 + (y - y_0)^2 + (z - z_0)^2 = R^2$$

是标准球面方程，其球心在点 (x_0, y_0, z_0) 上，半径为 R.

柱面 一动直线 L 沿定曲线 C 作平行移动，所形成的曲面称为柱面. 定曲线 C 称为柱面的准线，动直线 L 称为柱面的母线(图 7-7).

此处只讨论准线位于坐标面上，而母线垂直于该坐标面的柱面.

如果柱面的准线是 xOy 面上的曲线 $C: f(x,y)=0$,母线平行于 z 轴,则该柱面的方程为 $f(x,y)=0$(图7-8).

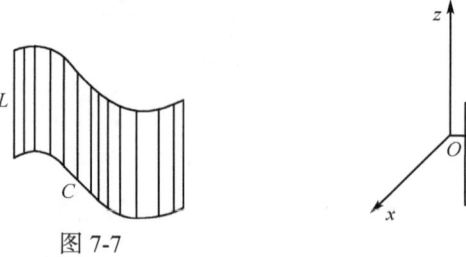

图7-7　　　　　图7-8

这是因为,在此柱面上任取一点 $M(x,y,z)$,过点 M 作平行于 z 轴的直线,此直线与 xOy 面相交于点 $P(x,y,0)$,则点 P 必在准线 C 上,不论 P 点的竖坐标 z 取何值,它在 xOy 面上的横坐标和纵坐标 (x,y) 必定满足方程 $f(x,y)=0$,所以点 $M(x,y,z)$ 也满足方程 $f(x,y)=0$. 反之,不在柱面上的点都不可能满足方程 $f(x,y)=0$. 因此,方程 $f(x,y)=0$ 在空间就表示准线为 xOy 面上的曲线 $f(x,y)=0$,母线平行于 z 轴的柱面.

方程 $x^2+y^2=R^2$ 在空间直角坐标系中表示圆柱面. 其图形相当于"平行于 z 轴的直线 l(称母线)沿 xOy 坐标面上的曲线 $x^2+y^2=R^2$(称准线)划过的轨迹(图7-9). 类似地,方程 $x^2=2y$ 在空间直角坐标系中,表示平行于 z 轴的直线 l 沿 xOy 面上的抛物线 $x^2=2y$ 划过的轨迹(图7-10),称为抛物柱面;方程 $x+z=1$ 表示平行于 y 轴的平面(图7-11),也是柱面.

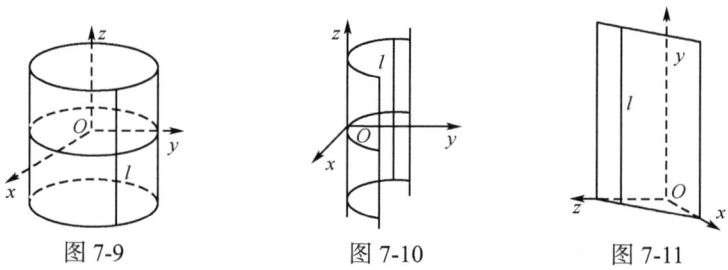

图7-9　　　　　图7-10　　　　　图7-11

空间曲线的一般方程

空间直线可看作两个相交平面的交线. 类似地,空间曲线也以可看作两个相交曲面的交线. 例如,xOy 面上的圆 $x^2+y^2=a^2$ 可以看成球面 $x^2+y^2+z^2=a^2$ 与平面 $z=0$ 的交线,其方程为

$$\begin{cases} x^2+y^2+z^2=a^2 \\ z=0 \end{cases}.$$

一般地,若已知两个相交曲面 $F(x,y,z)=0$ 及 $G(x,y,z)=0$,则可用方程组

$$\begin{cases} F(x,y,z)=0 \\ G(x,y,z)=0 \end{cases}$$

表示交线的方程,称为空间曲线的一般方程.

特点　曲线上的点都满足方程组,满足方程组的点都在曲线上.

一般的二次曲面

截痕法　垂直于坐标轴的平面与曲面的交线称为**截痕**,通过综合截痕的变化可以大致了解二次曲面的形状.

例 7-3　用截痕法分析下列方程所表示的曲面的形状.

(1) $z=2x^2+y^2$;　(2) $z^2=2x^2+y^2$;　(3) $x^2+y^2=1+\dfrac{1}{4}z^2$.

解　(1) 令 $z=k\geq 0$,k 取不同值时,得到系列垂直于 z 轴的平面与曲面的交线(截痕),这是一系列椭圆 $2x^2+y^2=k$;同理,在垂直于 x 轴的系列平面 $x=k$ 上得到一系列抛物线 $z-2k^2=y^2$;垂直于 y 轴

的系列平面 $y=k$ 上得到系列抛物线 $z-k^2=2x^2$. 截痕中有椭圆、抛物线, 称这种二次曲面为椭圆抛物面(图 7-12).

(2) 类似地, 方程 $z^2=2x^2+y^2$ 表示的曲面(图 7-13)称为椭圆锥面.

(3) 方程 $x^2+y^2=1+\dfrac{1}{4}z^2$, 令 z 为任意常数, 得到一系列圆; 令 x 或 y 为任意常数, 都得到一系列双曲线, 所以这曲面称为旋转双曲面(图 7-14).

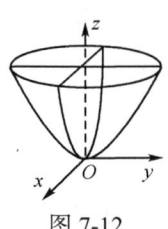
图 7-12

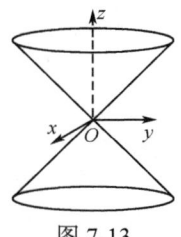
图 7-13

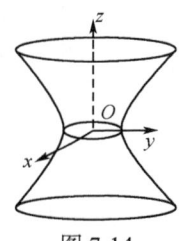
图 7-14

二、多元函数概念

自然现象以及实际问题中经常会遇到多个变量之间的依赖关系.

例如, 圆柱体的体积 V 和它的底面半经 r, 高 h 之间就有关系
$$V=\pi r^2 h.$$

这里, 当 r, h 在集合 $\{(r,h)|r>0,h>0\}$ 内取定一对值 (r,h) 时, V 就随之确定.

又如, 一定量的理想气体的压强 P, 积 V 和绝对温度 T 之间具有关系
$$P=\frac{RT}{V},$$

其中 R 为常数. 这里, 当 V, T 在集合 $\{(V,T)|V>0,T>T_0\}$ 内取定一对值 (V,T) 时, P 就随之确定.

定义 7-1 设某一变化过程中有三个变量 x, y, z, 如果对于变量 x, y 在允许范围内的每一对取值, 按照一定的对应规律 f, 变量 z 总有确定的值与之对应, 则称**变量 z 为变量 x, y 的二元函数(function of two variable)**, 记为
$$z=f(x,y).$$

变量 x, y 的允许取值范围称为**函数的定义域**, x, y 称为**自变量**, z 称为**因变量**.

函数 $z=f(x,y)$ 在某点 (x_0,y_0) 的值 z_0 叫做**函数值**, 记为
$$f(x_0,y_0)=z_0 \text{ 或 } z\big|_{\substack{x=x_0\\y=y_0}}=z_0.$$

函数值的全体所构成的集合称为函数 f 的**值域**.

例如上例中, 圆柱体积是半径和高的函数 $z=f(r,h)$, 压强是体积和温度的函数 $P=f(V,T)$.

例 7-4 求函数 $z=\ln(x+y)$ 的定义域.

解 自变量 x,y 所取的值必须满足不等式 $x+y>0$, 即定义域为
$$D=\{(x,y)|x+y>0\}.$$

D 表示在 xOy 面上直线 $x+y=0$ 上方的半平面(不包含边界 $x+y=0$), 如图 7-15.

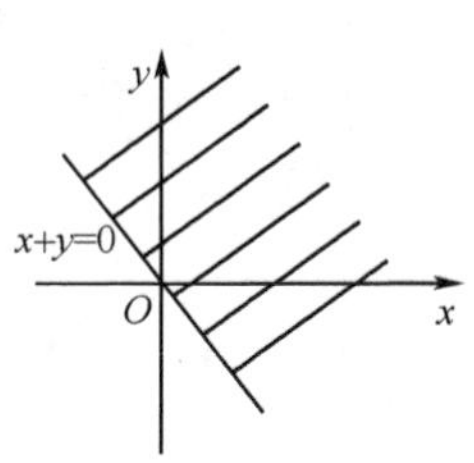

图 7-15

例 7-5 求函数 $z=\arcsin(x^2+y^2)$ 的定义域.

解 该函数的定义域为满足 $x^2+y^2\leqslant 1$ 的 x,y, 即定义域为
$$D=\{(x,y)|x^2+y^2\leqslant 1\}.$$

D 表示在 xOy 面上以原点为圆心, 1 为半径的圆域, 如图 7-16.

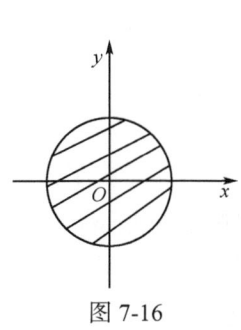
图 7-16

二元函数 $z=f(x,y)$ 的定义域在几何上是坐标面 xOy 上的一个点集, 一般是

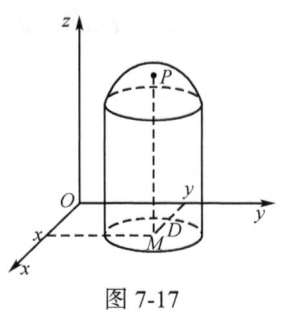

图 7-17

由一条或数条曲线所围成的一部分平面,称为区域.若区域延伸到无限远,称此区域是无界的,例 7-4 中函数的定义域就是无界区域.若区域总限制在某一适当范围内,则称此区域是有界的;围成区域的曲线称作区域的边界,连同边界在内的区域称作闭区域,例 7-5 中函数的定义域是有界闭区域.

二元函数定义域内任意一点 $M(x,y)$,按照 $z=f(x,y)$ 计算出函数 z,可确定空间一点 $P(x,y,z)$,当 $M(x,y)$ 在定义域内变动时,点 $P(x,y,z)$ 的运动轨迹构成函数 $z=f(x,y)$ 的几何图形.它是一个空间曲面,如图 7-17.

类似地,可以定义三元函数 $u=f(x,y,z)$ 及 n 元函数 $y=f(x_1,x_2,\cdots,x_n)$. 二元及二元以上的函数统称为多元函数.

三、多元函数的极限

同函数的概念一样,极限的概念还是以二元为主,即讨论二元函数 $z=f(x,y)$ 当 $(x,y)\to(x_0,y_0)$,即 $P(x,y)\to P_0(x_0,y_0)$ 时的极限.

由于点 $P(x,y)$ 在 xOy 平面上变化,因此,$P(x,y)\to P_0(x_0,y_0)$ 的方向有任意多个,路径也有无限多种,这比一元函数要复杂得多,因此不能以某个路径来判断,但它可以等价于 $P(x,y)$ 与 $P_0(x_0,y_0)$ 的距离趋近于 0,即

$$|PP_0|=\sqrt{(x-x_0)^2+(y-y_0)^2}\to 0.$$

定义 7-2 设二元函数 $z=f(x,y)$ 在点 $P_0(x_0,y_0)$ 的附近有定义(在点 P_0 处可以没有定义),当点 $P(x,y)$ 以任何方式或路径无限趋向 $P_0(x_0,y_0)$ 时,函数 $f(x,y)$ 的值都无限趋向于某一常数 A,则称 A 为函数 $f(x,y)$ 当 $P\to P_0$ 时的**极限**,记为

$$\lim_{(x,y)\to(x_0,y_0)}f(x,y)=\lim_{\substack{x\to x_0\\y\to y_0}}f(x,y)=A \text{ 或 } \lim_{P\to P_0}f(x,y)=A$$

或 $f(x,y)\to A$,当 $(x,y)\to(x_0,y_0)$ 时.

为了区别于一元函数的极限,将二元函数的极限叫做**二重极限**.

注意 二重极限中,当动点 $P(x,y)$ 以任意方式趋向于点 $P_0(x_0,y_0)$ 时,对应的函数值 $f(x,y)$ 总趋向于一个确定的常数 A,才能说二元函数 $f(x,y)$ 当 $P(x,y)\to P_0(x_0,y_0)$ 时的极限是 A. 这里的任何方式即指任何路径. 如果当动点 $P(x,y)$ 以几种特殊的方式或路径趋向于点 $P_0(x_0,y_0)$ 时,对应的函数值 $f(x,y)$ 都趋向于同一个常数 A,还不能断定函数 $f(x,y)$ 有极限. 然而当动点 $P(x,y)$ 以几种不同的方式和路径趋向于点 $P_0(x_0,y_0)$ 时,对应的函数值 $f(x,y)$ 趋向于不同的常数,则可断定函数 $f(x,y)$ 的极限肯定不存在.

例如,函数 $f(x,y)=\begin{cases}\dfrac{xy}{x^2+y^2}, & (x,y)\neq(0,0)\\ 0, & (x,y)=(0,0)\end{cases}$,

当 $P(x,y)$ 沿 x 轴趋向 $P_0(0,0)$ 时,$y\equiv 0$,则 $f(x,y)=f(x,0)=0$,所以 $f(x,y)\to 0$.

当 $P(x,y)$ 沿 y 轴趋向 $P_0(0,0)$ 时,$x\equiv 0$,则 $f(x,y)=f(0,y)=0$,所以 $f(x,y)\to 0$.

但实际上 $\lim\limits_{(x,y)\to(0,0)}f(x,y)$ 不存在. 因为当点 P 沿直线 $y=kx$ 趋向 P_0 时,有

$$\lim_{\substack{(x,y)\to(0,0)\\y=kx}}\frac{xy}{x^2+y^2}=\lim_{x\to 0}\frac{kx^2}{x^2+k^2x^2}=\frac{k}{1+k^2}.$$

可见,极限随着 k 值的变化而变化,不趋近与某常数. 因此,极限 $\lim\limits_{\substack{x\to 0\\y\to 0}}\dfrac{xy}{x^2+y^2}$ 不存在.

二元函数极限是在一元函数基础上推广而来,极限的运算法则,无穷小量和重要极限等方面和一元函数是一致的.

例 7-6 证明 $\lim\limits_{(x,y)\to(0,0)}(x^2+y^2)\sin\dfrac{1}{x^2+y^2}=0$.

证 x，y 不同为零，即在点 $(0,0)$ 附近，$f(x,y)=(x^2+y^2)\sin\dfrac{1}{x^2+y^2}$ 有定义.

当 $P(x,y)\to P_0(0,0)$ 时，$|PP_0|=\sqrt{(x-0)^2+(y-0)^2}=\sqrt{x^2+y^2}\to 0$，此时

$$|f(x,y)-0|=\left|(x^2+y^2)\sin\dfrac{1}{x^2+y^2}\right|\leqslant x^2+y^2=|PP_0|^2\to 0.$$

所以
$$\lim_{(x,y)\to(0,0)}f(x,y)=\lim_{(x,y)\to(0,0)}(x^2+y^2)\sin\dfrac{1}{x^2+y^2}=0.$$

例 7-7 求 $\lim\limits_{(x,y)\to(0,2)}\dfrac{\sin xy}{x}$.

解 $x\neq 0$ 即函数在 $(0,2)$ 附近有定义，由乘积的极限运算法则及重要极限 $\lim\limits_{x\to 0}\dfrac{\sin x}{x}=1$，有

$$\lim_{(x,y)\to(0,2)}\dfrac{\sin xy}{x}=\lim_{(x,y)\to(0,2)}\left[\dfrac{\sin xy}{xy}\cdot y\right]=\lim_{xy\to 0}\dfrac{\sin xy}{xy}\lim_{y\to 2}y=1\cdot 2=2.$$

四、二元函数的连续性

定义 7-3 如果二元函数 $z=f(x,y)$ 满足：

(1) 在点 $P_0(x_0,y_0)$ 及其附近有定义；

(2) 极限 $\lim\limits_{(x,y)\to(x_0,y_0)}f(x,y)$ 存在；

(3) $\lim\limits_{(x,y)\to(x_0,y_0)}f(x,y)=f(x_0,y_0)$.

则称函数 $f(x,y)$ 在点 $P_0(x_0,y_0)$ 处**连续**.

如果函数 $f(x,y)$ 在区域 D 内每一点都连续，称函数在 D 内连续. 函数的不连续的点叫做函数的**间断点**.

例如，函数 $f(x,y)=\begin{cases}\dfrac{xy}{x^2+y^2}, & (x,y)\neq(0,0)\\ 0, & (x,y)=(0,0)\end{cases}$ 在点 $(0,0)$ 处的极限不存在，因此 $(0,0)$ 是间断点；二元函数的间断点可能形成一条或几条曲线，又如函数 $z=\sin\dfrac{1}{x^2+y^2-1}$ 在圆周 $x^2+y^2=1$ 上间断.

类似一元函数，根据函数的极限运算法则可以证明：二元连续函数经有限次四则运算及函数的复合仍是连续函数；二元初等函数在其定义区域内连续；在有界闭区域上连续的二元函数必有最大值和最小值等.

以上关于二元函数的极限与连续性概念以及相关的运算，可以相应地推广到 n 元函数 $y=f(x_1,x_2,\cdots,x_n)$ 上去.

【思考与讨论】

1. 能否用累次极限 $\lim\limits_{x\to x_0}\lim\limits_{y\to y_0}f(x,y)$ 或 $\lim\limits_{y\to y_0}\lim\limits_{x\to x_0}f(x,y)$ 计算二重极限 $\lim\limits_{\substack{x\to x_0\\y\to y_0}}f(x,y)$

2. 如果二元函数 $f(x,y)$ 在 (x_0,y_0) 连续，那么一元函数 $f(x,y_0)$ 在 x_0 处连续吗？

第二节 偏导数与全微分

一、偏导数的定义及其计算方法

在研究一元函数时，函数的瞬时变化率(导数)是一个非常重要的概念，对于二元函数 $z=f(x,y)$，

同样需要讨论它的变化率问题,由于自变量不止一个,情况就比一元函数复杂.

引例 具有一定量的理想气体的压强 P,体积 V,温度 T 三者之间的关系为

$$P = \frac{RT}{V} \quad (R \text{ 为常量}),$$

温度 T 不变时(等温过程),压强 P 是体积 V 的一元函数,故压强 P 关于体积 V 的变化率就是

$$\left(\frac{dP}{dV}\right)_{T=\text{常数}} = -\frac{RT}{V^2},$$

如果体积 V 固定不变(等容过程),压强 P 是温度 T 的一元函数,故有

$$\left(\frac{dP}{dT}\right)_{V=\text{常数}} = \frac{R}{V}.$$

如引例所示,对于二元函数 $z = f(x, y)$,如果令 $y = y_0$,则 $z = f(x, y_0)$ 为关于 x 的一元函数,求其在点 x_0 的瞬时变化率,就是求一元函数在 x_0 的导数. 我们也把这样的导数称为二元函数的偏导数,具体定义如下.

1. 偏导数的定义

定义 7-4 设函数 $z = f(x, y)$ 在点 (x_0, y_0) 及其附近有定义,当 y 固定在 y_0 而 x 在 x_0 处有增量 Δx 时,相应的函数的增量

$$f(x_0 + \Delta x, y_0) - f(x_0, y_0)$$

称作点 (x_0, y_0) 处对 x 的**偏增量**,如果极限

$$\lim_{\Delta x \to 0} \frac{f(x_0 + \Delta x, y_0) - f(x_0, y_0)}{\Delta x}$$

存在,则称此极限为函数 $z = f(x, y)$ 在点 (x_0, y_0) 处对 x 的**偏导数**,记为

$$\left.\frac{\partial z}{\partial x}\right|_{\substack{x=x_0 \\ y=y_0}}, \quad \left.\frac{\partial f}{\partial x}\right|_{\substack{x=x_0 \\ y=y_0}}, \quad \left.z'_x\right|_{\substack{x=x_0 \\ y=y_0}} \text{ 或 } f'_x(x_0, y_0).$$

类似地,可定义函数 $z = f(x, y)$ 在点 (x_0, y_0) 处对 y 的偏导数,即

$$\left.\frac{\partial z}{\partial y}\right|_{\substack{x=x_0 \\ y=y_0}} = \lim_{\Delta y \to 0} \frac{f(x_0, y_0 + \Delta y) - f(x_0, y_0)}{\Delta y}.$$

如果对于区域 D 内任意一点 (x, y),函数 $z = f(x, y)$ 都存在偏导数 $f'_x(x, y)$,$f'_y(x, y)$,则在区域 D 上定义以 (x, y) 为自变量,偏导数值 $f'_x(x, y)$,$f'_y(x, y)$ 为因变量的两个函数,称它们为函数 $z = f(x, y)$ 的**偏导函数**,简称为**偏导数**,即

$$\frac{\partial z}{\partial x} = \lim_{\Delta x \to 0} \frac{f(x + \Delta x, y) - f(x, y)}{\Delta x}, \text{ 或记为 } \frac{\partial f}{\partial x}, \ z'_x, \ f'_x(x, y).$$

$$\frac{\partial z}{\partial y} = \lim_{\Delta y \to 0} \frac{f(x, y + \Delta y) - f(x, y)}{\Delta y}, \text{ 或记为 } \frac{\partial z}{\partial y}, \ \frac{\partial f}{\partial y}, \ z'_y, \ f'_y(x, y).$$

显然,函数 $z = f(x, y)$ 在点 (x_0, y_0) 的偏导数其实就是偏导函数在相应点的函数值. 类似一元函数的导函数,以后在不至于引起混淆的地方称偏导函数为偏导数.

同多元函数的极限一样,偏导数的定义也可以推广到二元以上的函数.

2. 偏导数的计算 从定义上看,偏导数实际上就是一元函数的导数. 因此,对某自变量求偏导时,视其他自变量为常数,即将函数看成该自变量的一元函数,用一元函数的求导法则求导即可. 例如,求 $\frac{\partial f(x, y)}{\partial x}$,将 y 视为常数,对 x 求导即可.

例 7-8 求 $z = x^2 + 3xy + y^2$ 在点 $(1, 2)$ 处的偏导数.

解 视 y 为常量,对 x 求导,$\frac{\partial z}{\partial x} = 2x + 3y$;

视 x 为常量,对 y 求导,$\frac{\partial z}{\partial y} = 3x + 2y$;

将(1, 2)代入上面结果得

$$\left.\frac{\partial z}{\partial x}\right|_{\substack{x=1\\y=2}} = 2\cdot 1 + 3\cdot 2 = 8\ ;\quad \left.\frac{\partial z}{\partial y}\right|_{\substack{x=1\\y=2}} = 3\cdot 1 + 2\cdot 2 = 7\ .$$

例 7-9 求 $z = x^2 \sin 2y + e^y$ 的偏导数.

解 $\dfrac{\partial z}{\partial x} = 2x\sin 2y\ ;\ \dfrac{\partial z}{\partial y} = 2x^2\cos 2y + e^y$.

例 7-10 求函数 $f(x,y) = \begin{cases} \dfrac{xy}{x^2 + y^2}, & (x,y) \neq (0,0) \\ 0, & (x,y) = (0,0) \end{cases}$ 在点 $(0,0)$ 处的偏导数.

解 由于函数是分段函数, 因此用定义求

$$f_x'(0,0) = \lim_{\Delta x \to 0}\frac{f(0+\Delta x,0) - f(0,0)}{\Delta x} = \lim_{\Delta x \to 0}\frac{\dfrac{\Delta x \cdot 0}{(\Delta x)^2 + 0^2}}{\Delta x} = 0,$$

$$f_y'(0,0) = \lim_{\Delta x \to 0}\frac{f(0,0+\Delta y) - f(0,0)}{\Delta y} = \lim_{\Delta x \to 0}\frac{\dfrac{0\cdot \Delta y}{0^2 + (\Delta y)^2}}{\Delta y} = 0\ .$$

例 7-11 求 $u = \sqrt{x^2 + y^2 + z^2}$ 的偏导数.

解 视 y, z 为常量, 对 x 求导

$$\frac{\partial u}{\partial x} = \frac{2x}{2\sqrt{x^2 + y^2 + z^2}} = \frac{x}{u},$$

同理可得

$$\frac{\partial u}{\partial y} = \frac{y}{u},\quad \frac{\partial u}{\partial z} = \frac{z}{u}\ .$$

3. 偏导数的几何意义 在空间直角坐标系中, 二元函数 $z = f(x,y)$ 的图形表示一个曲面, 若将 y 固定于 y_0, 相当于用平面 $y = y_0$ 去截曲面 $z = f(x,y)$, 得一条平面的交线 $z = f(x,y_0)$, 也可以表示为 $\begin{cases} z = f(x,y) \\ y = y_0 \end{cases}$, 如图 7-18 中的 $\overset{\frown}{APB}$. 显然, 交线 $z = f(x,y_0)$ 是 x 的一元函数, 偏导数 $f_x'(x_0,y_0)$ 就是一元函数 $z = f(x,y_0)$ 在 x_0 处的导数, 所以偏导数 $f_x'(x_0,y_0)$ 在几何上表示曲线 $z = f(x,y_0)$ 在 (x_0,y_0) 的对应点 $P(x_0,y_0,f(x_0,y_0))$ 处的切线对 x 轴的斜率 $(f_x'(x_0,y_0) = \tan\beta)$.

同理, 二元函数 $z = f(x,y)$ 在点 (x_0,y_0) 处对 y 的偏导数 $f_y'(x_0,y_0)$, 就是一元函数 $z = f(x_0,y)$ 在 y_0 处的导数, 即平面曲线 $\overset{\frown}{CPD}$ 在点 $P(x_0,y_0,z_0)$ 处的切线对于 y 轴的切线的斜率 $(f_y'(x_0,y_0) = \tan\alpha)$.

值得注意的是, 一元函数在某点的导数存在, 则它在该点必然连续. 但多元函数在某点即各个偏导数都存在, 也不能保证它在该点连续, 如例 7-10, $f_x'(0,0) = f_y'(0,0) = 0$, 但 $\lim\limits_{(x,y)\to(0,0)} f(x,y)$ 不存在, $f(x,y)$ 在 $(0,0)$ 点不连续. 这是因为偏导数仅仅描述了 xOy 平面上动点沿着平行于坐标轴的方向趋向 P_0 时, 函数的变化情况, 而动点以其他方式趋向 P_0 时, 情况未知.

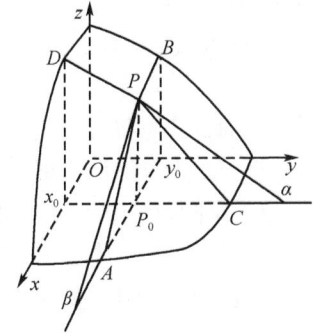

图 7-18

二、高阶偏导数

函数 $z = f(x,y)$ 在区域 D 内的偏导数 $f_x'(x,y),\ f_y'(x,y)$ 一般仍为 x,y 的函数. 如果它们也存在偏导

数，则称此偏导数为函数 $z=f(x,y)$ 的**二阶偏导数**，按照对变量求导次序的不同有下列四个二阶偏导数：

$$\frac{\partial}{\partial x}\left(\frac{\partial z}{\partial x}\right)=\frac{\partial^2 z}{\partial x^2}=f''_{xx}(x,y), \quad \frac{\partial}{\partial y}\left(\frac{\partial z}{\partial x}\right)=\frac{\partial^2 z}{\partial x \partial y}=f''_{xy}(x,y),$$

$$\frac{\partial}{\partial x}\left(\frac{\partial z}{\partial y}\right)=\frac{\partial^2 z}{\partial y \partial x}=f''_{yx}(x,y), \quad \frac{\partial}{\partial y}\left(\frac{\partial z}{\partial y}\right)=\frac{\partial^2 z}{\partial y^2}=f''_{yy}(x,y).$$

其中 $f''_{xy}(x,y), f''_{yx}(x,y)$ 称为**混合偏导数**，同样可定义三阶，四阶，…，及 n 阶偏导数. 二阶及二阶以上的偏导数统称为**高阶偏导数**.

例 7-12 求函数 $z=x^2 y^3+\sin xy$ 的二阶偏导数.

解 $\frac{\partial z}{\partial x}=2xy^3+y\cos xy, \quad \frac{\partial z}{\partial y}=3x^2 y^2+x\cos xy$；

$\frac{\partial^2 z}{\partial x^2}=2y^3-y^2\sin xy, \quad \frac{\partial^2 z}{\partial y^2}=6x^2 y-x^2\sin xy$；

$\frac{\partial^2 z}{\partial x \partial y}=6xy^2+\cos xy-xy\sin xy, \quad \frac{\partial^2 z}{\partial y \partial x}=6xy^2+\cos xy-xy\sin xy$.

本例中混合偏导数 $\frac{\partial^2 z}{\partial x \partial y}$，$\frac{\partial^2 z}{\partial y \partial x}$ 相等. 对此情况，一般有：

定理 7-1 若函数 $z=f(x,y)$ 的两个二阶混合偏导数 $\frac{\partial^2 z}{\partial x \partial y}$，$\frac{\partial^2 z}{\partial y \partial x}$ 在区域 D 内连续，则在该区域内这两个二阶混合偏导数相等.

即二阶混合偏导数在连续的条件下与求导次序无关. 定理证明从略.

三、全 微 分

由偏导数的定义知道，二元函数对某个变量的偏导数，是因变量对于该自变量的变化率(另一个自变量固定). 由一元函数微分学中的知识，有

$$f(x+\Delta x,y)-f(x,y)\approx f_x(x,y)\Delta x,$$
$$f(x,y+\Delta y)-f(x,y)\approx f_y(x,y)\Delta y,$$

以上两式左端分别叫做二元函数对 x、对 y 的**偏增量**，而右端分别叫做二元函数对 x,y 的**偏微分**. 显然，偏增量可以用一元微分来近似，但实际问题需要讨论多元函数当每个自变量都获得增量时因变量的增量.

设函数 $z=f(x,y)$ 在点 $P(x,y)$ 及其附近有定义，当自变量 x,y 分别有增量 Δx 和 Δy，则

$$\Delta z=f(x+\Delta x,y+\Delta y)-f(x,y)$$

称为函数在点 P 对应于自变量增量 Δx，Δy 的**全增量**.

全增量的计算一般比较复杂，同一元函数一样，我们希望用自变量增量 Δx，Δy 的线性函数来近似代替，我们首先讨论下面的引例.

引例 已知边长 x,y 的矩形金属薄片，受热膨胀后，边长分别增加 Δx 和 Δy，研究其面积的增量.

解 面积的增量为

$$\Delta S=(x+\Delta x)(y+\Delta y)-xy=(y\cdot\Delta x+x\Delta y)+\Delta x\Delta y.$$

右式第一项为 Δx，Δy 的线性形式之和.

当 $\Delta x\to 0, \Delta y\to 0$ 时，$\rho=\sqrt{(\Delta x)^2+(\Delta y)^2}\to 0$，有

$$\lim_{(\Delta x,\Delta y)\to(0,0)}\frac{\Delta x\Delta y}{\sqrt{\Delta x^2+\Delta y^2}}=0 .(读者可以自己证明)$$

故 ΔS 的第二项 $\Delta x\Delta y$ 是 $\rho=\sqrt{(\Delta x)^2+(\Delta y)^2}\to 0$ 的高阶无穷小量，可以忽略不计. 因此当 $\Delta x\to 0, \Delta y\to 0$

时，$\Delta S \approx y \cdot \Delta x + x \Delta y$．且注意到，$\Delta x$ 的系数为 $y = \dfrac{\partial S}{\partial x}$，$\Delta y$ 的系数为 $x = \dfrac{\partial S}{\partial y}$．此形式类似于一元函数的微分，称为 S 的**全微分**．

一般地，我们有以下定义．

定义 7-5 设函数 $z = f(x, y)$ 在点 (x, y) 及其附近有定义，如果函数在点 (x, y) 的全增量
$$\Delta z = f(x + \Delta x, y + \Delta y) - f(x, y)$$
可以表示为
$$\Delta z = A \Delta x + B \Delta y + o(\rho),$$
其中常数 A，B 不依赖 Δx，Δy 仅与 x, y 有关，$o(\rho)$ 为 $\rho = \sqrt{(\Delta x)^2 + (\Delta y)^2}$ 的高阶无穷小，则称函数在点 (x, y) **可微分**，$A \Delta x + B \Delta y$ 称为函数在点 (x, y) 的**全微分**(total differential)，**记作** $\mathrm{d}z$，即 $\mathrm{d}z = A \Delta x + B \Delta y$．

如果函数 $z = f(x, y)$ 在区域 D 内每点都可微分，则称这函数 $z = f(x, y)$ 在 D 内**可微**．

前面已经指出，多元函数在某点的偏导数存在，并不能保证函数在该点连续．但若函数 $z = f(x, y)$ 在点 (x, y) 可微分，那么函数在该点必定连续．

事实上，假设函数 $z = f(x, y)$ 在点 (x, y) 可微分，则由定义知
$$\Delta z = A \Delta x + B \Delta y + o(\rho).$$
注意到 $\rho \to 0$ 时，$\Delta x \to 0$，$\Delta y \to 0$，且 A，B 为不依赖于 Δx，Δy 的常数，那么 $\lim\limits_{\rho \to 0} \Delta z = 0$．

由全增量的定义 $\Delta z = f(x + \Delta x, y + \Delta y) - f(x, y)$，有
$$\lim_{(\Delta x, \Delta y) \to (0, 0)} f(x + \Delta x, y + \Delta y) = \lim_{\rho \to 0}[f(x, y) + \Delta z] = f(x, y).$$
这就是说函数 $z = f(x, y)$ 在点 (x, y) 连续．

全微分中的常数 A, B 如何获得，由下面定理给出．

定理 7-2 如果函数 $z = f(x, y)$ 在点 (x, y) 可微分，则函数在该点的偏导数 $\dfrac{\partial z}{\partial x}$，$\dfrac{\partial z}{\partial y}$ 必定存在，且函数在该点的全微分为
$$\mathrm{d}z = \frac{\partial z}{\partial x} \mathrm{d}x + \frac{\partial z}{\partial y} \mathrm{d}y.$$

证明 设函数 $z = f(x, y)$ 在点 (x, y) 可微分，自变量 x, y 分别有增量 Δx 和 Δy，则根据可微的定义有
$$f(x + \Delta x, y + \Delta y) - f(x, y) = A \Delta x + B \Delta y + o(\rho),$$
A，B，ρ 意义如前述，特别地，对于 $\Delta y = 0$ 上式也是成立的，即
$$f(x + \Delta x, y) - f(x, y) = A \Delta x + o(|\Delta x|),$$
上式两端各除以 Δx，再对 $\Delta x \to 0$ 取极限，
$$\lim_{\Delta x \to 0} \frac{f(x + \Delta x, y) - f(x, y)}{\Delta x} = A.$$
即偏导数 $\dfrac{\partial z}{\partial x}$ 存在，且等于 A．同理可证 $\dfrac{\partial z}{\partial y} = B$．证毕．

与一元微分相同，记 $\Delta x = \mathrm{d}x$，$\Delta y = \mathrm{d}y$，则根据定理，$\mathrm{d}z = \dfrac{\partial z}{\partial x} \mathrm{d}x + \dfrac{\partial z}{\partial y} \mathrm{d}y$，它表明二元函数的全微分 $\mathrm{d}z$ 实际上是两个偏微分之和，通常称此为二元函数的微分符合**叠加原理**．该定理还表明：可微必定可导(指各偏导数存在)．但反过来，可导不一定可微！只有在各偏导数 $\dfrac{\partial z}{\partial x}$，$\dfrac{\partial z}{\partial y}$ 连续的情况下，函数才可以微分．这里受篇幅所限，对此不作详细讨论．

如果函数 $z = f(x, y)$ 在区域 D 内处处可微，则称函数 $z = f(x, y)$ 在 D 内可微．

例 7-13 求函数 $z = \arctan \dfrac{y}{x}$ 的全微分．

解 $\dfrac{\partial z}{\partial x} = \dfrac{1}{1+\left(\dfrac{y}{x}\right)^2}\left(-\dfrac{y}{x^2}\right) = -\dfrac{y}{x^2+y^2}$，$\dfrac{\partial z}{\partial y} = \dfrac{1}{1+\left(\dfrac{y}{x}\right)^2} \cdot \dfrac{1}{x} = \dfrac{x}{x^2+y^2}$，

所以

$$dz = -\dfrac{y}{x^2+y^2}dx + \dfrac{x}{x^2+y^2}dy.$$

微分的叠加原理也可以推广. 例如, 若三元函数 $u = f(x,y,z)$ 的全微分存在, 则

$$du = \dfrac{\partial u}{\partial x}dx + \dfrac{\partial u}{\partial y}dy + \dfrac{\partial u}{\partial z}dz.$$

例 7-14 求函数 $u = x + \sin\dfrac{y}{2} + e^{yz}$ 的全微分.

解 因为 $\dfrac{\partial u}{\partial x} = 1$，$\dfrac{\partial u}{\partial y} = \dfrac{1}{2}\cos\dfrac{y}{2} + ze^{yz}$，$\dfrac{\partial u}{\partial z} = ye^{yz}$，所以

$$du = dx + \left(\dfrac{1}{2}\cos\dfrac{y}{2} + ze^{yz}\right)dy + ye^{yz}dz.$$

【思考与讨论】
1. 二元函数在某点的两个一阶偏导数都存在, 该函数在这点连续吗?
2. 二元函数在某点可微分, 它在该点的两个一阶偏导数是否一定存在? 反过来呢?

第三节 多元复合函数与隐函数的偏导数

一、多元复合函数的求导法则

设函数 $z = f(u,v)$ 是变量 u, v 的函数, 而 u 和 v 又是变量 x, y 的函数, $u = u(x,y)$, $v = v(x,y)$, 则称 $z = f[u(x,y), v(x,y)]$ 是 x, y 的**二元复合函数**, u, v 为中间变量.

定理 7-3 设函数 $u = u(x,y)$, $v = v(x,y)$ 在点 (x,y) 处有对 x 及 y 的偏导数, 函数 $z = f(u,v)$ 在对应点 (u,v) 处有连续偏导数, 则复合函数 $z = f[u(x,y), v(x,y)]$ 在点 (x,y) 处有对 x, y 的偏导数, 且有

$$\dfrac{\partial z}{\partial x} = \dfrac{\partial z}{\partial u}\dfrac{\partial u}{\partial x} + \dfrac{\partial z}{\partial v}\dfrac{\partial v}{\partial x},$$

$$\dfrac{\partial z}{\partial y} = \dfrac{\partial z}{\partial u}\dfrac{\partial u}{\partial y} + \dfrac{\partial z}{\partial v}\dfrac{\partial v}{\partial y}.$$

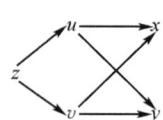

图 7-19

证明从略. 我们常用图示法表示各变量之间的关系(图 7-19).

图中的每一条线表示一个偏导数, 如 "$z \to u$" 表示 $\dfrac{\partial z}{\partial u}$. 现在我们利用图来求 $\dfrac{\partial z}{\partial x}$, 首先看 z 通过中间变量到达 x 有两条路径 $z \to u \to x$ 和 $z \to v \to x$, 那么偏微分结果就是两项之和, 又在第一项中有 $z \to u$ 和 $u \to x$ 两个环节, 它们是两式相乘, 即 $\dfrac{\partial z}{\partial u}\dfrac{\partial u}{\partial x}$. 同理第二项为 $\dfrac{\partial z}{\partial v}\dfrac{\partial v}{\partial x}$. 于是

$$\dfrac{\partial z}{\partial x} = \dfrac{\partial z}{\partial u}\dfrac{\partial u}{\partial x} + \dfrac{\partial z}{\partial v}\dfrac{\partial v}{\partial x}.$$

一般地, 无论复合函数的复合关系如何, 因变量到达自变量有几条路径, 就有几项相加, 而一条路径中有几个环节, 这项就有几个偏导数相乘, 这个特点又称之为**锁链法则**.

设函数 $z = f(u,v)$ 是变量 u, v 的函数, 而 $u = u(x)$, $v = v(x)$, 则 $z = f[u(x), v(x)]$ 是 x 的**复合函数**, u, v 为中间变量. 复合函数 $z = f[u(x), v(x)]$ 关于 x 是否可导, 也与定理 7-3 有着相似的结论. 如下:

若函数 $z = f(u,v)$ 具有连续的偏导数, $u = u(x)$, $v = v(x)$ 关于 x 可导, 则 $z = f(u,v)$ 关于 x 也可导, 且有

$$\frac{dz}{dx}=\frac{\partial z}{\partial u}\frac{du}{dx}+\frac{\partial z}{\partial v}\frac{dv}{dx}.$$

复合函数 $z=f[u(x),v(x)]$ 对 x 的导数 $\dfrac{dz}{dx}$ 称为 z 关于 x 的**全导数**(total derivative), 如右图 7-20 所示.

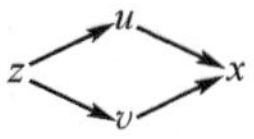

图 7-20

例 7-15 设 $z=u\ln v$, 而 $u=x^2-y^2$, $v=xy$, 求 $\dfrac{\partial z}{\partial x},\dfrac{\partial z}{\partial y}$.

解 $\dfrac{\partial z}{\partial x}=\dfrac{\partial z}{\partial u}\dfrac{\partial u}{\partial x}+\dfrac{\partial z}{\partial v}\dfrac{\partial v}{\partial x}=\ln v\cdot 2x+\dfrac{u}{v}y=2x\ln(xy)+\dfrac{x^2-y^2}{x}$,

$\dfrac{\partial z}{\partial y}=\dfrac{\partial z}{\partial u}\dfrac{\partial u}{\partial y}+\dfrac{\partial z}{\partial v}\dfrac{\partial v}{\partial y}=\ln v\cdot(-2y)+\dfrac{u}{v}x=-2y\ln(xy)+\dfrac{x^2-y^2}{y}.$

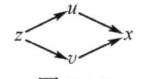

图 7-21

例 7-16 设 $z=u^2v$, $u=\cos x$, $v=\sin x$, 求 $\dfrac{dz}{dx}$.

解 由图-21 可知

$$\frac{dz}{dx}=\frac{\partial z}{\partial u}\frac{du}{dx}+\frac{\partial z}{\partial v}\frac{dv}{dx}$$
$$=2uv(-\sin x)+u^2\cos x=\cos^3 x-2\sin^2 x\cos x.$$

例 7-17 设 $z=f(u,x,y)=e^{u^2+x^2+y^2}$, 而 $u=x^2\sin y$, 求 $\dfrac{\partial z}{\partial x},\dfrac{\partial z}{\partial y}$.

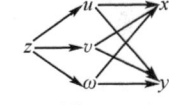

图 7-22

解 不妨设 $z=e^{u^2+v^2+w^2}$, 而 $u=x^2\sin y$, $v=x$, $w=y$, 则由图 7-22 可知

$$\frac{\partial z}{\partial x}=\frac{\partial z}{\partial u}\frac{\partial u}{\partial x}+\frac{\partial z}{\partial v}\frac{\partial v}{\partial x}+\frac{\partial z}{\partial w}\frac{\partial w}{\partial x}$$
$$=2ue^{u^2+v^2+w^2}2x\sin y+2ve^{u^2+v^2+w^2}\cdot 1+2we^{u^2+v^2+w^2}\cdot 0$$
$$=2x(2x^2\sin^2 y+1)e^{x^4\sin^2 y+x^2+y^2},$$
$$\frac{\partial z}{\partial y}=\frac{\partial z}{\partial u}\frac{\partial u}{\partial y}+\frac{\partial z}{\partial v}\frac{\partial v}{\partial y}+\frac{\partial z}{\partial w}\frac{\partial w}{\partial y}$$
$$=2ue^{u^2+v^2+w^2}x^2\cos y+2ve^{u^2+v^2+w^2}\cdot 0+2we^{u^2+v^2+w^2}\cdot 1$$
$$=2(x^4\sin y\cos y+y)e^{x^4\sin^2 y+x^2+y^2}.$$

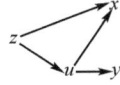

图 7-23

例 7-18 设 $z=f(x,u)$ 的偏导数连续, 且 $u=3x^2+y^4$, 求 $\dfrac{\partial z}{\partial x},\dfrac{\partial z}{\partial y}$.

解 函数各变量之间的关系如图 7-23 所示, 由锁链法则

$$\frac{\partial z}{\partial x}=\frac{\partial f}{\partial x}+\frac{\partial f}{\partial u}\frac{\partial u}{\partial x}=f'_x(x,u)+f'_u(x,u)\cdot 6x$$
$$=f'_x(x,u)+6xf'_u(x,u),$$
$$\frac{\partial z}{\partial y}=\frac{\partial f}{\partial u}\frac{\partial u}{\partial y}=4y^3 f'_u(x,u).$$

全微分形式的不变性 设 $z=f(u,v)$ 具有连续偏数, $u=u(x,y)$, $v=v(x,y)$ 也都有连续偏导数, 则

$$dz=\frac{\partial z}{\partial u}du+\frac{\partial z}{\partial v}dv=\frac{\partial z}{\partial u}\left(\frac{\partial u}{\partial x}dx+\frac{\partial u}{\partial y}dy\right)+\frac{\partial z}{\partial v}\left(\frac{\partial v}{\partial x}dx+\frac{\partial v}{\partial y}dy\right)$$
$$=\left(\frac{\partial z}{\partial u}\frac{\partial u}{\partial x}+\frac{\partial z}{\partial v}\frac{\partial v}{\partial x}\right)dx+\left(\frac{\partial z}{\partial u}\frac{\partial u}{\partial y}+\frac{\partial z}{\partial v}\frac{\partial v}{\partial y}\right)dy$$
$$=\frac{\partial z}{\partial x}dx+\frac{\partial z}{\partial y}dy.$$

可见, 全微分总是等于各变量的偏微分之和, 而不管这组变量是中间变量 u,v 还是自变量 x,y. 这种形式具有一致性, 叫做全微分形式的不变性.

二、隐函数的求导公式

在一元函数中已经介绍过用复合函数的求导法则来求由方程 $F(x,y)=0$ 所确定的隐函数 $y=f(x)$ 的导数. 现在通过多元函数求偏导数的方法, 给出隐函数的求导公式.

若将 $F(x,y)$ 看成 x,y 的二元函数, 而 y 又是 x 的函数 $y=f(x)$, 于是 $F(x,y)=0$ 就成为 $F[x,f(x)]=0$.

将上式两边对 x 求导, 有

$$\frac{\partial F}{\partial x}+\frac{\partial F}{\partial y}\frac{\mathrm{d}y}{\mathrm{d}x}=0, \text{ 即 } \frac{\mathrm{d}y}{\mathrm{d}x}=-\frac{\frac{\partial F}{\partial x}}{\frac{\partial F}{\partial y}}=-\frac{F'_x}{F'_y}\left(\frac{\partial F}{\partial y}\neq 0\right).$$

对于三元方程 $F(x,y,z)=0$ 所确定的隐函数 $z=f(x,y)$, 采用同样的方法得到

$$\frac{\partial z}{\partial x}=-\frac{F'_x}{F'_z}, \quad \frac{\partial z}{\partial y}=-\frac{F'_y}{F'_z}.$$

例 7-19 求由方程 $\sin y+\mathrm{e}^x-xy^2=0$ 所确定的隐函数的导数 $\frac{\mathrm{d}y}{\mathrm{d}x}$.

解 设 $F(x,y)=\sin y+\mathrm{e}^x-xy^2$, 则有

$$F'_x=\mathrm{e}^x-y^2, \quad F'_y=\cos y-2xy.$$

$$\frac{\mathrm{d}y}{\mathrm{d}x}=-\frac{F'_x}{F'_y}=\frac{y^2-\mathrm{e}^x}{\cos y-2xy}.$$

例 7-20 求由方程 $z=\mathrm{e}^{xy}+\mathrm{e}^z$ 所确定的隐函数 $z=f(x,y)$ 的偏导数.

解 令 $F(x,y,z)=\mathrm{e}^{xy}-z+\mathrm{e}^z=0$, 则

$$\frac{\partial F}{\partial x}=y\mathrm{e}^{xy}, \quad \frac{\partial F}{\partial y}=x\mathrm{e}^{xy}, \quad \frac{\partial F}{\partial z}=-1+\mathrm{e}^z.$$

故 $\dfrac{\partial z}{\partial x}=-\dfrac{F'_x}{F'_z}=\dfrac{y\mathrm{e}^{xy}}{1-\mathrm{e}^z}$; $\dfrac{\partial z}{\partial y}=-\dfrac{F'_y}{F'_z}=\dfrac{x\mathrm{e}^{xy}}{1-\mathrm{e}^z}$.

例 7-21 设 $x^2+y^2=1$, 求 $\dfrac{\mathrm{d}y}{\mathrm{d}x},\dfrac{\mathrm{d}^2y}{\mathrm{d}x^2}$ 以及它们在点 $(0,1)$ 的值.

解 这里令 $F(x,y)=x^2+y^2-1$, 则

$$\frac{\mathrm{d}y}{\mathrm{d}x}=-\frac{F'_x}{F'_y}=-\frac{x}{y},$$

则

$$\left.\frac{\mathrm{d}y}{\mathrm{d}x}\right|_{\substack{x=0\\y=1}}=0.$$

$$\frac{\mathrm{d}^2y}{\mathrm{d}x^2}=-\frac{y-xy'}{y^2}=-\frac{y-x\left(-\dfrac{x}{y}\right)}{y^2}=-\frac{y^2+x^2}{y^3}=-\frac{1}{y^3},$$

则

$$\left.\frac{\mathrm{d}^2y}{\mathrm{d}x^2}\right|_{\substack{x=0\\y=1}}=-1.$$

【思考与讨论】

1. 以下关于函数 $z=f(x,y)$ 的四个命题, 请列出他们关系(这里记点 (x_0,y_0) 为 P_0).
   A. z 在 P_0 点连续; B. z 在 P_0 点的(两个)偏导数连续;

C. z 在 P_0 点可微;　　　　　　　D. z 在 P_0 点的(两个)偏导数存在.

2. 在隐函数的求导法则中, F'_x 表示函数 $F(x,y)$ 对 x 的偏导数, 这时对包含在 y 中的变量 x 也求导吗?

第四节　多元函数的极值

一、二元函数的极值

例 7-22　函数 $f(x,y)=x^2+y^2-1$ 的图形为旋转抛物面, 如图 7-24 所示, 此曲面上的点 $(0,0,-1)$ 低于周围的点, 即当 $x\neq 0, y\neq 0$ 时, 有 $f(x,y)=x^2+y^2-1>-1=f(0,0)$, 和一元函数类似, 称该二元函数在点 $(0,0)$ 取得极小值 -1.

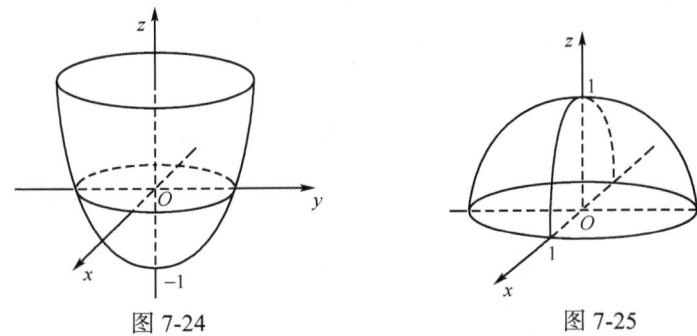

图 7-24　　　　　　　　　　图 7-25

例 7-23　函数 $z=\sqrt{1-x^2-y^2}$ 的图形为上半球面, 如图 7-25 所示, 显然此曲面上的点 $(0,0,1)$ 高于周围的点, 即在点 $(0,0)$ 附近任意点 (x,y) 处, 都有 $f(x,y)=\sqrt{1-x^2-y^2}<1=f(0,0)$, 这时称该函数在点 $(0,0)$ 处取得极大值 1.

在上述例子中函数都有局部最小值或最大值, 下面给出二元函数极值的确切定义.

定义 7-6　设 (x_0,y_0) 是二元函数 $z=f(x,y)$ 的定义域 D 内部的点, 如果对于 (x_0,y_0) 附近的任何异于 (x_0,y_0) 的点 (x,y), 都有

$$f(x,y)<f(x_0,y_0) \text{ 或 } f(x,y)>f(x_0,y_0),$$

则称函数在点 (x_0,y_0) 有**极大值**或**极小值(统称极值)** $f(x_0,y_0)$, 而 (x_0,y_0) 称为**极大值点或极小值点(统称极值点)**.

例 7-24　函数 $z=xy$ 在点 $(0,0)$ 处不能取得极值. 因为点 $(0,0)$ 附近异于 $(0,0)$ 的点, 函数值既可能取正值也可能取负值, 而点 $(0,0)$ 处的函数值为零, 介于中间.

寻找二元函数的极值问题, 一般可以用偏导数解决, 以下两个定理叙述了偏导数与极值的关系:

定理 7-4(极值存在的必要条件)　如果函数 $z=f(x,y)$ 在点 (x_0,y_0) 处有两个一阶偏导数, 且在点 (x_0,y_0) 处有极值, 则

$$f'_x(x_0,y_0)=0, \quad f'_y(x_0,y_0)=0.$$

证明　不妨设函数 $z=f(x,y)$ 在点 (x_0,y_0) 处取得极大值, 按定义, 在点 (x_0,y_0) 附近任何异于 (x_0,y_0) 的点 (x,y), 都满足 $f(x,y)\leqslant f(x_0,y_0)$, (x,y_0) 也是其附近一点, 则有 $f(x,y_0)\leqslant f(x_0,y_0), x\neq x_0$.

因此, 如果将 $f(x,y_0)$ 看作是关于 x 的一元函数, 那么 $x=x_0$ 就是一元函数 $f(x,y_0)$ 处取得极大值的点, 由一元函数极值相关结论知, 必定有 $f'_x(x_0,y_0)=0$.

同理可证　　　　　　　　　　　$f'_y(x_0,y_0)=0.$

仿照一元函数, 我们把满足方程组 $\begin{cases} f'_x(x,y)=0 \\ f'_y(x,y)=0 \end{cases}$ 的点称为函数的**驻点**.

对于偏导数存在的函数来说，如果有极值点，则极值点一定是驻点．但上面的条件并不是充分的，即驻点不一定是极值点．如例 7-24 中，点 (0,0) 是函数 $z=xy$ 的驻点，但不是极值点．

下面不作证明地给出判断二元函数极值的充分条件．

定理 7-5 （极值存在的充分条件） 设函数 $z=f(x,y)$ 在点 (x_0,y_0) 及其附近具有连续的二阶偏导数，且 $f'_x(x_0,y_0)=0$，$f'_y(x_0,y_0)=0$．令 $A=f''_{xx}(x_0,y_0)$，$B=f''_{xy}(x_0,y_0)$，$C=f''_{yy}(x_0,y_0)$，则

(1) 当 $B^2-AC<0$ 时，函数在 (x_0,y_0) 处取得极值．若 $A>0$，$f(x_0,y_0)$ 是极小值；若 $A<0$，$f(x_0,y_0)$ 是极大值；

(2) 当 $B^2-AC>0$ 时，$f(x_0,y_0)$ 不是极值；

(3) 当 $B^2-AC=0$ 时，$f(x_0,y_0)$ 是否为极值，需要另作讨论.

综合定理 7-4，7-5，对于具有二阶连续偏导数的函数 $z=f(x,y)$，其极值的求法可归结为以下步骤：

(1) 求 $z=f(x,y)$ 的一阶偏导数数，解方程组 $\begin{cases} f'_x(x,y)=0 \\ f'_y(x,y)=0 \end{cases}$，得所有实数解，列出所有驻点．

(2) 求 $z=f(x,y)$ 二阶偏导数，对每一个驻点，算出对应的 A,B,C 的值，并根据 B^2-AC 的符号判断驻点是否为极值点．

(3) 求出极值点的函数值．

例 7-25 求函数 $f(x,y)=x^3-y^3+3x^2+3y^2-9x$ 的极值．

解 $f'_x(x,y)=3x^2+6x-9$，$f'_y(x,y)=-3y^2+6y$．

解方程组

$$\begin{cases} f'_x(x,y)=3x^2+6x-9=0 \\ f'_y(x,y)=-3y^2+6y=0 \end{cases},$$

得驻点 $(1,0),(1,2),(-3,0),(-3,2)$．

求函数的二阶导数，

$$f''_{xx}(x,y)=6x+6,\quad f''_{xy}(x,y)=0,\quad f''_{yy}(x,y)=-6y+6.$$

在点 $(1,0)$ 处 $B^2-AC=0-12\cdot 6<0$，且 $A>0$，函数有极小值 $f(1,0)=5$；

在点 $(1,2)$ 处 $B^2-AC=0-12\cdot(-6)>0$，$f(1,2)$ 不是函数的极值；

在点 $(-3,0)$ 处 $B^2-AC=0-(-12\cdot 6)>0$，$f(-3,0)$ 不是函数的极值；

在点 $(-3,2)$ 处 $B^2-AC=0-(-12)\cdot(-6)<0$，且 $A<0$，函数有极大值 $f(-3,2)=31$．

必须指出：二元函数的极值点可能会出现在一阶偏导数不存在的点中．例如：函数 $z=\sqrt{x^2+y^2}$ 在点 $(0,0)$ 处取得极小值 $z|_{(0,0)}=0$．因为在点 $(0,0)$ 附近任意点 (x,y) 处，有 $f(x,y)=\sqrt{x^2+y^2}>0=f(0,0)$，但在点 $(0,0)$ 处的一阶偏导数都不存在．

如果函数 $z=f(x,y)$ 在有界闭区域 D 上连续，则在 D 上一定有最大值和最小值．与一元函数类似，二元函数的最大值和最小值，不仅可能在区域 D 的内部取得，也可能在区域 D 的边界上取得．因此，求二元函数的最大值和最小值时，只要求出区域内的所有极值，以及区域边界上的最大值和最小值，然后从中找出最大者和最小者，就求出了最大值和最小值．这显然是复杂的，在实际问题中，如果根据问题的性质，可以确定函数 $z=f(x,y)$ 区域 D 上有最大值(或最小值)，而且函数在 D 内部有且只有一个驻点，那么可以肯定该驻点必定是函数 $f(x,y)$ 在 D 上的最大值点(或最小值点)．

例 7-26 做一个体积为 V 的长方体有盖水箱，问如何选择尺寸，才能使用料最省？

解 设水箱的长、宽分别为 x,y，则高为 $\dfrac{V}{xy}$，此水箱所用材料的表面积为

$$A = 2\left(xy + y \cdot \frac{V}{xy} + x \cdot \frac{V}{xy}\right) = 2\left(xy + \frac{V}{x} + \frac{V}{y}\right) \quad (x>0, y>0),$$

材料面积 A 是 x,y 的二元函数, x,y 取何值时 A 最小?

$$A'_x = 2\left(y - \frac{V}{x^2}\right), \quad A'_y = 2\left(x - \frac{V}{y^2}\right).$$

解方程组

$$\begin{cases} 2\left(y - \dfrac{V}{x^2}\right) = 0 \\ 2\left(x - \dfrac{V}{y^2}\right) = 0 \end{cases},$$

得 $x = \sqrt[3]{V}, y = \sqrt[3]{V}$.

由问题的实际意义断定函数有最小值, 而驻点只有一个, 因此函数 A 必在 $(\sqrt[3]{V}, \sqrt[3]{V})$ 处有最小值. 故当有盖水箱的长、宽、高都为 $\sqrt[3]{V}$ 时, 所用材料最省.

二、条件极值

上面给出的求二元函数 $f(x,y)$ 的极值的方法中, 自变量 x,y 是相互独立的, 即自变量除了定义域的限制外, 不受其他条件的约束, 称这类极值为**无条件极值**, 简称**极值**. 如果自变量 x 与 y 之间还有附加的约束条件 $g(x,y)=0$ 限制, 使得它们不是完全相互独立的, 像这样对自变量有附加条件的极值问题称为**条件极值**.

例如上面的例 7-26, 若将表面积 A 看成是 x,y,z 的三元函数 $A = 2(xy + yz + xz)$, 则自变量有约束条件 $V = xyz$, 这是一个三元函数的条件极值. 通过约束条件消去 z, 此时 A 变成 x,y 的二元函数, 而 x,y 是相互独立的, 就化为二元函数的无条件极值了.

不是所有问题都像例 7-26 一样, 条件极值轻易地就转化成了无条件极值. 以下的拉格朗日乘数法就是求解条件极值的方法.

拉格朗日乘数法 求函数 $z = f(x,y)$ 在附加条件 $g(x,y)=0$ 下的极值. 可以通过如下步骤实现:

(1) 作拉格朗日函数

$$L(x,y) = f(x,y) + \lambda g(x,y),$$

其中 λ 为常数, 称为拉格朗日常数; 将原条件极值问题化为求三元函数 $L(x,y,\lambda)$ 的无条件极值问题.

(2) 由无条件极值问题的必要条件有

$$\begin{cases} L'_x = f'_x(x,y) + \lambda g'_x(x,y) = 0 \\ L'_y = f'_y(x,y) + \lambda g'_y(x,y) = 0 \\ L'_\lambda = g(x,y) = 0 \end{cases}.$$

解上述方程组, 求得可能的极值点 (x_0, y_0), 我们称点 (x_0, y_0) 为**条件驻点**.

(3) 根据实际问题的性质判别 (x_0, y_0) 是否为极值点(充分条件略).

例 7-27 求表面积为 a^2, 而体积为最大的长方体的体积.

解 设长方体的棱分别为 x,y,z, 则问题就是在约束条件

$$g(x,y,z) = 2xy + 2yz + 2xz - a^2 = 0$$

下, 求函数

$$V = xyz \quad (x>0, y>0, z>0)$$

的最大值, 作拉格朗日函数

$$L(x,y,z) = xyz + \lambda(2xy + 2yz + 2xz - a^2),$$

对 $L(x,y,z)$，求 x,y,z 的偏导数，并使之为零，再与 $g(x,y,z)=0$ 联立，得

$$\begin{cases} yz + 2\lambda(y+z) = 0 \\ xz + 2\lambda(x+z) = 0 \\ xy + 2\lambda(y+x) = 0 \\ 2xy + 2yz + 2xz - a^2 = 0 \end{cases}$$

因 x,y,z 都不为零，由方程组的前三式得

$$\frac{x}{y} = \frac{x+z}{y+z}, \quad \frac{y}{z} = \frac{x+y}{x+z},$$

解之得

$$x = y = z,$$

代入方程组的第四式得

$$x = y = z = \frac{\sqrt{6}}{6}a.$$

根据题意可知，存在体积最大值，最大的体积是 $V = \left(\frac{\sqrt{6}}{6}a\right)^3 = \frac{\sqrt{6}}{36}a^3$.

【思考与讨论】
1. 对于一元函数，一阶导数不存在的点可能是函数的极值点．对于二元函数有相同的结论吗？
2. 拉格朗日乘数法中，求得函数 $z = f(x,y)$ 在条件 $g(x,y) = 0$ 下的可能的极值点，这极值点是驻点吗？若是，是哪个函数的驻点？能用充分性条件定理来判断他是否为极值点吗？

第五节 二重积分

一元函数微分学的概念与思想方法可以推广到多元函数，我们知道，一元函数的积分是某种确定形式的和的极限，这种和的极限的概念推广到定义在区域上的多元函数，便得到重积分.

一、二重积分的概念和性质

1. 曲顶柱体的体积 设 $z = f(x,y)$ 在有界闭区域 D 上为正的连续函数，在几何上它表示一个连续曲面 S．我们把以 S 为顶、D 为底、以 D 的边界曲线为准线，而母线平行于 z 轴的柱面为侧面的空间立体称为**曲顶柱体**(图 7-26). 如何求这种曲顶柱体的体积呢？类似于求曲边梯形面积，我们采用"分割、近似、求和、取极限"的方法解决这个问题.

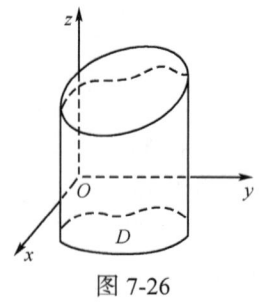
图 7-26

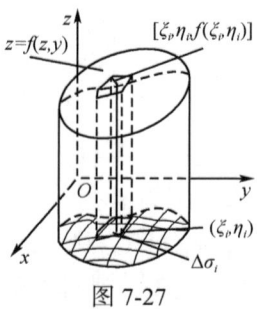
图 7-27

(1) **分割**：用一组曲线网把 D 分成 n 个小闭区域(图 7-27) $\Delta\sigma_1, \Delta\sigma_2, \cdots, \Delta\sigma_n$，各个小闭区域的面积也用这些记号表示．分别以这些小闭区域的边界为准线，作母线平行于 z 轴的柱面，将原来的曲顶柱体分成 n 个小的曲顶柱体，以 $\Delta V_1, \Delta V_2, \cdots, \Delta V_n$ 表示这些小的曲顶柱体的体积.

(2) **近似**：各 $\Delta\sigma_i$ 很小时，因 $f(x,y)$ 连续，$f(x,y)$ 在 $\Delta\sigma_i$ 内的变化很小，小曲顶柱体的曲顶可近似为平顶，我们在 $\Delta\sigma_i$ 中任取一点 (ξ_i, η_i)，以 $f(\xi_i, \eta_i)$ 为高的而底为 $\Delta\sigma_i$ 的平顶柱体的体积为

$f(\xi_i,\eta_i)\Delta\sigma_i$ $(i=1,2,\cdots,n)$, 它近似等于相应的小曲顶柱体的体积, 即 $\Delta V_i \approx f(\xi_i,\eta_i)\Delta\sigma_i$ $(i=1,2,\cdots,n)$.

(3) **求和**: 对上述 n 个小柱体的体积求和, 就得到大曲顶柱体体积 V 的近似值, 即 $V=\sum_{i=1}^{n}\Delta V_i \approx \sum_{i=1}^{n}f(\xi_i,\eta_i)\Delta\sigma_i$.

(4) **取极限**: 令各 $\Delta\sigma_i$ 中的直径的最大值趋于零, 所得的极限值即为该曲顶柱体的体积, 即
$$V=\lim_{\lambda\to 0}\sum_{i=1}^{n}f(\xi_i,\eta_i)\Delta\sigma_i.$$

2. 二重积分的概念

定义 7-7 设 $f(x,y)$ 是定义在有界闭区域 D 上的二元连续函数, 将 D 任意分割成 n 个小闭区域 $\Delta\sigma_1,\Delta\sigma_2,\cdots,\Delta\sigma_n$, 其中 $\Delta\sigma_i$ 也表示第 i 个小闭区域面积, 在每个 $\Delta\sigma_i$ 上任取一点 (ξ_i,η_i), 作和式 $\sum_{i=1}^{n}f(\xi_i,\eta_i)\Delta\sigma_i$, 令 λ 表示 $\Delta\sigma_i(i=1,2,\cdots,n)$ 中的最大直径, 当 λ 趋于零时, 此时 n 无限增大, 如果和式 $\sum_{i=1}^{n}f(\xi_i,\eta_i)\Delta\sigma_i$ 的极限存在, 且区域的分法和区域内点的取法都不影响极限值, 则称此极限为二元函数 $f(x,y)$ 在闭区域 D 上的**二重积分**(double integral), 记作 $\iint\limits_{D}f(x,y)\mathrm{d}\sigma$, 即

$$\iint\limits_{D}f(x,y)\mathrm{d}\sigma=\lim_{\lambda\to 0}\sum_{i=1}^{n}f(\xi_i,\eta_i)\Delta\sigma_i,$$

其中 $\iint$ 为**二重积分号**, D 为**积分区域**, $f(x,y)$ 为**被积函数**, $\mathrm{d}\sigma$ 为**面积元素**, $f(x,y)\mathrm{d}\sigma$ 为**被积表达式**, x,y 为**积分变量**.

由二重积分的定义可知: 前面所述曲顶柱体的体积就是曲顶 $f(x,y)$ 在底 D 上的二重积分, 即 $V=\iint\limits_{D}f(x,y)\mathrm{d}\sigma$.

二重积分的定义中对闭区域 D 的划分是任意的, 特别地, 在直角坐标系中用平行于坐标轴的直线网来划分 D, 则除了包含边界点的一些小闭区域外, 其余的闭区域都是矩形的小闭区域, 设小矩形区域 $\Delta\sigma$ 的边长分别为 Δx 和 Δy (图 7-28), 则小矩形区域的面积为 $\Delta\sigma=\Delta x\Delta y$. 因此, 在直角坐标系下, 可以把面积元素记为 $\mathrm{d}\sigma=\mathrm{d}x\mathrm{d}y$. 则在直角坐标系下, 二重积分可表示成

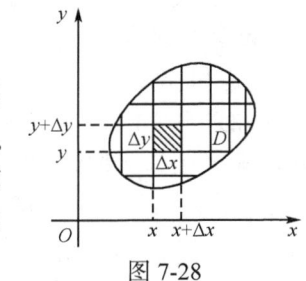

图 7-28

$$\iint\limits_{D}f(x,y)\mathrm{d}x\mathrm{d}y,$$

$\mathrm{d}x\mathrm{d}y$ 叫做直角坐标系下的面积元素.

当 $f(x,y)$ 在闭区域 D 上连续时, $f(x,y)$ 在区域 D 上的二重积分必存在, 这时也称函数 $f(x,y)$ 在闭区域 D 上是可积的. 以后, 我们总假定 $f(x,y)$ 在闭区域 D 上是连续的.

二重积分的几何意义: 如果 $f(x,y)\geqslant 0$, 则曲顶柱体在 xOy 面的上方, 二重积分即为柱体的体积; 若 $f(x,y)\leqslant 0$, 曲顶柱体在 xOy 面的下方, 二重积分是负的, 其绝对值是柱体的体积; 若 $f(x,y)$ 在 D 的部分区域是正的, 部分区域是负的, 则二重积分就是 xOy 面上方柱体的体积减去下方柱体的体积.

3. 二重积分的性质 二重积分具有与一元函数定积分类似的性质(假设所讨论函数在积分区域 D 上是连续的):

性质 7-1 积分号里的常数因子可以提到积分号的外面
$$\iint\limits_{D}kf(x,y)\mathrm{d}\sigma=k\iint\limits_{D}f(x,y)\mathrm{d}\sigma \quad (k\text{ 为常数}).$$

性质 7-2 有限个函数代数和的积分等于各函数积分的代数和

$$\iint\limits_D [f(x,y) \pm g(x,y)]\mathrm{d}\sigma = \iint\limits_D f(x,y)\mathrm{d}\sigma \pm \iint\limits_D g(x,y)\mathrm{d}\sigma.$$

性质 7-3 如果闭区域 D 被有限条曲线分割成有限个部分闭区域，则 D 上的积分等于各部分闭区域上积分的和. 例如 D 被分成了两个闭区域 D_1, D_2，则

$$\iint\limits_D f(x,y)\mathrm{d}\sigma = \iint\limits_{D_1} f(x,y)\mathrm{d}\sigma + \iint\limits_{D_2} f(x,y)\mathrm{d}\sigma.$$

性质 7-4 如果在闭区域 D 上总有 $f(x,y) \leqslant g(x,y)$，则

$$\iint\limits_D f(x,y)\mathrm{d}\sigma \leqslant \iint\limits_D g(x,y)\mathrm{d}\sigma.$$

性质 7-5 设 M, m 分别是函数 $f(x,y)$ 在有界闭区域 D 上的最大和最小值，σ 是 D 的面积，则

$$m\sigma \leqslant \iint\limits_D f(x,y)\mathrm{d}\sigma \leqslant M\sigma.$$

性质 7-6（二重积分中值定理） 如果 $f(x,y)$ 在有界闭区域 D 上连续，σ 是 D 的面积，则在 D 内至少存在一点 (ξ, η)，使得

$$\iint\limits_D f(x,y)\mathrm{d}\sigma = f(\xi, \mu)\sigma.$$

这个性质的几何意义是：任意曲顶柱体的体积，必有一个与之同底、底面上至少能找到一点 (ξ, η)，其函数值 $f(\xi, \eta)$ 为高的平顶柱体的的体积与之相等.

二、二重积分的计算

用定义计算二重积分，是复杂和困难的. 要很多情况下，二重积分可化为二次单积分来计算，下面给出直角坐标系和极坐标系中二重积分的计算方法.

1. 利用直角坐标系计算二重积分 设函数 $z = f(x,y)$ 在有界闭区域 D 上连续，如果平面区域 D 能够表示成 $a \leqslant x \leqslant b$，$\varphi_1(x) \leqslant y \leqslant \varphi_2(x)$，其中函数 $\varphi_1(x), \varphi_2(x)$ 在 $[a,b]$ 上连续，称这样区域为 X 型区域. 该区域的特点是：穿过区域 D 内部且垂直于 x 轴的直线与 D 的边界的交点不多于两点. 如图 7-29(a) 和 (b).

如果平面区域 D 能够表示成 $c \leqslant y \leqslant d$，$\psi_1(y) \leqslant x \leqslant \psi_2(y)$，其中函数 $\psi_1(y), \psi_2(y)$ 在 $[c,d]$ 上连续，称这样区域为 Y 型区域，该区域的特点是：穿过区域 D 内部且垂直于 y 轴的直线与 D 的边界的交点不多于两点. 如图 7-30(a) 和 (b).

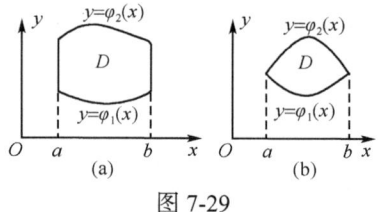

图 7-29

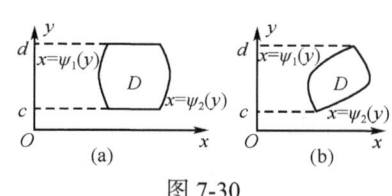

图 7-30

首先讨论积分区域是 X 型的二重积分 $\iint\limits_D f(x,y)\mathrm{d}\sigma$ 的计算.

设 $f(x,y) > 0$ 时，则 $\iint\limits_D f(x,y)\mathrm{d}\sigma$ 的值等于以 D 为底，以曲面 $z = f(x,y)$ 为顶的曲顶柱体的体积. 下面计算这个曲顶柱体的体积.

在区间 $[a,b]$ 上取定一点 x_0，用过 x_0 且平行于 yOz 面的平面截曲顶柱体，得到底边区间为 $[\varphi_1(x_0), \varphi_2(x_0)]$，顶边曲线为 $z = f(x_0, y)$ 的曲边梯形（图 7-31 中阴影部分），这截面面积为

$$A(x_0) = \int_{\varphi_1(x_0)}^{\varphi_2(x_0)} f(x_0, y)\mathrm{d}y,$$

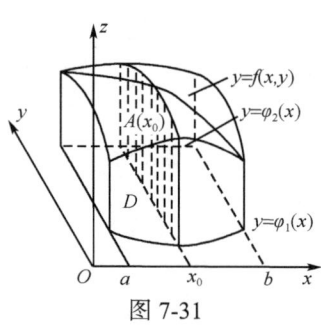

图 7-31

一般地，上述截面过$[a,b]$内任意定点x时，其面积为

$$A(x)=\int_{\varphi_1(x)}^{\varphi_2(x)}f(x,y)\mathrm{d}y.$$

在$x+\mathrm{d}x$处再用一平行于yOz面的平面截曲顶柱体，由于$\mathrm{d}x$很小，可以认为曲顶柱体在x处的截面面积与$x+\mathrm{d}x$处的截面面积近似相等，即认为两个平面将该曲顶柱体在x与$x+\mathrm{d}x$处截得一个底面积为$A(x)$、厚度为$\mathrm{d}x$的柱体薄片，相应的体积微元为$\mathrm{d}V=A(x)\mathrm{d}x$，由于$x$是$[a,b]$内的任意一点，由定积分的微元法知，曲顶柱体的体积为

$$V=\int_a^b A(x)\mathrm{d}x=\int_a^b\left[\int_{\varphi_1(x)}^{\varphi_2(x)}f(x,y)\mathrm{d}y\right]\mathrm{d}x,$$

于是有

$$\iint\limits_D f(x,y)\mathrm{d}\sigma=\int_a^b\left[\int_{\varphi_1(x)}^{\varphi_2(x)}f(x,y)\mathrm{d}y\right]\mathrm{d}x.$$

上式右端称为先对y后对x的二次积分. 由此看到，二重积分的计算可化成计算两次单积分来进行，这种方法称为**累次积分法**. 首先，对y积分时，把x看作常数，把$f(x,y)$只看作y的函数，并对y从$\varphi_1(x)$到$\varphi_2(x)$进行定积分；然后把算得的结果(关于x的函数)再对x在区间$[a,b]$上进行定积分. 这二次积分也可写为以下形式

$$\iint\limits_D f(x,y)\mathrm{d}\sigma=\int_a^b\mathrm{d}x\int_{\varphi_1(x)}^{\varphi_2(x)}f(x,y)\mathrm{d}y.$$

上述讨论中，我们先假定了$f(x,y)\geqslant 0$，实际上这二次积分公式不受此条件约束.

如果积分区域是Y型区域(图 7-30)，类似有

$$\iint\limits_D f(x,y)\mathrm{d}\sigma=\int_c^d\left[\int_{\psi_1(y)}^{\psi_2(y)}f(x,y)\mathrm{d}x\right]\mathrm{d}y=\int_c^d\mathrm{d}y\int_{\psi_1(y)}^{\psi_2(y)}f(x,y)\mathrm{d}x,$$

这就是把二重积分化为先对x后对y的二次积分公式.

如果积分区域D不属于上述两种类型，如图 7-32 所示. 即平行于x轴或y轴的直线与D的边界的交点多于两点，这时可以用平行于x轴或平行于y轴的直线把D分成若干个小区域，使每个小区域都属于上述两类型之一，则可利用性质 7-3，将D上的积分化成每个小区域上积分的和.

例 7-28 计算$\iint\limits_D xy^2\mathrm{d}x\mathrm{d}y$，其中区域$D$：$0\leqslant x\leqslant 1$，$1\leqslant y\leqslant 2$.

解 作区域D的图形(图 7-33)，这是矩形区域，此区域既是X型也是Y型，化成累次积分时，积分上下限均为常数. 如果先对y积分，则把x看作常数，得

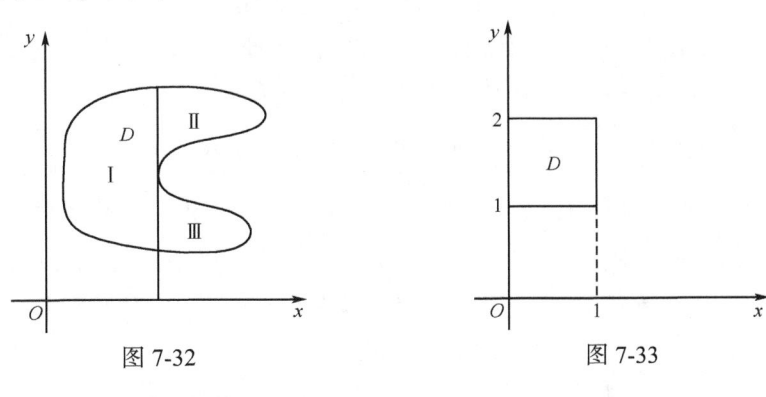

图 7-32　　　　　图 7-33

$$\iint\limits_D xy^2\mathrm{d}x\mathrm{d}y=\int_0^1\mathrm{d}x\int_1^2 xy^2\mathrm{d}y=\int_0^1 x\left(\frac{y^3}{3}\right)\bigg|_1^2\mathrm{d}x=\frac{7}{3}\int_0^1 x\mathrm{d}x=\frac{7}{6}.$$

如果先对x积分，则有

$$\iint_D xy^2 \mathrm{d}x\mathrm{d}y = \int_1^2 \mathrm{d}y \int_0^1 xy^2 \mathrm{d}x = \int_1^2 y^2 \left(\frac{x^2}{2}\right)\Big|_0^1 \mathrm{d}y = \frac{1}{2}\int_1^2 y^2 \mathrm{d}y = \frac{7}{6}.$$

例 7-29 计算 $\iint_D xy\mathrm{d}\sigma$，其中 D 是由抛物线 $y^2 = x$ 及直线 $y = x-2$ 所围成的闭区域.

解 画 D 的图形，解方程组 $\begin{cases} y^2 = x \\ y = x-2 \end{cases}$，得交点坐标为 $(1, -1), (4, 2)$.

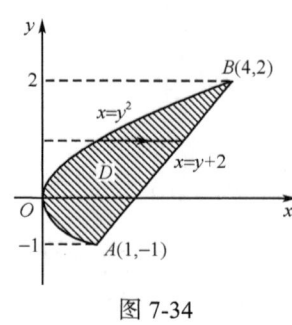
图 7-34

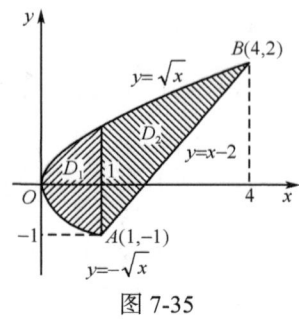
图 7-35

这积分区域既是 X 型又是 Y 型的，显然当作 Y 型区域更方便些，如图 7-34 所示，这时积分区域 D 可以表示为

$$y \in [-1, 2] \quad y^2 \leqslant \psi(y) \leqslant y+2,$$

$$\iint_D xy\mathrm{d}\sigma = \int_{-1}^2 \left[\int_{y^2}^{y+2} xy \mathrm{d}x\right] \mathrm{d}y = \int_{-1}^2 y\left(\frac{1}{2}x^2\right)\Big|_{y^2}^{y+2} \mathrm{d}y$$

$$= \frac{1}{2}\int_{-1}^2 \left[y(y+2)^2 - y^5\right] \mathrm{d}y = \frac{1}{2}\left[\frac{1}{4}y^4 + \frac{4}{3}y^3 + 2y^2 - \frac{1}{6}y^6\right] = \frac{45}{8}.$$

若先对 y 积分后对 x 积分，由于下方边界曲线在区间 $[0, 1]$ 与 $[1, 4]$ 上的表达式不一致，这时就必须用直线 $x = 1$ 将区域 D 分成 D_1 和 D_2 两部分(图 7-35). 则 D_1 和 D_2 可分别表示为

$$D_1 = \{(x, y) | -\sqrt{x} \leqslant y \leqslant \sqrt{x}, 0 \leqslant x \leqslant 1\},$$

$$D_2 = \{(x, y) | x - 2 \leqslant y \leqslant \sqrt{x}, 1 \leqslant x \leqslant 4\},$$

由此得

$$\iint_D xy\mathrm{d}\sigma = \iint_{D_1} xy\mathrm{d}\sigma + \iint_{D_2} xy\mathrm{d}\sigma = \int_0^1 \mathrm{d}x \int_{-\sqrt{x}}^{\sqrt{x}} xy\mathrm{d}y + \int_1^4 \mathrm{d}x \int_{x-2}^{\sqrt{x}} xy\mathrm{d}y.$$

显然，计算起来要比先对 x 后对 y 积分麻烦，所以恰当地选择积分次序是化二重积分为二次积分的关键. 选择积分次序与积分区域的形状及被积函数的特点有关.

例 7-30 改变二次积分 $\int_0^1 \left[\int_y^1 \mathrm{e}^{-x^2}\mathrm{d}x\right] \mathrm{d}y$ 的积分次序，并求其值.

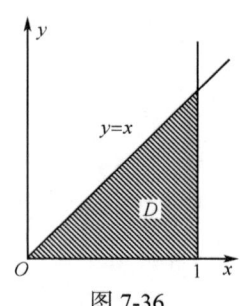
图 7-36

解 实际上 $\int \mathrm{e}^{-x^2}\mathrm{d}x$ 是积不出来的积分，但从题中的积分表达式可以看出，积分区域 D 由直线 $x = 1$，$y = 0$ 与 $y = x$ 围成(图 7-36)，区域 D 可表示为 X 型

$$D = \{(x, y) | 0 \leqslant x \leqslant 1, 0 \leqslant y(x) \leqslant x\}.$$

所以

$$\int_0^1 \left[\int_y^1 \mathrm{e}^{-x^2}\mathrm{d}x\right] \mathrm{d}y = \iint_D \mathrm{e}^{-x^2}\mathrm{d}x\mathrm{d}y = \int_0^1 \left[\int_0^x \mathrm{e}^{-x^2}\mathrm{d}y\right] \mathrm{d}x$$

$$= \int_0^1 x\mathrm{e}^{-x^2}\mathrm{d}x = -\frac{1}{2}\int_0^1 \mathrm{e}^{-x^2}\mathrm{d}(-x^2) = -\frac{1}{2}\left(\mathrm{e}^{-x^2}\right)\Big|_0^1 = \frac{1}{2}\left(1 - \frac{1}{\mathrm{e}}\right).$$

例 7-31 求由两个圆柱面 $x^2 + y^2 = R^2$ 和 $x^2 + z^2 = R^2$ 相交所形成的立体在第一卦限中的体积.

解 所求立体(图 7-37)是一曲顶柱体的体积. 它以圆柱面 $z=\sqrt{R^2-x^2}$ 为顶, 底为 xOy 面上的四分之一圆(图 7-38), 用不等式组表示为
$$D=\left\{(x,y)\Big|0\leqslant y\leqslant\sqrt{R^2-x^2},0\leqslant x\leqslant R\right\},$$
所求体积为
$$V=\iint\limits_{D}\sqrt{R^2-x^2}\,\mathrm{d}x\mathrm{d}y=\int_{0}^{R}\mathrm{d}x\int_{0}^{\sqrt{R^2-x^2}}\sqrt{R^2-x^2}\,\mathrm{d}y$$
$$=\int_{0}^{R}\sqrt{R^2-x^2}[y]_{0}^{\sqrt{R^2-x^2}}\mathrm{d}x=\int_{0}^{R}(R^2-x^2)\mathrm{d}x=\frac{2}{3}R^3.$$

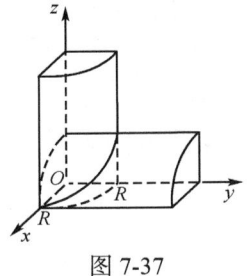

图 7-37

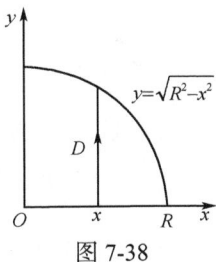

图 7-38

2. 利用极坐标系计算二重积分 前面讨论了在直角坐标系下计算二重积分的方法. 但有些二重积分, 其被积函数和积分区域(如圆形、扇形、环形域等)用极坐标系表示时比较简单, 这时可考虑利用极坐标计算二重积分. 下面介绍在极坐标系下二重积分的计算方法.

因为二重积分与积分区域 D 的分法无关, 所以可用极坐标系下以极点为中心的一族同心圆($r=$ 常数)以及从极点发出的一族射线($\theta=$ 常数)来分割区域 D. 不失一般性, 我们考虑极径由 r 变到 $r+\mathrm{d}r$ 和极角由 θ 变到 $\theta+\mathrm{d}\theta$ 所得到的区域(图 7-39). 该小区域可近似地看作边长分别为 $\mathrm{d}r$ 和 $r\mathrm{d}\theta$ 的小矩形, 于是极坐标下的面积元素 $\mathrm{d}\sigma=r\mathrm{d}r\mathrm{d}\theta$. 再用坐标变换 $x=r\cos\theta$, $y=r\sin\theta$ 代替被积函数 $f(x,y)$ 中的 x 和 y, 于是得到二重积分在极坐标系下的表达式
$$\iint\limits_{D}f(x,y)\mathrm{d}\sigma=\iint\limits_{D}f(r\cos\theta,r\sin\theta)r\mathrm{d}r\mathrm{d}\theta.$$

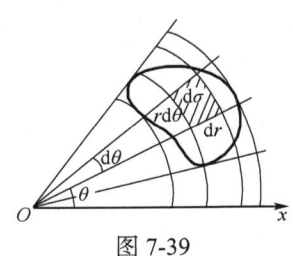

图 7-39

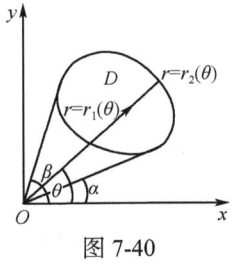

图 7-40

实际计算时, 与直角坐标情况类似, 还是化二重积分为累次积分来进行计算, 这里仅介绍先 r 后 θ 的积分次序, 积分的上下限则要根据极点与区域 D 的位置而定. 下面分三种情况说明在极坐标系下, 如何化二重积分为累次积分.

(1) 极点 O 在积分区域 D 之外(图 7-40).

此时区域 D 界于射线 $\theta=\alpha$ 和 $\theta=\beta$ 之间($\alpha<\beta$), 这两条射线与 D 的边界的交点把区域边界曲线分为内边界曲线 $r=r_1(\theta)$ 和外边界曲线 $r=r_2(\theta)$ 两个部分, 则
$$D=\{(x,y)|r_1(\theta)\leqslant r\leqslant r_2(\theta),\alpha\leqslant\theta\leqslant\beta\},$$
$$\iint\limits_{D}f(r\cos\theta,r\sin\theta)r\mathrm{d}r\mathrm{d}\theta=\int_{\alpha}^{\beta}\mathrm{d}\theta\int_{r_1(\theta)}^{r_2(\theta)}f(r\cos\theta,r\sin\theta)r\mathrm{d}r.$$

(2) 极点 O 在积分区域 D 之内(图 7-41).

此时极角 θ 从 0 变到 2π，如果 D 的边界曲线方程是 $r = r(\theta)$，则
$$D = \{(x,y) \mid 0 \leqslant r \leqslant r(\theta), 0 \leqslant \theta \leqslant 2\pi\},$$
$$\iint\limits_D f(r\cos\theta, r\sin\theta) r \mathrm{d}r \mathrm{d}\theta = \int_0^{2\pi} \mathrm{d}\theta \int_0^{r(\theta)} f(r\cos\theta, r\sin\theta) r \mathrm{d}r.$$

(3) 极点 O 在积分区域 D 的边界上(图 7-42).

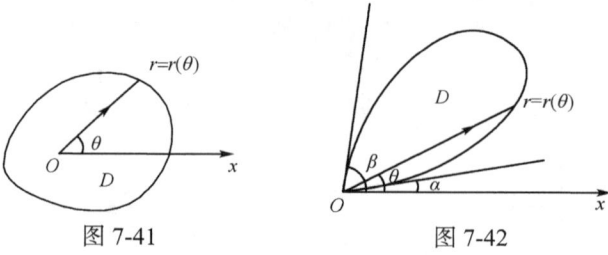

图 7-41　　　　　　　图 7-42

此时极角 θ 从 α 变到 β，设区域 D 的边界曲线方程是 $r = r(\theta)$，则
$$D = \{(x,y) \mid 0 \leqslant r \leqslant r(\theta), \alpha \leqslant \theta \leqslant \beta\},$$
$$\iint\limits_D f(r\cos\theta, r\sin\theta) r \mathrm{d}r \mathrm{d}\theta = \int_\alpha^\beta \mathrm{d}\theta \int_0^{r(\theta)} f(r\cos\theta, r\sin\theta) r \mathrm{d}r.$$

例 7-32　计算 $\iint\limits_D \mathrm{arttan}\dfrac{y}{x} \mathrm{d}\sigma$，其中 D 是由圆周 $x^2 + y^2 = 1$，$x^2 + y^2 = 4$ 及直线 $y = 0, y = x$ 围成的在第一象限内的闭区域.

解　积分区域 D 如图 7-43 所示，在极坐标系中可以表示为
$$0 \leqslant \theta \leqslant \frac{\pi}{4}, 1 \leqslant r \leqslant 2,$$
$$\iint\limits_D \mathrm{arttan}\frac{y}{x} \mathrm{d}\sigma = \iint\limits_D \mathrm{arttan}\frac{r\sin\theta}{r\cos\theta} r \mathrm{d}r \mathrm{d}\theta = \int_0^{\frac{\pi}{4}} \theta \mathrm{d}\theta \int_1^2 r \mathrm{d}r$$
$$= \left[\frac{1}{2}r^2\right]_1^2 \left[\frac{1}{2}\theta^2\right]_0^{\frac{\pi}{4}} = \frac{3}{64}\pi^2.$$

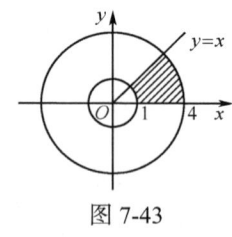　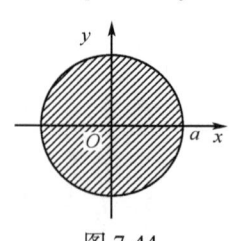　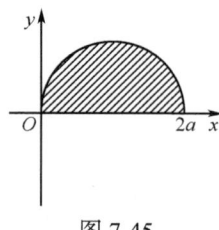

图 7-43　　　　　　　图 7-44　　　　　　　图 7-45

例 7-33　计算 $\iint\limits_D \mathrm{e}^{-x^2-y^2} \mathrm{d}x\mathrm{d}y$，其中区域 $D = \{(x,y) \mid 0 \leqslant x^2 + y^2 \leqslant a^2\}$.

解　积分区域 D 如图 7-44 所示，其极坐标表示 $0 \leqslant r \leqslant a, 0 \leqslant \theta \leqslant 2\pi$，则
$$\iint\limits_D \mathrm{e}^{-x^2-y^2} \mathrm{d}x\mathrm{d}y = \iint\limits_D \mathrm{e}^{-r^2} r \mathrm{d}r \mathrm{d}\theta = \int_0^{2\pi}\left[\int_0^a \mathrm{e}^{-\rho^2}\rho \mathrm{d}\rho\right] \mathrm{d}\theta$$
$$= \int_0^{2\pi}\left[-\frac{1}{2}\mathrm{e}^{-r^2}\right]_0^a \mathrm{d}\theta = \frac{1}{2}(1 - \mathrm{e}^{-a^2})\int_0^{2\pi}\mathrm{d}\theta = \pi(1 - \mathrm{e}^{-a^2}).$$

例 7-34　计算二重积分 $\int_0^{2a} \mathrm{d}x \int_0^{\sqrt{2ax-x^2}} (x^2 + y^2) \mathrm{d}y$.

解　从积分限可以看出，积分区域 D 是圆周 $(x-a)^2 + y^2 = a^2$ 与 x 轴围成的在第一象限的内的闭区域(图 7-45)，结合被积函数的形式，极坐标系下积分比较方便.

$$D = \{(r,\theta) \mid 0 \leqslant \theta \leqslant \frac{\pi}{2}, 0 \leqslant r \leqslant 2a\cos\theta\}.$$

$$原式 = \iint\limits_{D}(x^2+y^2)\mathrm{d}x\mathrm{d}y = \iint\limits_{D} r^2 r \mathrm{d}r\mathrm{d}\theta$$

$$= \int_0^{\frac{\pi}{2}}\mathrm{d}\theta\int_0^{2a\cos\theta} r^2 \mathrm{d}r = 4a^4\int_0^{\frac{\pi}{2}}\cos^4\theta\mathrm{d}\theta = 4a^4\int_0^{\frac{\pi}{2}}\left(\frac{1+\cos 2\theta}{2}\right)^2\mathrm{d}\theta$$

$$= a^4\left[\theta + \sin 2\theta + \frac{1}{2}\theta + \frac{1}{8}\sin 4\theta\right]_0^{\frac{\pi}{2}} = \frac{3}{4}\pi a^4.$$

【思考与讨论】

1. 划分积分区域，为何要求任何垂直于轴的直线与区域的边界相交不多于两点？

2. 若积分区域 $D = D_1 \cup D_2$，其中 $D_1 = \{(x,y) \mid (x,y) \in D, f(x,y) \geqslant 0\}$，$D_2 = \{(x,y) \mid (x,y) \in D, f(x,y) \leqslant 0\}$，$\iint\limits_{D} f(x,y)\mathrm{d}\sigma = \iint\limits_{D_1} f(x,y)\mathrm{d}x\mathrm{d}y + \iint\limits_{D_2} f(x,y)\mathrm{d}x\mathrm{d}y$ 的几何意义是什么？

3. 怎样用二重积分表示平面区域 D 的面积？

习 题 七

1. 求函数的定义域 D，并画出区域 D 的草图.

(1) $z = \sqrt{\dfrac{x^2+y^2}{x^2-y^2}}$；

(2) $z = \dfrac{xy}{x^2-y^2}$；

(3) $z = xy + \sqrt{x - \sqrt{y}}$；

(4) $f(x,y) = \dfrac{1}{\sqrt{16-x^2-y^2}}$.

2. 求下列函数的极限.

(1) $\lim\limits_{\substack{x\to 0 \\ y\to 0}} \dfrac{xy}{x^2+y^2+3}$；

(2) $\lim\limits_{\substack{x\to 0 \\ y\to 0}} \dfrac{2-\sqrt{xy+4}}{xy}$；

(3) $\lim\limits_{\substack{x\to 3 \\ y\to 0}} \dfrac{x\sin(xy)}{y}$；

(4) $\lim\limits_{\substack{x\to 1 \\ y\to 1}} \dfrac{x^4-y^4}{x^2-y^2}$.

3. 求下列函数的间断点.

(1) $z = \ln\dfrac{1}{\sqrt{(x-1)^2+(y-2)^2}}$；

(2) $z = \dfrac{1}{\sin x \sin y}$.

4. 求下列函数的一阶偏导数.

(1) $z = x^3y - y^3x$；

(2) $z = \dfrac{x}{y}\mathrm{e}^{2x+y}$；

(3) $u = \ln(x^2+y^2+z^2)$；

(4) $z = \sin\dfrac{x}{y}\cos\dfrac{y}{x}$；

(5) $z = \ln\ln(x+\ln y)$；

(6) $z = (1+x)^y$.

5. 求下列函数在指定点的偏导数.

(1) $z = \sin(2x+4y)$ 在点 $\left(\dfrac{\pi}{2}, \dfrac{\pi}{4}\right)$；

(2) $z = x+y-\sqrt{x^2+y^2}$ 在点 $(3,4)$.

6. 求下列函数的 $\dfrac{\partial^2 z}{\partial x^2}, \dfrac{\partial^2 z}{\partial y^2}, \dfrac{\partial^2 z}{\partial x \partial y}$.

(1) $z = x^3y^2 - 3xy^3 - xy + 1$；

(2) $z = \cos^2(ax+by)$.

7. 求下列函数的全微分.

(1) $z = xy + \dfrac{x}{y}$；

(2) $z = \mathrm{e}^{\frac{y}{x}}$；

(3) $u = x^{y \cdot z}$；

(4) $z = \dfrac{x+y}{x-y}$.

8. 求函数 $z = \dfrac{y}{x}$ 当 $x = 2, y = 1, \Delta x = 0.1, \Delta y = -0.2$ 时的全增量和全微分.

9. 求下列复合函数的偏导数或全导数.

(1) $z = u^2 \ln v$，而 $u = \dfrac{x}{y}, v = 3x - 2y$；

(2) 设 $z = u^2 v - uv^2$，而 $u = x\cos y, v = x\sin y$；

(3) $u = \dfrac{e^{ax}(y-z)}{a^2+1}$，而 $y = a\sin x, z = \cos x$；

(4) $z = \operatorname{arccot}(xy)$，而 $y = e^x$.

10. 求下列函数的一阶偏导数(其中 f 具有一阶连续偏导数).

(1) $u = f(x, xy, xyz)$；

(2) $u = f(x^2 - y^2, e^{xy})$.

11. 设 $z = \dfrac{y}{f(x^2 - y^2)}$，其中 $f(u)$ 为可导函数，验证 $\dfrac{1}{x}\dfrac{\partial z}{\partial x} + \dfrac{1}{y}\dfrac{\partial z}{\partial y} = \dfrac{z}{y^2}$.

12. 求隐函数的导数.

(1) $\ln\sqrt{x^2 + y^2} = \arctan\dfrac{y}{x}$，求 $\dfrac{dy}{dx}$；

(2) $\dfrac{x}{z} = \ln\dfrac{z}{y}$，求 $\dfrac{\partial z}{\partial x}$ 及 $\dfrac{\partial z}{\partial y}$；

(3) $2\sin(x + 2y - 3z) = x + 2y - 3z$，求 $\dfrac{\partial z}{\partial x} + \dfrac{\partial z}{\partial y}$.

13. 求下列函数的极值.

(1) $f(x, y) = 4(x - y) - x^2 - y^2$；

(2) $f(x, y) = (6x - x^2)(4y - y^2)$；

(3) $f(x, y) = e^{2x}(x + 2y + y^2)$.

14. 求内接于半径为 R 的球有最大体积的长方体.

15. 形状为椭球 $4x^2 + y^2 + 4z^2 \leqslant 16$ 的空间探测器进入地球大气层，其表面开始受热，1 小时后在探测器的点 (x, y, z) 处的温度 $T = 8x^2 + 4yz - 16z + 600$，求探测器表面最热的点.

16. 更换下列二次积分的积分次序.

(1) $\displaystyle\int_0^1 dy \int_y^{\sqrt{y}} f(x, y) dx$；

(2) $\displaystyle\int_0^2 dy \int_{y^2}^{2y} f(x, y) dx$；

(3) $\displaystyle\int_1^e dx \int_0^{\ln x} f(x, y) dy$；

(4) $\displaystyle\int_0^\pi dx \int_0^{\sin x} f(x, y) dy$.

17. 选取适当的坐标计算二重积分.

(1) $\displaystyle\iint_D (x + 6y) dx dy$，其中 D 是 $y = x, y = 5x, x = 1$ 所围成的闭区域；

(2) $\displaystyle\iint_D x\sqrt{y} d\sigma$，其中 D 是由两条抛物线 $y = \sqrt{x}, y = x^2$ 所围成的闭区域；

(3) $\displaystyle\iint_D xy^2 d\sigma$，其中 D 是由圆周 $x^2 + y^2 = 4$ 及 y 轴所围成的右半闭区域；

(4) $\displaystyle\iint_D \dfrac{x^2}{y^2} d\sigma$，其中 D 是由直线 $x = 2, y = x$ 及曲线 $xy = 1$ 轴所围成的闭区域；

(5) $\displaystyle\iint_D \sqrt{x^2 + y^2} d\sigma$，其中 D 是圆环形闭区域 $\{(x, y) \mid a^2 \leqslant x^2 + y^2 \leqslant b^2\}$；

(6) $\displaystyle\iint_D \sqrt{R^2 - x^2 - y^2} d\sigma$，其中 D 是 $x^2 + y^2 = Rx$ 所围成的区域；

(7) $\displaystyle\iint_D \dfrac{1}{1 + x^2 + y^2} dx dy$，其中 D 是 $x^2 + y^2 = 1$ 所围成的区域.

18. 设平面薄片所占的闭区域 D 由直线 $x + y = 2, y = x$ 和 x 轴所围成，它的面密度 $u(x, y) = x^2 + y^2$，求该薄片的质量.

19. 求由球面 $x^2 + y^2 + z^2 = 4a^2$ 与柱面 $x^2 + y^2 = 2ay$ 所围成的立体的体积(指含在柱体内的部分).

第八章 概率论基础

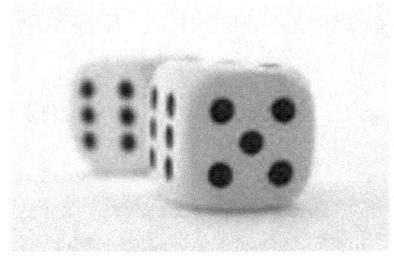

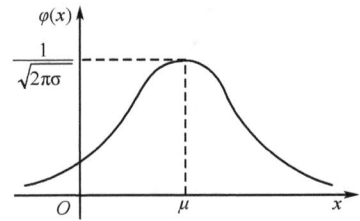

概率论是数学的分支之一，本章由古典概型出发，系统介绍随机试验、随机事件和样本空间等基本概念以及随机事件的概率计算．随机变量的引入使概率论的研究由离散型过渡到连续型，并利用微积分这一有力工具，分析现实生活中连续型随机变量的发生规律．

人们在实践活动中,发现客观世界中普遍存在着一些偶然现象(或称随机现象),对于这种现象,我们无法利用"因果关系"加以严格控制或准确预测.例如,远距离射击一个较小的目标,可能击中,也可能击不中,每次射击的结果是随机的;抛掷一枚硬币,其结果可能是徽花向上,可能是徽花向下,其结果也是随机的.但大量的随机现象背后,这种偶然性始终受事物内部隐藏的必然性所支配.比如多次抛掷硬币得到徽花向上的机会大致占一半,这种在个别试验中呈现出不确定性,但在大量的重复试验中又呈现出统计规律性的现象就是所谓的**随机现象**.概率论就是用数学的方法研究随机现象的一门学科.随着现代科学技术的发展,它在各个学科领域中得到了越来越广泛地应用.

第一节 随机事件与概率

一、随机试验和随机事件

下面举一些试验的例子.

E_1:抛掷一枚硬币,观察徽花向上 F、徽花向下 R 出现的情况.

E_2:抛掷一枚硬币三次,观察徽花向上 F、徽花向下 R 出现的情况.

E_3:掷一颗骰子,观察出现的点数.

这些试验就有共同的特点,归纳起来,就得到概率中试验的概念.

定义 8-1 一个试验如果满足下述条件:

(1) 试验可以在相同的条件下重复进行;

(2) 在试验之前,试验的所有可能结果是明确的,并且不止一个;

(3) 每次试验总是恰好出现这些可能结果中的一个,但在试验之前无法预知.

我们称这样的试验为**随机试验**(random experiment),简称**试验**(experiment),今后讨论的试验都是指随机试验.

由于随机试验的所有可能结果是明确的,我们称所有这些结果所构成的集合为试验的样本空间,记为 U.样本空间的元素,即 U 的每一个结果,称为**样本点**.

上述试验 E_1, E_2, E_3 的样本空间分别为:

$U_1 = \{F, R\}$,

$U_2 = \{FFF, FFR, FRF, RFF, FRR, RFR, RRF, RRR\}$,

$U_3 = \{1, 2, 3, 4, 5, 6\}$.

例如,在 E_2 试验中若发生徽花向 2 次的结果,则有可能发生了集合 $\{FFR, FRF, RFF\}$ 中的一个样本点;在 E_3 试验中若发生了出现偶数点的结果,则有可能发生了集合 $\{2,4,6\}$ 中的一个样本点.不难发现,这两个结果都是各自样本空间的一个子集.

定义 8-2 称随机试验 E 的样本空间 U 的子集为**随机事件**(random event),简称**事件**(event).事件是试验中可能出现的结果,通常用大写英文字母 A,B,C,$\cdots$ 表示.每次试验中,当且仅当这一子集中的一个样本点出现时,称这**一事件发生**.

特别地,由一个样本点组成的单点集,称为**基本事件**(elementary event).样本空间 U 本身称为**必然事件**(certain event),它在试验的结果中一定会发生.不包含任何样本点的空集 V 称为**不可能事件**(impossible event),它在试验中一定不会发生.

例如,在试验 E_3 中,$A = \{1,3,5\}$,$B = \{3,4,5,6\}$ 都是随机事件,分别表示掷出的点数为奇数与大于等于 3 的事件.当掷出的点数为 1 时,事件 A 发生了,当掷出的点数为 4 时,事件 B 发生了.

又如,在试验 E_1 中有两个基本事件:$\{F\},\{R\}$,而试验 E_3 有 6 个基本事件:$\{1\}$,$\{2\}$,$\cdots$,$\{6\}$.会出现 1 到 6 中的一点为必然事件 U,会出现 8 点为不可能事件 V.

综上,事件即集合,因而事件间的关系与运算可以按照集合间的关系与运算来处理.

二、事件的关系和运算

1. 事件的包含与相等

定义 8-3 $A \subset B$，称事件 B 包含事件 A，或事件 A 包含于事件 B 中，表示事件 A 的发生必然导致事件 B 的发生. 如图 8-1.

例如，对胃癌患者施行根治手术，A = "存活 5 年"，B = "存活期至少 3 年"，则 $A \subset B$.

定义 8-4 $A = B$，称事件 A 与 B 相等，表示事件 A 与 B 中任一事件的发生必然导致另一事件的发生. 这时 $A \subset B$，同时 $B \subset A$.

2. 和(并)事件与差事件

定义 8-5 $A \cup B$，称为事件 A 与 B 的**和事件**，表示二事件 A 与 B 中至少有一事件发生的结果事件. 也记为 $A + B$. 如图 8-2. 如患者到医院检查，A = "CT 诊断为肝癌"，B = "超声诊断为肝癌"，则 $A \cup B$ 表示该患者由 CT 或超声诊断为肝癌.

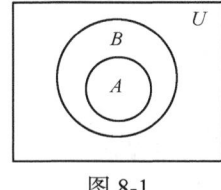
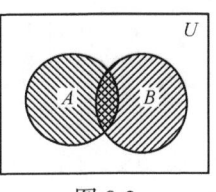

图 8-1　　　图 8-2

类似地，$\bigcup\limits_{k=1}^{n} A_k \left(\sum\limits_{k=1}^{n} A_k \right)$ 称为事件 $A_1, A_2, \cdots, A_n$ 的和事件，表示 n 个事件 $A_1, A_2, \cdots, A_n$ 至少有一事件发生的结果事件. 例如：A_i 为第 i 号同学考试不及格，$i = 1, 2, \cdots, n$，则 $\bigcup\limits_{i=1}^{n} A_i$ 表示全班同学至少有一个不及格.

定义 8-6 $A - B$，称为事件 A 与 B 的**差事件**，表示事件 A 发生而事件 B 不发生的结果事件. 例如：A 为掷骰子出现大于等于 3 的点，B 表示出现偶数点，$A - B$ 则表示出现大于等于 3 的奇数点.

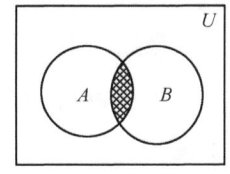

图 8-3

3. 积(交)事件

定义 8-7 $A \cap B$，称为事件 A 与 B 的**积事件**，表示二事件 A 与 B 都发生的结果事件. 也记为 AB. 如图 8-3.

类似地，$\bigcap\limits_{k=1}^{n} A_k \left(\prod\limits_{k=1}^{n} A_k \right)$ 称为事件 $A_1, A_2, \cdots, A_n$ 的积事件，表示 n 个事件 $A_1, A_2, \cdots, A_n$ 同时都发生.

例如，甲乙二人同时射击一个目标，若设 A = "甲没有击中目标"，B = "乙没有击中目标"，C = "目标没有被击中"，则 $C = AB$.

4. 互不相容事件(互斥事件)

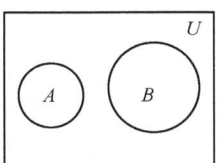

图 8-4

定义 8-8 若 $AB = V$ 称事件 A 与 B 是**互不相容的**(或称互斥的)，表示二事件 A 与 B 不可能同时发生. 如图 8-4 所示. 例如：A 为考试不及格，B 为考试及格，显然，A 与 B 是互不相容的.

类似地，在事件 $A_1, A_2, \cdots, A_n$ 中，对于任意的 i, j ($1 \leq i \neq j \leq n$)，若 $A_i A_j = V$，则称事件 $A_1, A_2, \cdots, A_n$ 是两两互不相容的.

例如，随机试验的所有的基本事件之间，彼此是互不相容的.

5. 对立事件

定义 8-9 若 $A + B = U$ 且 $AB = V$，称事件 A 与 B 是**对立的**(或称互逆的)，表示在试验中事件 A 与 B

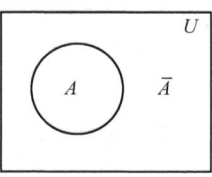

图 8-5

有且仅有一个事件发生. 通常记 A 的对立事件为 $\bar{A}$, A,B 互为对立事件, 记作 $B=\bar{A}$ 或 $A=\bar{B}$. 如图 8-5.

例如, 一射手在一次射击中, $A=$ "目标被击中", 则事件 "目标没有被击中" 是事件 A 的对立事件, 记为 $\bar{A}$.

对立事件必定互斥, 但互斥事件不一定对立.

6. 互不相容的完备事件组

定义 8-10 若 $\sum_{k=1}^{n} A_k = U$, 且 $A_i A_j = V (1 \leqslant i \neq j \leqslant n)$ 时, 则称 $A_1, A_2, \cdots, A_n$ 这 n 个事件构成**互不相容的完备事件组**.

显然, 随机试验的所有基本事件构成互不相容的完备事件组.

7. 事件的运算法则

上述事件的关系, 不难证明有以下的一些性质:

(1) $A+B=B+A$; （加法交换律）

(2) $A+(B+C)=(A+B)+C$; （加法结合律）

(3) $A(B+C)=AB+AC$; （分配律）

(4) $\overline{A \cup B}=\bar{A} \cap \bar{B}, \overline{A \cap B}=\bar{A} \cup \bar{B}$. （德·摩根对偶定律）

请读者思考这些事件的运算: $A+A$; $A+U$; $A+V$; $A+\bar{A}$; AA; AU; AV.

三、概 率

1. 频率与概率 设随机事件 A 在 n 次试验中发生了 m 次, 则称比值 $\dfrac{m}{n}$ 为随机事件 A 发生的相对**频率**(简称频率), 记作

$$f_n(A) = \frac{m}{n}.$$

显然, 对任何随机事件 A 有: $0 \leqslant f_n(A) \leqslant 1$. 其中 $f_n(U)=1$; $f_n(V)=0$.

以下抛掷硬币的试验中, n 表示抛掷次数, m 表示徽花向上的次数, $f_n(A)=\dfrac{m}{n}$ 表示徽花向上的频率.

表 8-1

试验序号	n=5		n=50		n=500	
	m	f	m	f	m	f
1	2	0.4	22	0.44	251	0.502
2	3	0.6	25	0.50	249	0.498
3	1	0.2	21	0.42	256	0.512
4	5	1.0	25	0.50	253	0.506
5	1	0.2	24	0.48	251	0.502
6	2	0.4	21	0.42	246	0.492
7	4	0.8	18	0.36	244	0.488
8	2	0.4	24	0.38	258	0.516
9	3	0.6	27	0.54	262	0.524
10	3	0.6	31	0.62	247	0.494

从表 8-1 可以看出, 当抛掷硬币的次数较少时, 徽花向上的频率是不稳定的. 但随着抛掷硬币的次数增加, 徽花向上的频率越来越明显地呈现出稳定性. 抛掷 500 次时, 徽花向上的频率大致在 0.5 这个数附近摆动.

由此可以看出,随着试验次数的增加,随机事件发生的频率稳定趋近于一个不大于 1 的常数,称这个常数之为随机事件 A 的**概率**,记为 $P(A)$.显然,任何随机事件 A 的概率满足 $0 \leqslant P(A) \leqslant 1$,其中 $P(U)=1$;$P(V)=0$.

在上面的抛掷硬币试验中,我们可以认为徽花向上这个事件的概率为 0.5.

事件的概率是事物的客观属性,只有少数特殊的情况下可以直接推理和计算.一般地,我们总是用多次重复试验中事件 A 的频率去近似估计它的概率.

2. 概率的古典定义 一些特殊试验的事件概率是可以直接计算的,这种计算以下述概率的古典定义为基础.例如,前述试验 E_1, E_2, E_3 具有以下共同的特点:

(1) 试验的样本空间中只包含有限个样本点,即有限个基本事件;
(2) 试验中每个基本事件发生的可能性相同.

称满足上述条件的试验为**等可能概型**或**古典概型**.具有以上两个特点的试验是大量存在的.

定义 8-11 概率的古典定义(亦称古典概型) 设等可能概型的基本事件总数为 N,事件 A 包含 M 个基本事件,则事件 A 的概率 $P(A)$ 为 A 所包含的基本事件数 M 与基本事件总数 N 的比值,即

$$P(A) = \frac{M}{N} = \frac{\text{事件}A\text{包含的基本事件个数}}{\text{基本事件总数}}.$$

例如,试验 E_3 中,出现 3 点记为事件 A_3,则 $P(A_3) = \frac{1}{6}$.

例 8-1 一袋中有 10 个大小和材质相同的球,其中有 6 个白球,4 个红球,现从中任取两个球,求都是白球的概率.

解 基本事件总数 $N = C_{10}^2 = 45$,设 A = "取出两个球都是白球",则它所包含的基本事件个数 $M = C_6^2 = 15$.因此所求事件的概率为

$$P(A) = \frac{15}{45} = \frac{1}{3}.$$

例 8-2 在 100 支针剂中,有 2 支是次品,随机地抽取 5 支,问 5 支都是合格品的概率是多大?5 支中恰有 1 支是次品的概率是多大?

解 设 A = "5 支都是合格品",B = "5 支中恰有 1 支次品",基本事件总数 $N = C_{100}^5$,A 所包含的基本事件数 $M = C_{98}^5$,B 所包含的基本事件个数 $M = C_{98}^4 \cdot C_2^1$,因此所求事件的概率为

$$P(A) = \frac{C_{98}^5}{C_{100}^5} = 0.9020;\quad P(B) = \frac{C_{98}^4 \cdot C_2^1}{C_{100}^5} = 0.096.$$

【思考与讨论】

1. 射击 5 次,记 A = {恰好命中一次},B = {首发就命中},判断下列关系中哪些是正确的:
(1) $B = \bar{A}$;(2) $A + B = U$;(3) $A \supset B$;(4) $AB = V$;(5) $A = B$;
(6) $A \subset B$;(7) $AB \neq V$.
2. 若 A 与 B 互不相容且 $\bar{A}$ 与 $\bar{B}$ 亦互不相容,则 A 和 B 是相互对立的吗?
3. 若 A 与 B 是相互对立的,是否也有 AC 和 BC 相互对立?

第二节 概率基本公式

一、概率加法公式

1. 互不相容事件的概率加法定理

定理 8-1 互不相容事件 A 与 B 的和的概率等于它们各自概率的和,即

$$P(A+B) = P(A) + P(B).$$

以古典概型说明:设样本空间中含有 N 个基本事件.事件 A, B 分别包含其中的 M_1 和 M_2 个基本事

件. 因 A 与 B 互不相容,所以 $A+B$ 包含的基本事件共有 M_1+M_2 个,于是

$$P(A+B) = \frac{M_1+M_2}{N} = \frac{M_1}{N} + \frac{M_2}{N} = P(A)+P(B),$$

即

$$P(A+B) = P(A)+P(B).$$

推论 8-1 有限个互不相容事件 A_1,A_2,$\cdots$,A_n 和的概率,等于每个事件概率的和,即

$$P(A_1+A_2+\cdots+A_n) = P(A_1)+P(A_2)+\cdots+P(A_n).$$

显然, $P(A)+P(\overline{A})=1$. 若事件 $A_1,A_2,\cdots,A_n$ 构成互不相容的完备事件组,则 $\sum_{i=1}^{n}P(A_i)=1$.

例 8-3 一批针剂共 50 支,其中 45 支是合格品,5 支是次品,从这批针剂中任取 3 支,求其中有次品的概率.

解 设 A 为"取出的 3 支针剂中有次品",记 A_i 为"有 i 支次品" $i=1,2,3$. 显然, A_1,A_2,A_3 是互不相容的,且 $A=A_1+A_2+A_3$.

基本事件总数为 C_{50}^3, A_1,A_2,A_3 的基本事件数分别为 $C_5^1\cdot C_{45}^2$, $C_5^2\cdot C_{45}^1$, C_5^3,则

$$P(A_1) = \frac{C_5^1\cdot C_{45}^2}{C_{50}^3} = 0.2525, \quad P(A_2) = \frac{C_5^2\cdot C_{45}^1}{C_{50}^3} = 0.0230,$$

$$P(A_3) = \frac{C_5^3}{C_{50}^3} = 0.0005.$$

由概率加法定理

$$P(A) = P(A_1)+P(A_2)+P(A_3) = 0.2760.$$

另解,事件 A 的对立事件 $\overline{A}$ = "取出 3 支针剂全部是合格品",所以

$$P(\overline{A}) = \frac{C_{45}^3}{C_{50}^3} = 0.7240,$$

$$P(A) = 1-P(\overline{A}) = 1-0.7240 = 0.2760.$$

2. 概率加法定理(广义加法定理)

定理 8-2 设 A,B 为任意两个事件,则 $P(A+B)=P(A)+P(B)-P(AB)$

显然,定理 8-1 是该定理中 $AB=V$ 的特殊情形.

推论 8-2 设 $A_1,A_2,\cdots,A_n$ 为任意有限个事件,则

$$P(A_1+A_2+\cdots+A_n) = \sum_{i=1}^{n}P(A_i) - \sum_{1\leq i\leq j\leq n}P(A_iA_j) + \sum_{1\leq i\leq j\leq k\leq n}P(A_iA_jA_k) - \cdots + (-1)^{n-1}P(A_1A_2\cdots A_n).$$

例如,任意三个事件 A_1,A_2,A_3 和的概率

$$P(A_1+A_2+A_3) = P(A_1)+P(A_2)+P(A_3)-P(A_1A_2)-P(A_2A_3)-P(A_1A_3)+P(A_1A_2A_3).$$

二、条件概率与乘法公式

1. 条件概率

例 一盒中装有红、蓝两色的玻璃、木质球数目如表 8-2,任取一球,求已知取到的球是蓝色的情况下,这球是玻璃球的概率.

表 8-2

	玻璃	木质	合计
红色	2	3	5
蓝色	4	7	11
合计	6	10	16

分析 设 A = "取得玻璃球", B = "取得蓝色球",则 AB = "蓝色的玻璃球", C = "已知取到的

球是蓝色的情况下,这球是玻璃球",C 事件相当于没取到红球,在蓝球里取玻璃球.于是 $P(C)=\dfrac{4}{11}$,容易求得 $P(B)=\dfrac{11}{16}$,$P(AB)=\dfrac{4}{16}$.我们发现 $P(C)=\dfrac{4}{11}=\dfrac{4/16}{11/16}=\dfrac{P(AB)}{P(B)}$.这不是偶然的,我们把 $P(C)$ 称为条件概率,记为 $P(A|B)$.定义如下:

定义 8-12 在事件 B 已经发生的条件下,事件 A 发生的概率,称为事件 B 已发生的条件下事件 A 发生的条件概率,记作

$$P(A|B),$$

且有

$$P(A|B)=\dfrac{P(AB)}{P(B)}.$$

例 8-4 某动物活到 10 岁的概率为 0.6,活到 15 岁的概率为 0.4,问 10 岁的这种动物活到 15 岁的概率为多大?

解 设 A 为"动物活到 10 岁",B 为"动物活到 15 岁",且有,$B\subset A$,则

$$P(B|A)=\dfrac{P(AB)}{P(A)}=\dfrac{P(B)}{P(A)}=\dfrac{0.4}{0.6}\approx 0.667.$$

2. 概率乘法定理

定理 8-3 两个事件积的概率等于其中一事件的概率与另外一事件在前一事件已发生的条件下的条件概率的乘积

$$P(AB)=P(B)P(A|B)=P(A)P(B|A).$$

推论 8-3 $P(A_1 A_2 \cdots A_n)=P(A_1)P(A_2|A_1)P(A_3|A_1 A_2)\cdots P(A_n|A_1 A_2 \cdots A_{n-1}).$

例 8-5 100 个零件中有 90 个合格品,10 个次品.每次从中任取一个零件,取出后不再放回去,问第三次才取得合格品的概率?

解 设 $A_k=$"第 k 次取出的零件是次品"($k=1,2,3$),则 $A_1 A_2 \overline{A_3}=$"第三次才取得合格品",而

$$P(A_1)=\dfrac{10}{100},\quad P(A_2|A_1)=\dfrac{9}{99},\quad P(\overline{A_3}|A_1 A_2)=\dfrac{90}{98}.$$

于是由乘法定理有

$$P(A_1 A_2 \overline{A_3})=P(A_1)P(A_2|A_1)P(\overline{A_3}|A_1 A_2)=\dfrac{10}{100}\cdot\dfrac{9}{99}\cdot\dfrac{90}{98}=0.0084.$$

3. 随机事件的独立性

定义 8-13 如果事件 B 的发生不影响事件 A 的发生,即 $P(A|B)=P(A)$,则称事件 A 对事件 B 是独立的,否则,称为不独立.

例如,一袋中有 5 个白球 3 个黑球,从中连续取出两球.假定(1)第一次取出的球仍放回去;(2)第一次取出的球不放回.设事件 $B=$"第一次取出的是白球",事件 $A=$"第二次取出的是白球",则在(1)中,A 对 B 是独立的,(2)中 A 对 B 是不独立的.

事实上,如果事件 A 对事件 B 是独立的,则事件 B 对事件 A 也是独立的.

因为 $P(B)P(A|B)=P(AB)=P(A)P(B|A)$,则当 $P(A|B)=P(A)>0$ 时,有

$$P(B)=P(B|A).$$

因此,若事件 A 对 B 独立(或事件 B 对 A 独立),则事件 A 与 B 相互独立.

定理 8-4 如果两个事件 A 与 B 相互独立,则 $P(AB)=P(A)P(B)$.

证明 $P(AB)=P(B)P(A|B)$,因为 A 与 B 相互独立,有 $P(A|B)=P(A)$,因此 $P(AB)=P(A)P(B)$.

推论 8-4 有限个事件 $A_1,A_2,\cdots,A_n$ 相互独立,则

$$P(A_1 A_2 \cdots A_n)=P(A_1)\cdot P(A_2)\cdots P(A_n).$$

推论 8-5 若事件 A 与 B 相互独立,则 A 与 $\overline{B}$,$\overline{A}$ 与 B,$\overline{A}$ 与 $\overline{B}$ 相互独立.

例 8-6 甲、乙二射手独立地同时向一个目标进行射击.甲命中率为 0.6,乙命中率为 0.5,求目标被

击中的概率.

解 设 A = "甲击中目标"，B = "乙击中目标"，C = "目标被击中"，A,B 相互独立，则
$$P(C) = P(A+B) = P(A) + P(B) - P(AB) = 0.6 + 0.5 - 0.6 \times 0.5 = 0.8.$$
该题还可以这样解：设 $\overline{C}$ = "目标没有被击中"，则
$$P(\overline{C}) = P(\overline{AB}) = P(\overline{A})P(\overline{B}) = (1-0.6)(1-0.5) = 0.2,$$
所以 $P(C) = 1 - P(\overline{C}) = 1 - 0.2 = 0.8.$

例 8-7 某药厂的针剂车间灌装一批注射液，需经过四道工序，从长期生产经验知道，由于割据时掉入玻璃屑而成废品的概率是 0.4%，由于灌装时污染剂液而成废品的概率为 0.1%，由于洗涤不洁而成废品的概率为 0.2%，由于封口不严而成废品的概率为 0.6%，求四道工序全部合格的概率.

解 四道工序彼此之间没有相互影响，即造成废品的四个因素是相互独立的，所以
$$P = (1-0.4\%)(1-0.1\%)(1-0.2\%)(1-0.6\%) = 98.71\%.$$

三、全概率公式和贝叶斯公式

1. 全概率公式

定理 8-5 设事件 $A_1, A_2, \cdots, A_n$ 是 n 个互不相容的完备事件组，且 $P(A_i) > 0$，$(i=1,2,\cdots,n)$，则事件 B 的概率
$$P(B) = P(A_1)P(B|A_1) + P(A_2)P(B|A_2) + \cdots + P(A_n)P(B|A_n)$$
$$= \sum_{k=1}^{n} P(A_k)P(B|A_k),$$

称此公式为**全概率公式**.

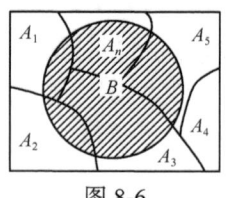

图 8-6

证明 如图 8-6，事实上，由于 $A_1, A_2, \cdots, A_n$ 互不相容，且 $\sum_{k=1}^{n} A_k = U$，所以
$$B = BU = B\sum_{k=1}^{n} A_k = \sum_{k=1}^{n} BA_k,$$
$$P(B) = \sum_{k=1}^{n} P(BA_k) = \sum_{k=1}^{n} P(A_k)P(B|A_k).$$

实际问题中，事件 B 的概率往往不易直接求得，而容易找到 U 的一个互不相容事件组 $A_1, A_2, \cdots, A_n$，且 $P(A_i)$ 及条件概率 $P(B|A_i)$ 可获得，就可以利用全概率公式来计算 $P(B)$.

例 8-8 设某医院仓库中有 10 盒同样规格的 X 线片，已知其中有 5 盒、3 盒、2 盒依次是甲、乙、丙厂生产的. 且甲、乙、丙三厂生产该种 X 线片的次品率依次为 $\frac{1}{10}, \frac{1}{15}, \frac{1}{20}$，从这 10 盒中任取一盒，再从这盒中任取一张 X 线片，求取得合格品的概率.

解 设 A_1, A_2, A_3 依次表示取得的这盒 X 线片是甲、乙、丙厂生产的. A_1, A_2, A_3 为完备事件组，设 B = "取得的 X 线片为合格品". 于是
$P(A_1) = \frac{5}{10}$，$P(A_2) = \frac{3}{10}$，$P(A_3) = \frac{2}{10}$，$P(B|A_1) = \frac{9}{10}$，$P(B|A_2) = \frac{14}{15}$，$P(B|A_3) = \frac{19}{20}$，按全概率公式，有
$$P(B) = P(A_1)P(B|A_1) + P(A_2)P(B|A_2) + P(A_3)P(B|A_3)$$
$$= \frac{5}{10} \cdot \frac{9}{10} + \frac{3}{10} \cdot \frac{14}{15} + \frac{2}{10} \cdot \frac{19}{20} = 0.92.$$

例 8-9 某药厂生产一批针剂，每 100 支为一批，在进行质量检验时，从每批中任取 10 支检查. 如果发现其中有次品，则认为这批产品不合格，假定每批针剂中的次品数量最多不超过 4 个，并且具有如下概率分布，求该批针剂通过检查的概率.

一批针剂中次品数	0	1	2	3	4
概率	0.1	0.2	0.4	0.2	0.1

解 设事件 $A_i =$ "一批针剂中有 i 个次品",$(i=0,1,2,3,4)$,按表 8-2,各事件的概率为 $P(A_0)=0.1$,$P(A_1)=0.2$,$P(A_2)=0.4$,$P(A_3)=0.2$,$P(A_4)=0.1$.

设事件 $B=$ "这批产品通过检查",即抽得的 10 支针剂全是合格品,有

$$P(B|A_0)=1,\quad P(B|A_1)=\frac{C_{99}^{10}}{C_{100}^{10}}=0.900,\quad P(B|A_2)=\frac{C_{98}^{10}}{C_{100}^{10}}=0.809,\quad P(B|A_3)=\frac{C_{97}^{10}}{C_{100}^{10}}=0.727,$$

$$P(B|A_4)=\frac{C_{96}^{10}}{C_{100}^{10}}=0.652.$$

由全概率公式

$$P(B)=\sum_{i=0}^{4}P(A_i)\,P(B|A_i)=0.8142.$$

2. 贝叶斯公式(逆概率公式) 在例 8-8 中,若已知抽到的 X 光片是合格品,是来自甲厂、乙厂、丙厂生产的概率分别是多少?即如果事件 B 已发生,需要对于事件 A_i 的概率应给予重新的估计,也就是计算在事件 B 已发生的条件下事件 A_i $(i=1,2,\cdots,n)$ 的条件概率 $P(A_i|B),(i=1,2,\cdots,n)$.

例 8-10 如果例 8-8 中抽到的 X 光片是合格品,求所抽到的那一盒 X 光片依次是甲厂、乙厂、丙厂生产的概率.

解 仍用例 8-8 中的记号,已知

$P(A_1)=\frac{5}{10}$,$P(A_2)=\frac{3}{10}$,$P(A_3)=\frac{2}{10}$,$P(B|A_1)=\frac{9}{10}$,$P(B|A_2)=\frac{14}{15}$,$P(B|A_3)=\frac{19}{20}$. 我们的问题是求:$P(A_1|B)$,$P(A_2|B)$,$P(A_3|B)$. 由条件概率的计算及乘法法则有

$$P(A_1|B)=\frac{P(A_1B)}{P(B)}=\frac{P(A_1)P(B|A_1)}{P(B)}.$$

再由全概率公式有

$$P(B)=P(A_1)P(B|A_1)+P(A_2)P(B|A_2)+P(A_3)P(B|A_3).$$

得

$$P(A_1|B)=\frac{P(A_1)P(B|A_1)}{P(B)}=\frac{P(A_1)P(B|A_1)}{P(A_1)P(B|A_1)+P(A_2)P(B|A_2)+P(A_3)P(B|A_3)}$$

$$=\frac{\frac{5}{10}\cdot\frac{9}{10}}{\frac{5}{10}\cdot\frac{9}{10}+\frac{3}{10}\cdot\frac{4}{15}+\frac{2}{10}\cdot\frac{19}{20}}=\frac{45}{92}\approx 0.489.$$

同理可得

$$P(A_2|B)=\frac{28}{92}\approx 0.304;\quad P(A_3|B)=\frac{19}{92}\approx 0.207.$$

定理 8-6 设事件 $A_1,A_2,\cdots,A_n$ 是 n 个互不相容的完备事件组,且 $P(B)>0$,$P(A_i)>0$,$(i=1,2,\cdots n)$,如果事件 B 与 n 个事件 $A_1,A_2,\cdots,A_n$ 满足全概率公式中的条件,根据条件概率的计算及乘法定理,可得

$$P(A_i|B)=\frac{P(A_i)P(B|A_i)}{P(A_1)P(B|A_1)+P(A_2)P(B|A_2)+\cdots+P(A_n)P(B|A_n)},$$

其中 $i=1,2,\cdots,n$,此公式称为**贝叶斯公式**(亦称**逆概率公式**).

例 8-11 在例 8-9 中,求通过检查的各批针剂中,恰有 i 个次品的概率 $(i=0,1,2,3,4)$.

解 根据贝叶斯公式所求的概率分别是

$$P(A_0|B)=\frac{P(A_0)P(B|A_0)}{P(B)}=\frac{0.1\times 1}{0.8142}=0.123,$$

$$P(A_1|B) = \frac{P(A_1)P(B|A_1)}{P(B)} = \frac{0.2 \times 0.9}{0.8142} = 0.221.$$

同理 $P(A_2|B) = 0.397$；$P(A_3|B) = 0.179$；$P(A_4|B) = 0.080$.

由此可知，通过检查的各批针剂中次品数的概率分布是

一批针剂中次品数	0	1	2	3	4
$P(A_i|B)$	0.123	0.221	0.397	0.179	0.080

把这个概率分布表与检查前的概率分布表相比较，显然可见

$$P(A_i|B) > P(A_i) \ (i = 0,1), \quad P(A_i|B) < P(A_i) \ (i = 2,3,4).$$

这是因为没有抽到次品的针剂更可能来自于原本次品率较低或没有次品的批次，而来自于次品率高的批次的可能性变小.

四、伯努利概型

设某人打靶，命中率为 0.7，现独立地重复射击 5 次，求"恰有 2 次命中"的概率.

射击的所有可能结果只有两种：击中或没击中，击中的概率为 0.7，没有击中的概率为 $1-0.7$，射击 5 次中恰有 2 次命中，则就有 3 次不中，因此

$$P(\text{"恰有2次射中的概率"}) = C_5^2 0.7^2 (1-0.7)^3.$$

同理，恰有 k 次命中的概率为

$$P(\text{"恰有}k\text{次射中的概率"}) = C_5^k 0.7^k (1-0.7)^{5-k} \quad (k = 0,1,3,4,5).$$

一般地，在相同条件下进行 n 次重复试验，每次试验中，随机事件 A 只有两种可能结果：发生或者不发生，且每次试验的结果与其他各次试验无关，即事件 A 的概率 $P(A)$ 在整个试验序列中始终保持不变，这样的一系列试验叫做**独立试验序列**，也称为 **n 重伯努利试验**.

独立试验序列是伯努利首先研究的，若以 A 与 $\overline{A}$ 表示每次试验中相互对立的两个事件，并设 $P(A) = p$，$P(\overline{A}) = 1 - p = q$.则有以下定理.

定理 8-7 在独立试验序列中，如果事件 A 的概率为 $p(0<p<1)$，则在 n 次试验中事件 A 恰发生 m 次的概率为

$$P_n(m) = C_n^m p^m q^{n-m}, \ (p+q=1, m=0,1,2,\cdots,n.$$

由于 n 次试验的所有可能结果就是事件 A 发生 $0,1,2,\cdots,n$ 次，且这些结果互不相容，因此 $\sum_{m=0}^{n} P_n(m) = 1$，由二项式定理也有

$$\sum_{m=0}^{n} P_n(m) = \sum_{m=0}^{n} C_n^m p^m q^{n-m} = (p+q)^n = 1.$$

概率 $P_n(m)$ 就是二项式 $(p+q)^n$ 展开式中的第 m 项.

例 8-12 某批产品的次品率为 20%，进行有放回重复抽样检查，连续取 5 次样品，求"恰有 3 个次品"的概率.

解 抽样为有放回抽样，因此次品率不变，且每次抽样结果相互独立，为 5 重伯努利试验.

已知 $n=5, p=0.2, q=0.8$，所求的概率为

$$P_5(3) = C_5^3 \cdot 0.2^3 \cdot 0.8^2 = 0.0512.$$

例 8-13 一定的条件下，已知某药品对某一疾病的治愈率为 50%，求在 10 个服用此药的患者中有 8 个及 8 个以上获得治愈效果的概率.

解 每个患者服药的结果相互独立，且治愈率不变，因此是多重伯努利试验.其中，$n=10$，$p=0.5$，$q=0.5$，则

$$P_{10}(8) = C_{10}^8 \cdot (0.5)^8 \cdot (0.5)^2 = \frac{45}{1024},$$

同理
$$P_{10}(9) = \frac{10}{1024}, P_{10}(10) = \frac{1}{1024}$$

所以
$$P(m \geqslant 8) = P_{10}(8) + P_{10}(9) + P_{10}(10) = \frac{45}{1024} + \frac{10}{1024} + \frac{1}{1024} = \frac{56}{1024} \approx 0.05.$$

这个概率很小，可以认为要使 8 个以上的患者获得良好的效果很难达到.

【思考与讨论】

1. 设 $P(A)P(B) > 0$，下列论断中哪些是正确的？
(1) 若 A 和 B 互不相容，则 A 和 B 相互独立；
(2) 若 A 和 B 相互对立，则 A 和 B 相互独立；
(3) 若 A 和 B 相互独立，则 A 和 B 互不相容；
(4) 若 A 和 B 相互独立，则 A 和 B 相互对立；

2. 设 $P(B) > 0$，事件 A 和 B 满足什么关系时，下列等式成立？
(1) $P(A|B) = 0$；(2) $P(A|B) = \frac{P(A)}{P(B)}$；(3) $P(A|B) = 1$.

第三节 随机变量及其概率分布

一、随机变量

1. 随机变量的定义 为了方便研究随机现象，有必要把随机试验的每一个可能结果与一个实数对应，随机变量正是为满足这种需要而引入的量.

例如，一批产品共 100 件，其中合格品 95 件，次品 5 件，从中任取 10 件，问"取得的次品数"是多少？（简称"次品数"）

若以 ξ 表示"次品数"，则在本试验中，它可以取 0, 1, 2, 3, 4, 5 六个数值，可见 ξ 是变量；但实验之前 ξ 到底取这六个数值中的哪一个，是无法预知的，即它在试验中的取值是随机的，称这个变量 ξ 为随机变量.

又如，学校组织学生体检，男学生的身高 η 可能取 150cm 至 200cm 中的任一个值，但在没有检查之前是无法预知，取值在这个范围内是随机的，称 η 为随机变量.

定义 8-14 随机现象的每一可能的结果 ω 都对应着唯一的实数 $\xi(\omega)$，称实值变量 $\xi(\omega)$ 为**随机变量** (random variable). 随机变量通常用希腊字母 ξ, η, ζ 等表示(或用大写拉丁字母 X, Y, Z 等来表示).

随机变量的引进是概率论中的一个重要转折点，我们可以用随机变量的取值来表示任何的随机事件，从而对随机事件的研究转变为对随机变量的研究.例如在上面的例子中，次品数不超过 2 件，可以表示为 $(\xi \leqslant 2)$；男生身高在 160cm 到 175cm 之间，可表示为 $(160 \leqslant \eta \leqslant 170)$.

考察下面三个例子中的随机变量取值有何特点.
(1) 加工一个零件所产生的误差 ξ 是一个随机变量；
(2) 在毒性试验中，给大白鼠注射一定剂量的药物后的结果可能是死亡，也可能是存活.这一结果也可以用随机变量 η 来表示.用 $\eta = 0$ 表示死亡，$\eta = 1$ 表示存活；
(3) 一个袋中有 6 个大小和材质相同的球，并依次标号 1, 2, 2, 2, 3, 3.从中任取一球，则取得的球的号码 η 是一个随机变量，它的取值是 1, 2, 3.

随机变量可分为两大类，一类随机变量的可能取值可以一一列举出来，如(2), (3)，称之为离散型随机变量.另一类随机变量可能的取值是某一个区间的任意值，如(1)，称为连续型随机变量.

以前，我们只是孤立地研究随机试验的一个或几个事件，现在我们就能通过随机变量去研究随机试验的全部结果.不仅如此，随机变量的引入，使我们有可能借助微积分等数学工具，对试验进行深入的研究.

2. 分布函数 在上面抽号码例题(3)中，$(\eta \leq -5)$ 表示"抽到小于等于-5 的号码"，这是不可能事件，因此 $P(\eta \leq -5) = 0$；$(\eta \leq 2.5)$ 表示"抽到小于等于 2.5 的号码"，即抽到 1 或 2 号，易知 $P(\eta \leq 2.5) = \dfrac{2}{3}$；$(\eta \leq 8.3)$ 表示"抽到小于等于 8.3 的号码"这是必然事件，因此 $P(\eta \leq 8.3) = 1$；可以看出，当事件 $(\eta \leq x)$ 中 x 变化时，$(\eta \leq x)$ 对应着不同的随机事件，可以求出相应事件的概率，因此，事件 $(\eta \leq x)$ 的概率是 x 的函数。

定义 8-15 设 ξ 是一个随机变量(离散型或连续型)，x 是任意实数，称函数
$$F(x) = P(\xi \leq x), \quad (-\infty < x < \infty)$$
为 ξ 的**概率分布函数**(probability distribution function)，简称为**分布函数**(distribution function).

有了分布函数，对随机变量的研究就被转化成对分布函数的研究。

分布函数的性质：

(1) $0 \leq F(x) \leq 1$，$-\infty < x < \infty$；

(2) 设 $x_1 < x_2$，则事件 $\xi \leq x_2$ 是两个互不相容事件 $\xi \leq x_1$ 与 $x_1 < \xi \leq x_2$ 的和，由加法定理有
$$P(\xi \leq x_2) = P(\xi \leq x_1) + P(x_1 < \xi \leq x_2),$$
$$P(x_1 < \xi \leq x_2) = P(\xi \leq x_2) - P(\xi \leq x_1) = F(x_2) - F(x_1),$$
即随机变量 ξ 落在区间 $(x_1, x_2]$ 内的概率等于分布函数 $F(x)$ 在该区间上的增量。

(3) 设 $x_1 < x_2$，由性质(2)知 $P(x_1 < \xi \leq x_2) \geq 0$，所以
$$F(x_2) - F(x_1) \geq 0，\text{即 } F(x_2) \geq F(x_1),$$
由此可见，分布函数是单调不减的函数。

(4) $\lim\limits_{x \to -\infty} F(x) = 0$，$\lim\limits_{x \to +\infty} F(x) = 1$。

二、离散型随机变量及其概率分布

1. 离散型随机变量 研究离散型随机变量 ξ，不仅需要知道 ξ 的一切可能取值 $x_1, x_2, \cdots, x_n, \cdots$，而且还需要知道取得这些值的概率 $P(x_1), P(x_2), \cdots, P(x_n), \cdots$。

通常可以列出概率分布表 8-3

表 8-3

ξ	x_1	x_2	$\cdots$	x_n	$\cdots$
$P(\xi = x_i)$	$P(x_1)$	$P(x_2)$	$\cdots$	$P(x_n)$	$\cdots$

如果随机变量 ξ 只取有限个值 $x_1, x_2, \cdots, x_n$，则因随机事件 $(\xi = x_i)$，$(i = 1, 2, \cdots, n)$ 构成互不相容的完备事件组，那么 $\sum\limits_{i=1}^{n} P(x_i) = 1$。如果随机变量 ξ 可能取得可列个值，则有 $\sum\limits_{i=1}^{\infty} P(x_i) = 1$，即级数 $\sum\limits_{i=1}^{\infty} P(x_i) = 1$ 是收敛的并且和等于 1。

有时，随机变量 ξ 的概率分布也可以用式子来表示，即
$$P(\xi = x_i) = p_i, \quad (i = 1, 2, \cdots)$$

例如，在 n 次独立试验序列中 A 事件发生的 m 次的概率为 $P_n(m) = C_n^m p^m q^{n-m}$ $(p + q = 1, m = 0, 1, 2, \cdots, n)$ 中，若设 ξ 为事件 A 发生的次数，则 ξ 的概率分布为
$$P(\xi = m) = C_n^m p^m q^{n-m}, (m = 0, 1, 2, \cdots, n)，概率 P_n(m) 是二项式 (p+q)^n 展开式中的第 m 项，故称随机变量 \xi 服从二项分布。$$

例 8-14 一袋中有 1 个白球和 4 个红球，每次从中任取一个球，直至取得白球为止，求取球次数的概率分布，假定：

(1) 每次取出的红球不再放回去；

(2) 每次取出的红球仍放回去。

解 (1) 设随机变量 ξ 是直到取得白球的取球次数,由于每次取出的红球不再放回去,所以 ξ 的可能值是 1, 2, 3, 4, 5. 且

$P(\xi=1)=\dfrac{1}{5}$,$P(\xi=2)=\dfrac{4}{5}\cdot\dfrac{1}{4}$,$P(\xi=3)=\dfrac{4}{5}\cdot\dfrac{3}{4}\cdot\dfrac{1}{3}$,$P(\xi=4)=\dfrac{4}{5}\cdot\dfrac{3}{4}\cdot\dfrac{2}{3}\cdot\dfrac{1}{2}$,$P(\xi=5)=\dfrac{4}{5}\cdot\dfrac{3}{4}\cdot\dfrac{2}{3}\cdot\dfrac{1}{2}\cdot 1$,则概率分布表(表 8-4)为

表 8-4

ξ	1	2	3	4	5
$P(\xi=x_i)$	0.2	0.2	0.2	0.2	0.2

(2) 随机变量 ξ 是直到取得白球的次数,由于每次取得红球仍放回,因此 ξ 的可能值是一切正整数,那么其概率函数以及概率分布表(表 8-5)为

$$P(\xi=x_i)=\left(\dfrac{4}{5}\right)^{i-1}\left(\dfrac{1}{5}\right)=0.2\times 0.8^{i-1},(i=1,2,\cdots)$$

表 8-5

ξ	1	2	$\cdots$	n	$\cdots$
$P(\xi=x_i)$	0.2	0.2×0.8	$\cdots$	$0.2\times 0.8^{n-1}$	$\cdots$

2. 离散型随机变量的分布函数　如果离散型随机变量的概率分布已知,我们可以很容易地求出它的分布函数

$$F(x)=P(\xi\leqslant x)=\sum_{x_i\leqslant x}P(\xi=x_i)=\sum_{x_i\leqslant x}P(x_i)$$

例 8-15　随机变量 ξ 的概率分布如表 8-6,写出 ξ 的分布函数.

表 8-6

ξ	0	1	2	3
$P(\xi=x_i)$	0.1	0.2	0.4	0.3

解　由于 ξ 的取值只能是 0, 1, 2, 3,而 $F(x)$ 中的 x 可以取任何实数,因此,由概率的有限可加性得

$$F(x)=\begin{cases}0, & x\in(-\infty,0)\\ 0.1, & x\in[0,1)\\ 0.1+0.2, & x\in[1,2)\\ 0.1+0.2+0.4, & x\in[2,3)\\ 0.1+0.2+0.4+0.3, & x\in[3,+\infty)\end{cases}$$

$$=\begin{cases}0, & x\in(-\infty,0)\\ 0.1, & x\in[0,1)\\ 0.3, & x\in[1,2)\\ 0.7, & x\in[2,3)\\ 1, & x\in[3,+\infty)\end{cases}.$$

分布函数 $y=F(x)$ 的图形如图 8-7 所示. 可见,离散型随机变量的分布函数是阶梯函数.

3. 常见的离散型随机变量的概率分布

(1) (0-1)分布　如果随机变量 ξ 只可能取 0, 1 两个值,概率分布为表 8-7,其中 $0<p<1$,$q=1-p$,则称 ξ 服从参数为 p 的 (0-1) 分布,也叫做两点分布 (two point distribution).

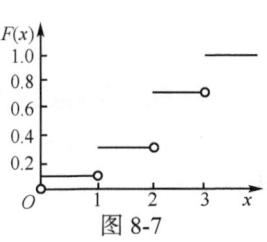

图 8-7

表 8-7

ξ	0	1
$P(\xi = x_i)$	q	p

该分布很简单,如果试验只有两个相互独立的结果 A 与 $\bar{A}$,就构成一个 $(0-1)$ 分布.如人的性别,产品的合格与不合格,治疗的有效和无效.

(2) **二项分布**　如果随机变量 ξ 的概率分布为

$$p(\xi = m) = C_n^m p^m q^{n-m}, \quad (m = 0, 1, 2, \cdots, n),$$

其中 $0 < p < 1$,$p + q = 1$,则称 ξ 服从参数为 n, p 的**二项分布**(binomial distribution),记作 $\xi \sim B(n, p)$.显然 $n = 1$ 时,二项分布就是二点分布.

分布函数 $F(x) = P(\xi \leq x) = \sum_{m=0}^{x} C_n^m p^m q^{n-m}$ 表示 n 次独立重复试验下,事件 A 出现的次数不大于 x 的概率.

(3) **泊松分布**　如果随机变量 ξ 的概率分布为

$$p(\xi = m) = \frac{\lambda^m}{m!} e^{-\lambda} \quad (m = 0, 1, 2, \cdots, \lambda > 0),$$

则称 ξ 服从参数为 λ 的**泊松**(poisson)**分布**,记作 $\xi \sim p(\lambda)$.

在二项分布中当 n 很大、p 很小时,求概率可以用泊松公式近似地代替.

定理 8-8　设随机变量 ξ 服从二项分布,概率分布

$$P(\xi = m) = C_n^m p^m q^{n-m} \quad m = 0, 1, 2, \cdots, n,$$

则有

$$\lim_{n \to \infty} P(\xi = m) = \frac{\lambda^m}{m!} e^{-\lambda},$$

其中 $\lambda = np > 0$ 是常数.

也就是说二项分布,当 $n \to \infty$ 时的极限就是泊松分布,一般情况下,在 $n \geq 30$,$p \leq 0.1$ 时,就可以用泊松公式近似代替二项分布公式计算.

对于泊松分布的概率计算问题,书后附有泊松分布表供查阅.

例 8-16　设某人每次射击的命中率为 0.001,他射击了 5000 次,求命中不少于两次的概率是多大.

解　用 ξ 表示射击 5000 次命中的次数,则 $\xi \sim B(5000, 0.001)$,即

$$P(\xi = m) = C_{5000}^m (0.001)^m (1-0.001)^{5000-m}, (m = 0, 1, \cdots, 5000)$$

$$P(\xi \geq 2) = 1 - P(\xi < 2) = 1 - [P(\xi = 0) + P(\xi = 1)]$$

$$= 1 - [C_{5000}^0 (0.001)^0 (0.999)^{5000} + C_{5000}^1 (0.001)^1 (0.999)^{4999}].$$

二项分布公式计算很麻烦.由于 n 很大,p 很小,由定理 8-5,可以用泊松公式计算,$\lambda = np = 5000 \times 0.001 = 5$.

查附录 2,$m = 0, p = 0.006738$,$m = 1, p = 0.033690$,所以

$$P(\xi \geq 2) = 1 - [P(\xi = 0) + P(\xi = 1)] = 1 - 0.006738 - 0.033690 \approx 0.9596.$$

三、连续型随机变量及其概率分布

1. 连续型随机变量　连续型随机变量 ξ 的可能取值是某个区间内的任一值,这些值构成了不可数的无穷集合.因此不可能像离散型随机变量那样,逐一讨论它在某些点 x_0 的概率.事实上,对于连续性随机变量 ξ,尽管 $\xi = x_0$ 也是试验的基本事件,且不一定是不可能事件,但认为

$$P(\xi = x_0) = 0.$$

这很容易理解,比如测量某一零件的尺寸时,不说具体多少米,因为其受物理或技术因素的影响,

而总是说零件的尺寸是多少米±多少毫米. 即对于连续型随机变量, 我们只研究 ξ 落在某区间的概率, 而不研究某一点的概率. 例如男子身高 η, 我们不关心身高 170cm 的男子占总人数的多少, 我们更关心身高在 170cm 至 180cm 的男子占总人数的多少, 即 $P(170 \leqslant \eta \leqslant 180)$. 例如血糖值 ξ, 我们关心血糖异常的人占了总数的多少, 即 $P(\xi \geqslant 6.0)$.

2. 连续型随机变量分布函数 连续型随机变量的分布函数 $F(x)$ 是连续函数, 它的图形 $y = F(x)$ 是位于直线 $y = 0$ 与 $y = 1$ 之间的单调上升的连续曲线, 如图 8-8.

前面已经指出, 对于连续型随机变量我们有 $P(\xi = x_0) = 0$, 因此计算连续型随机变量 ξ 落在某一区间内的概率时, 不必区别该区间是开区间还是闭区间, 例如

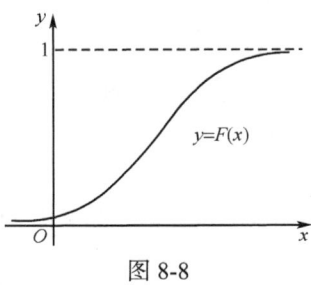

图 8-8

$$P(\xi < x_1) = P(\xi \leqslant x_1) = F(x_1),$$
$$P(x_1 < \xi < x_2) = P(x_1 \leqslant \xi \leqslant x_2) = P(x_1 < \xi \leqslant x_2) = P(x_1 \leqslant \xi < x_2) = F(x_2) - F(x_1).$$

在离散型随机变量中, 对 ξ 的一切可能取值 $x_1, x_2, \cdots, x_n, \cdots$ 以及它取得这些值的概率 $P(x_1)$, $P(x_2)$, $\cdots$, $P(x_n)$, $\cdots$, 可以用概率分布来表示. 由前述讨论可知, 对连续型随机变量 ξ 的描述不可能用类似的方法, 为此我们介绍概率分布密度的概念.

定义 8-16 分布密度函数

x 为任意实数, 则随机变量 ξ 落在区间 $(x, x+\Delta x]$ 内的概率为 $P(x < \xi \leqslant x + \Delta x)$, 把比值

$$\frac{P(x < \xi \leqslant x + \Delta x)}{\Delta x}$$

称为随机变量 ξ 落在区间 $(x, x+\Delta x]$ 上的平均概率分布密度. 当 $\Delta x \to 0$ 时, 如果以上比值的极限存在, 称这极限为连续型随机变量 ξ 在 x 点处的**概率分布密度**(probability density distribution)或**分布密度**, 记作

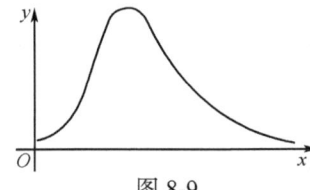

图 8-9

$$\varphi(x) = \lim_{\Delta x \to 0} \frac{P(x < \xi \leqslant x + \Delta x)}{\Delta x}.$$

分布密度的图形 $y = \varphi(x)$ 通常叫做分布曲线. 如图 8-9 所示.

分布密度的性质:

(1) $\varphi(x) \geqslant 0$ 是非负函数, 分布曲线位于 x 轴上方;

(2) $\varphi(x) = \lim\limits_{\Delta x \to 0} \dfrac{P(x < \xi \leqslant x + \Delta x)}{\Delta x} = \lim\limits_{\Delta x \to 0} \dfrac{F(x + \Delta x) - F(x)}{\Delta x} = F'(x)$, 即
$$\varphi(x) = F'(x);$$

连续型随机变量 ξ 的分布密度 $\varphi(x)$ 是它的分布函数 $F(x)$ 的导函数, 分布函数 $F(x)$ 是它的分布密度 $\varphi(x)$ 的一个原函数.

(3) 由公式 $P(x_1 < \xi \leqslant x_2) = F(x_2) - F(x_1)$ 及 $\varphi(x) = F'(x)$, 可得

$$P(x_1 < \xi \leqslant x_2) = \int_{x_1}^{x_2} \varphi(x) dx \approx \varphi(x)\Delta x, \ (\Delta x = x_2 - x_1);$$

连续型随机变量 ξ 落在区间 (x_1, x_2) 内的概率等于分布密度 $\varphi(x)$ 在该区间上的定积分, 即等于分布曲线 $\varphi(x)$ 在区间 $[x_1, x_2]$ 上的曲边梯形面积. 而当 $|\Delta x| = |x_2 - x_1|$ 很小时, 落在区间 $[x, x+\Delta x]$ 上的概率又近似等于微分 $\varphi(x)\Delta x$ (称 $\varphi(x)\Delta x$ 为概率微分), 如图 8-10 所示.

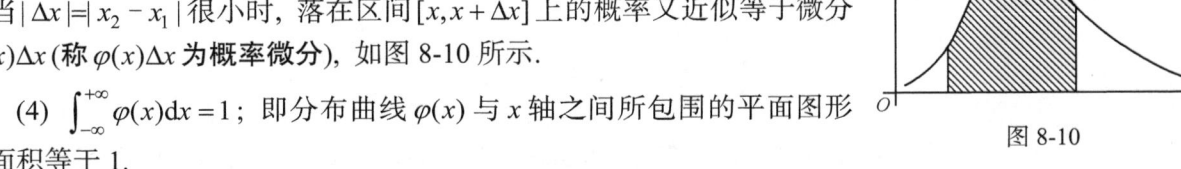

图 8-10

(4) $\int_{-\infty}^{+\infty} \varphi(x) dx = 1$; 即分布曲线 $\varphi(x)$ 与 x 轴之间所包围的平面图形的面积等于 1.

(5) $F(x) = P(-\infty < \xi \leqslant x) = \int_{-\infty}^{x} \varphi(x) dx$, 连续型随机变量的分布函数 $F(x)$ 等于它的分布密度在区间 $(-\infty, x]$ 上的反常积分.

例 8-17 机变量 ξ 的分布密度 $\varphi(x) = \begin{cases} x, & 0 \leq x < 1 \\ 2-x, & 1 \leq x < 2 \\ 0, & \text{其他} \end{cases}$，求其分布函数 $F(x)$.

解 当 $x < 0$ 时，$F(x) = \int_{-\infty}^{x} \varphi(x)dx = \int_{-\infty}^{x} 0 dx = 0$；

当 $0 \leq x < 1$ 时，
$$F(x) = \int_{-\infty}^{x} \varphi(x)dx = \int_{-\infty}^{0} \varphi(x)dx + \int_{0}^{x} \varphi(x)dx = \int_{0}^{x} x dx = \frac{1}{2}x^2;$$

当 $1 \leq x < 2$ 时，
$$F(x) = \int_{-\infty}^{x} \varphi(x)dx = \int_{-\infty}^{0} \varphi(x)dx + \int_{0}^{1} \varphi(x)dx + \int_{1}^{x} \varphi(x)dx = \int_{0}^{1} x dx + \int_{1}^{x}(2-x)dx = 1 - \frac{1}{2}(2-x)^2 = -\frac{x^2}{2} + 2x - 1;$$

当 $2 \leq x$ 时，$F(x) = \int_{-\infty}^{x} \varphi(x)dx = \int_{0}^{1} x dx + \int_{1}^{2}(2-x)dx = 1$.

于是分布函数为

$$F(x) = \begin{cases} 0, & x < 0 \\ \dfrac{1}{2}x^2, & 0 \leq x < 1 \\ -\dfrac{1}{2}x^2 + 2x - 1, & 1 \leq x < 2 \\ 1, & 2 \leq x \end{cases}.$$

例 8-18 求随机变量 ξ 的分布密度及落在区间 $(2,3)$ 内的概率，ξ 的分布函数如下
$$F(x) = \begin{cases} 1 - e^{-\lambda x}, & x \geq 0 \\ 0, & x < 0 \end{cases}.$$

解 $\varphi(x) = F'(x) = \begin{cases} \lambda e^{\lambda x}, & x \geq 0 \\ 0, & x < 0 \end{cases}$,

$$P(2 < \xi < 3) = F(3) - F(2) = (1 - e^{-3\lambda}) - (1 - e^{-2\lambda}) = \frac{1}{e^{2\lambda}} - \frac{1}{e^{3\lambda}}.$$

例 8-19 设 $\varphi(x)$ 是连续型随机变量 ξ 的分布密度函数
$$\varphi(x) = \begin{cases} ax, & 0 < x \leq 1 \\ 0, & \text{其他} \end{cases},$$
求常数 a 的值，并计算 $P\left(\dfrac{1}{3} < \xi < \dfrac{1}{2}\right)$.

解 $1 = \int_{-\infty}^{+\infty} \varphi(x)dx = \int_{-\infty}^{0} 0 dx + \int_{0}^{1} ax dx + \int_{1}^{+\infty} 0 dx = \dfrac{a}{2}$，因此 $a = 2$；

$$P\left(\frac{1}{3} < \xi < \frac{1}{2}\right) = \int_{\frac{1}{3}}^{\frac{1}{2}} 2x dx = x^2 \Big|_{\frac{1}{3}}^{\frac{1}{2}} = \frac{5}{36}.$$

3. 几种常见的连续型随机变量分布

(1) **均匀分布** 如果随机变量 ξ 的分布密度为

$$\varphi(x) = \begin{cases} \dfrac{1}{b-a}, & a \leq x \leq b \\ 0, & \text{其他} \end{cases},$$

则称 ξ 在 $[a,b]$ 上服从**均匀分布**(uniform distribution)，记为 $\xi \sim U(a,b)$，如图 8-11 所示. 若区间 $[c,d] \subset [a,b]$，则 ξ 落在区间 $[c,d]$ 的概率
$$P(c < \xi < d) = \int_{c}^{d} \frac{1}{b-a} dx = \frac{d-c}{b-a}.$$

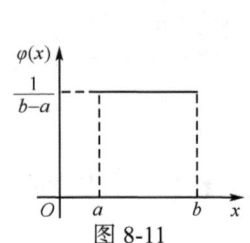

图 8-11

可见，ξ 落在 $[c,d]$ 上的概率与区间的长度成正比，而与该小区间在 $[a,b]$ 中的位置无关. 当 $a \leqslant x < b$ 时，ξ 的分布函数为

$$F(x) = \int_{-\infty}^{x} \varphi(x)\mathrm{d}x = \int_{-\infty}^{a} \varphi(x)\mathrm{d}x + \int_{a}^{x} \varphi(x)\mathrm{d}x = \int_{a}^{x} \frac{1}{b-a}\mathrm{d}x = \frac{x-a}{b-a}.$$

$$F(x) = \begin{cases} 0, & x < a \\ \dfrac{x-a}{b-a}, & a \leqslant x < b \\ 1, & x \geqslant b \end{cases}.$$

分布函数 $y = F(x)$ 的图形如图 8-12 所示.

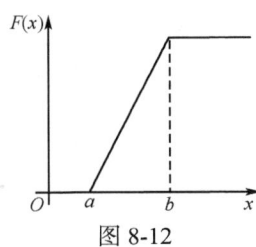

图 8-12

例 8-20 在相同的条件下，往起点为 0 长为 1m 的线段上任意投掷石块，石块的落点 ξ 服从 $U(0,1)$. 求落点到中点的距离不超过 0.2m 的概率.

解 ξ 的概率密度函数为

$$\varphi(x) = \begin{cases} 1, & 0 \leqslant x \leqslant 1 \\ 0, & \text{其他} \end{cases},$$

$$P(0.3 \leqslant \xi \leqslant 0.7) = \int_{0.3}^{0.7} 1\mathrm{d}x = 0.4.$$

(2) 指数分布

如果随机变量 ξ 的分布密度为

$$\varphi(x) = \begin{cases} \lambda \mathrm{e}^{-\lambda x}, & x \geqslant 0 \\ 0, & x < 0 \end{cases}, (\lambda > 0)$$

则称 ξ 服从参数为 λ 的指数分布 (exponential distribution). 记为 $\xi \sim \exp(\lambda)$，见图 8-13.

图 8-13

指数分布的分布函数：

当 $x < 0$ 时，$F(x) = \int_{-\infty}^{x} \varphi(x)\mathrm{d}x = \int_{-\infty}^{x} 0\mathrm{d}x = 0$;

当 $x \geqslant 0$ 时，

$$F(x) = \int_{-\infty}^{x} \varphi(x)\mathrm{d}x = \int_{0}^{x} \lambda \mathrm{e}^{-\lambda x}\mathrm{d}x = 1 - \mathrm{e}^{-\lambda x}.$$

所以

$$F(x) = \begin{cases} 1 - \mathrm{e}^{-\lambda x}, & x \geqslant 0 \\ 0, & x < 0 \end{cases}.$$

分布函数 $y = F(x)$ 如图 8-14 所示.

例 8-21 乘客在车站等候公共汽车到来的时间 ξ 服从参数 $\lambda = 0.2$ 分钟的指数分布. (1) 求等待时间超过 5 分钟的概率大小. (2) 已经等待了 2 分钟的人再等 4 分钟的概率为多少？

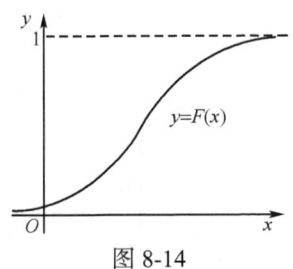

图 8-14

解 (1) ξ 的概率密度函数为

$$\varphi(x) = \begin{cases} 0.2\mathrm{e}^{-0.2x}, & x \geqslant 0 \\ 0, & x < 0 \end{cases},$$

$$P(\xi > 5) = \int_{5}^{+\infty} 0.2\mathrm{e}^{-0.2x}\mathrm{d}x = -\mathrm{e}^{-0.2x}\Big|_{5}^{+\infty} = \frac{1}{\mathrm{e}} \approx 0.3679.$$

(2) $P(\xi \geq 6 | \xi \geq 2) = \dfrac{P(\xi \geq 6)}{P(\xi \geq 2)} = \dfrac{\int_6^{+\infty} 0.2e^{-0.2x} dx}{\int_2^{+\infty} 0.2e^{-0.2x} dx} = \dfrac{e^{-1.2}}{e^{-0.4}} \approx 0.0285$.

(3) **正态分布** 如果随机变量 ξ 的分布密度为

$$\varphi(x) = \dfrac{1}{\sqrt{2\pi}\sigma} e^{-\dfrac{(x-\mu)^2}{2\sigma^2}}, \quad -\infty < x < +\infty$$

其中 μ 及 $\sigma > 0$ 是常数，则称 ξ 服从参数为 μ 与 σ 的**正态分布**(normal distribution)，记作 $\xi \sim N(\mu, \sigma^2)$。

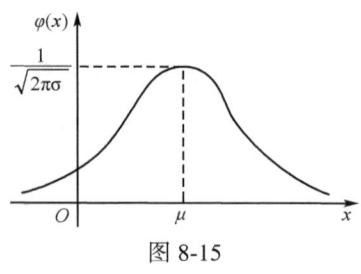
图 8-15

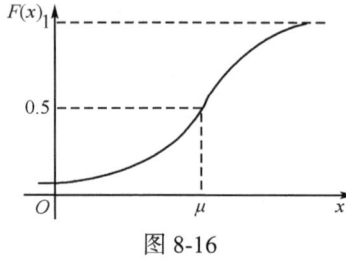
图 8-16

分布函数为

$$F(x) = \dfrac{1}{\sqrt{2\pi}\sigma} \int_{-\infty}^{x} e^{-\dfrac{(t-\mu)^2}{2\sigma^2}} dt.$$

分布密度曲线如图 8-15 所示，分布函数 $F(x)$ 的图形如图 8-16 所示。

正态分布密度 $\varphi(x)$ 的性质：

(1) $\varphi(x) > 0$；

(2) $\int_{-\infty}^{+\infty} \varphi(x) dx = \int_{-\infty}^{+\infty} \dfrac{1}{\sqrt{2\pi}\sigma} e^{-\dfrac{(x-\mu)^2}{2\sigma^2}} dx = 1$。

曲线 $\varphi(x)$ 与 x 轴之间的平面图形面积等于 1。

(3) $\varphi(x)$ 的图形(图 8-15)是关于 $x = \mu$ 为对称轴的钟型曲线。在 $x = \mu$ 处，$\varphi(x)$ 有最大值 $\dfrac{1}{\sqrt{2\pi}\sigma}$，$x = \mu \pm \sigma$ 处是 $\varphi(x)$ 的拐点的横坐标；

(4) 固定 σ 的值，只改变 μ 值时，图形的形状不变，其位置随着 μ 值不同而左右移动，称 μ 为位置参数(图 8-17)。若固定 μ 值，σ 值越小，图形越陡峭；σ 值越大，图形越平缓，称 σ 为形状参数(图 8-18)；

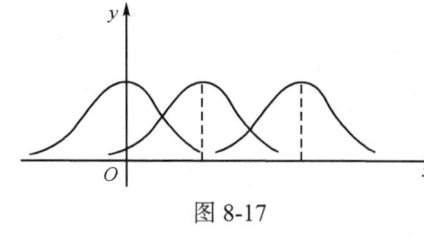
图 8-17

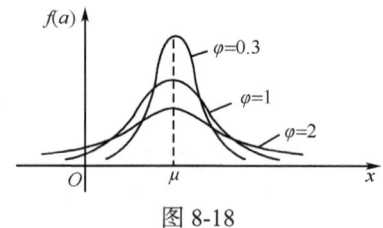
图 8-18

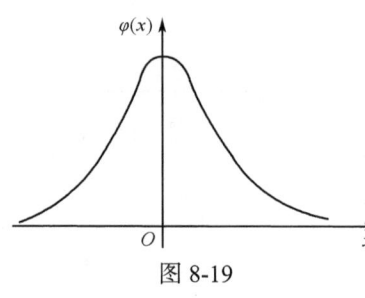
图 8-19

(5) 当 $x \to \infty$ 时，$\varphi(x) \to 0$，x 轴为曲线 $\varphi(x)$ 的渐近线。

特别地，若正态分布中的参数 $\mu = 0, \sigma = 1$ 时，称随机变量 ξ 服从**标准正态分布**，记作 $\xi \sim N(0,1)$。分布密度为

$$\varphi(x) = \dfrac{1}{\sqrt{2\pi}} e^{-\dfrac{x^2}{2}} \quad (-\infty < x < +\infty).$$

分布曲线如图 8-19 所示。

标准正态分布的分布函数是

$$\Phi(x)=\frac{1}{\sqrt{2\pi}}\int_{-\infty}^{x}e^{-\frac{t^2}{2}}dt.$$

$\Phi(x)$ 不是初等函数,由于它的重要性,其函数值 $P(\xi\leqslant x)=\Phi(x)$,$(x>0)$,可以查标准正态分布表(见附录3). 显然 $\Phi(0)==\frac{1}{2}$. $x<0$ 时, $\Phi(x)$ 可作以下变换:

$$\Phi(-x)=\int_{-\infty}^{-x}\frac{1}{\sqrt{2\pi}}e^{-\frac{t^2}{2}}dt \xlongequal{\diamondsuit t=-u} \int_{x}^{+\infty}\frac{1}{\sqrt{2\pi}}e^{-\frac{u^2}{2}}du=1-\Phi(x),$$

即
$$\Phi(-x)=1-\Phi(x).$$

普通正态分布的分布函数 $F(x)$ 也不是初等函数,通过下列变量代换化成标准正态分布函数,再查附录3求值. 若 $\xi\sim N(\mu,\sigma^2)$,则

$$F(x)=\int_{-\infty}^{x}\frac{1}{\sqrt{2\pi}\sigma}e^{-\frac{(t-\mu)^2}{2\sigma^2}}dt \xlongequal{\diamondsuit u=\frac{t-\mu}{\sigma}} \int_{-\infty}^{\frac{x-\mu}{\sigma}}\frac{1}{\sqrt{2\pi}}e^{-\frac{u^2}{2}}du=\Phi\left(\frac{x-\mu}{\sigma}\right).$$

故对于 $P(a<\xi<b)$,使用以下公式查附表

$$P(a<\xi<b)=F(b)-F(a)=\Phi\left(\frac{b-\mu}{\sigma}\right)-\Phi\left(\frac{a-\mu}{\sigma}\right).$$

例 8-22 设随机变量 $\xi\sim N(0,1)$,求 $P(1<\xi<2)$,$P(|\xi|<2)$,$P(\xi>2)$.

解 $P(1<\xi<2)=\Phi(2)-\Phi(1)=0.9772-0.8413=0.1359$;

$P(|\xi|<2)=P(-2<\xi<2)=\Phi(2)-\Phi(-2)=2\Phi(2)-1=2\times0.9772-1=0.9544$

$P(\xi>2)=1-P(\xi\leqslant 2)=1-\Phi(2)=1-0.9772=0.0228.$

例 8-23 设随机变量 ξ 服从正态分布 $N(\mu,\sigma^2)$,求 ξ 落在 $(\mu-k\sigma,\mu+k\sigma)$ 内概率,其中 $k=1,2,3$.

解
$$P(\mu-k\sigma<\xi<\mu+k\sigma)=\Phi\left[\frac{(\mu+k\sigma)-\mu}{\sigma}\right]-\Phi\left[\frac{(\mu-k\sigma)-\mu}{\sigma}\right]$$
$$=\Phi(k)-\Phi(-k)=2\Phi(k)-1$$

当 $k=1$ 时,$P(\mu-\sigma<\xi<\mu+\sigma)=2\Phi(1)-1=68.26\%$;

当 $k=2$ 时,$P(\mu-2\sigma<\xi<\mu+2\sigma)=2\Phi(2)-1=95.44\%$;

当 $k=3$ 时,$P(\mu-3\sigma<\xi<\mu+3\sigma)=2\Phi(3)-1=99.74\%$.

由此可见,服从正态分布的随机变量 ξ 的值基本落在区间 $(\mu-3\sigma,\mu+3\sigma)$ 内. ξ 落在 $(\mu-3\sigma,\mu+3\sigma)$ 之外的概率小于 0.003,通常认为这一概率是很小的,因此我们常把 $(\mu-3\sigma,\mu+3\sigma)$ 看作服从正态分布的随机变量 ξ 的实际可能取值区间. 这一原理叫做"三倍标准差"原理,也称 3σ 规则.

【思考与讨论】

1. 两个随机变量的分布函数完全相同,它们必是相等的随机变量吗?
2. 只要随机变量 ξ 的取值是连续的,ξ 就是连续性随机变量吗?
3. 设 ξ 是一个离散型随机变量,下述说法正确与否?
(1) 若 ξ 只取有限个整数值,则 ξ 服从二项分布;
(2) 若 ξ 可取无限个整数值,则 ξ 服从泊松分布;
(3) 若 ξ 可取无限个非负整数值,则 ξ 服从泊松分布.

第四节 随机变量的数字特征

随机变量的分布描述了随机变量的特征. 但在实际问题中,求一个随机变量的概率分布是不容易的,更重要的是,某些实际问题常常更关心随机变量的某些数字特征,而这些数字特征是比较容易求的. 比如,工厂生产中我们不太关心每个人生产情况,而只关心单位时间内平均每人的生产量及技术程度. 一些特殊情况下,随机变量的某些数字特征又是分布中很重要的参数,这些数字特征一旦确定,整个分布

也随之而定. 在这些数字特征中, 数学期望和方差是最常用到的.

一、数 学 期 望

1. 离散型随机变量的数学期望　设进行 n 次独立试验的观测值如表 8-8,求试验结果的平均值.

表 8-8

ξ	x_1	x_2	$\cdots$	x_n	总计
频数	m_1	m_2	$\cdots$	m_n	N
频率	$\omega(x_1)$	$\omega(x_2)$	$\cdots$	$\omega(x_n)$	1

$$\text{平均值 } \bar{x} = \frac{x_1 m_1 + x_2 m_2 + \cdots + x_n m_n}{N} = x_1 \frac{m_1}{N} + x_2 \frac{m_1}{N} + \cdots + x_n \frac{m_n}{N}$$
$$= x_1 \omega(x_1) + x_2 \omega(x_2) + \cdots + x_n \omega(x_n)$$
$$= \sum_{i=1}^{n} x_i \omega(x_i).$$

频率稳定于概率,对于概率,我们有类似于 $\bar{x}$ 的数学期望的定义 8-17.

定义 8-17　离散型随机变量 ξ 的一切可能值与对应的概率 $P(\xi = x_i)$ 乘积之和,叫做随机变量 ξ 的**数学期望**,记为 $M(\xi)$(或 $E(\xi)$).

若随机变量 ξ 的一切可能值是有限个 $x_1, x_2, \cdots, x_n$,取得这些值的概率分别是 $P(x_1), P(x_2), \cdots, P(x_n)$,则数学期望为

$$M(\xi) = x_1 P(x_1) + x_2 P(x_2) + \cdots + x_n P(x_n) = \sum_{i=1}^{n} x_i P(x_i);$$

若随机变量 ξ 的可能取值是可列个 $x_1, x_2, \cdots, x_n, \cdots$,有类似结论:

$$M(\xi) = x_1 P(x_1) + x_2 P(x_2) + \cdots + x_n P(x_n) + \cdots = \sum_{i=1}^{\infty} x_i P(x_i),$$

假定上式级数是收敛的.

数学期望是平均值在随机变量中的推广,反映了随机变量取值的平均水平.

2. 连续型随机变量的数学期望　对于连续型随机变量 ξ,假设 ξ 的分布密度为 $\varphi(x)$,如前所述,随机变量 ξ 落在无穷小量区间 $(x, x+\Delta x]$ 内的概率近似的等于 $\varphi(x)\Delta x$,其意义与离散型变量在某点概率值 $P(x_k)$ 相同. 因此,类似于离散型随机变量数学期望的定义,对连续型随机变量有以下定义:

定义 8-18　设连续型随机变量 ξ 的分布密度为 $\varphi(x)$,如果 $\int_{-\infty}^{+\infty} x\varphi(x)dx$ 绝对收敛,则称

$$M(\xi) = \int_{-\infty}^{+\infty} x\varphi(x)dx$$

为连续型随机变量 ξ 的数学期望.

3. 数学期望的性质

(1) 若 C 为常数,则 $M(C) = C$;

证明　常数 C 可以看作以 1 为概率的只取一个值 C 的离散型随机变量.
$$M(C) = C \times 1 = C.$$

(2) 若 C 为常数,则 $M(C\xi) = CM(\xi)$;

证明　若 ξ 为离散型随机变量,设其概率分布为
$$P(\xi = x_i) = P(x_i) \quad i = 1, 2, \cdots, k, \cdots,$$

则

$$M(C\xi) = \sum_i Cx_i P(x_i) = C\sum_i x_i P(x_i) = CM(\xi).$$

ξ 为连续型随机变量,设其密度函数为 $\varphi(x)$,则

$$M(C\xi) = \int_{-\infty}^{+\infty} Cx\varphi(x)\mathrm{d}x = C\int_{-\infty}^{+\infty} x\varphi(x)\mathrm{d}x = CM(\xi);$$

(3) 设 η 是随机变量 ξ 的函数，$\eta = f(\xi)$，

ξ 是离散型随机变量，它的概率分布为

$P(\xi = x_i) = P(x_i)$，$i = 1, 2, \cdots k, \cdots$，若 $\sum_i f(x_i)P(x_i)$ 绝对收敛，则有

$$M(\eta) = M[f(\xi)] = \sum_i f(x_i)P(x_i).$$

ξ 是连续型随机变量，分布密度为 $\varphi(x)$，若 $\int_{-\infty}^{+\infty} f(x)\varphi(x)\mathrm{d}x$ 绝对收敛，则有

$$M(\eta) = M[f(\xi)] = \int_{-\infty}^{+\infty} f(x)\varphi(x)\mathrm{d}x;$$

(4) 若 C 为常数，则 $M(\xi + C) = M(\xi) + C$；

证明 ξ 为离散型随机变量(ξ 为连续型随机变量，读者可自行证明)

$$M(\xi + C) = \sum_i (x_i + C)P(x_i) = \sum_i x_i P(x_i) + \sum_i CP(x_i) = M(\xi) + C.$$

(5) 若 k, b 为常数，则 $M(k\xi + b) = kM(\xi) + b$；

(6) $M[\xi - M(\xi)] = M(\xi) - M[M(\xi)] = M(\xi) - M(\xi) = 0$；

(7) 若 ξ 与 η 为任意两个随机变量，则 $M(\xi \pm \eta) = M(\xi) \pm M(\eta)$.

推广到有限个随机变量 $\xi_1, \xi_2, \cdots, \xi_n$ 的情形，有

$$M(\xi_1 \pm \xi_2 \pm \cdots \pm \xi_n) = M(\xi_1) \pm M(\xi_2) \pm \cdots \pm M(\xi_n);$$

(8) 随机变量 ξ 与 η 互相独立，则 $M(\xi \cdot \eta) = M(\xi) \cdot M(\eta)$.

推广到有限个相互独立的随机变量 $\xi_1, \xi_2, \cdots, \xi_n$，有

$$M(\xi_1 \cdot \xi_2 \cdot \cdots \cdot \xi_n) = M(\xi_1) \cdot M(\xi_2) \cdot \cdots \cdot M(\xi_n).$$

二、方差和标准差

数学期望描述了随机变量取值的平均水平，但仅有数学期望还不足以描述随机变量的整体特征.表 8-9 是甲、乙二人每天生产合格品的数量(设他们的外部因素相同).

表 8-9

	第一天	第二天	第三天
甲	120	100	80
乙	100	98	102

虽然两人生产合格品的平均水平一样，合格品数均值都是 100，但显然乙的技术更稳定.随机变量的取值与平均值的偏离程度，也是随机变量的一个重要的数字特征.

随机变量对于平均值 $M(\xi)$ 的离散程度可以用差 $\xi - M(\xi)$ 表示，称为离差，由于 $\xi - M(\xi)$ 可正可负，取和时会抵消，因此取离差平方 $[\xi - M(\xi)]^2$ 来描述随机变量对均值的离散程度.另一方面，$[\xi - M(\xi)]^2$ 也是随机的，因此用离差平方的均值 $M[\xi - M(\xi)]^2$ 来描述离散的程度.

1. 方差的定义

定义 8-19 对于随机变量 ξ，若 $M[\xi - M(\xi)]^2$ 存在，则称它为 ξ 的方差(variance)，记作 $D(\xi)$.

若 ξ 为离散型随机变量，且概率分布(表 8-10)为

表 8-10

ξ	x_1	x_2	$\cdots$	x_n	$\cdots$
$P(\xi = x_i)$	$P(x_1)$	$P(x_2)$		$P(x_n)$	$\cdots$

则方差为

$$D(\xi) = \sum_{i=1}^{n}[x_i - M(\xi)]^2 P(x_i).$$

若 ξ 为连续型随机变量,分布密度为 $\varphi(x)$,则其方差为

$$D(\xi) = \int_{-\infty}^{+\infty}[x - M(\xi)]^2 \varphi(x)dx.$$

由定义 8-19 可知,随机变量的方差总是一个正数.当随机变量的可能值集中在数学期望附近时,方差就小;反之方差就大.方差反映了随机变量取值分布的离散程度.

定义 8-20 方差的算术平方根 $\sqrt{D(\xi)}$ 称为随机变量的**均方差**(或称**标准差**),记作

$$\sigma_\xi = \sqrt{D(\xi)}.$$

为方便计算,方差公式可以简化为

$$D(\xi) = M(\xi^2) - [M(\xi)]^2.$$

证明 $D(\xi) = M[\xi - M(\xi)]^2 = M[\xi^2 - 2\xi \cdot M(\xi) + [M(\xi)]^2]$
$= M(\xi^2) - 2M(\xi) \cdot M(\xi) + [M(\xi)]^2 = M(\xi^2) - [M(\xi)]^2.$

2. 方差的性质

(1) 若 C 为常数,$D(C) = 0$;

(2) 若 C 为常数,则 $D(\xi + C) = D(\xi)$;

(3) 若 C 为常数,则 $D(C\xi) = C^2 D(\xi)$;

(4) 若 k, b 为常数,则 $D(k\xi + b) = k^2 D(\xi)$;

(5) 若随机变量 ξ 与 η 相互独立,则 $D(\xi \pm \eta) = D(\xi) + D(\eta)$.

推广到有限个相互独立的随机变量 $\xi_1, \xi_2, \cdots, \xi_n$,有

$$D(\xi_1 \pm \xi_2 \pm \cdots \pm \xi_n) = D(\xi_1) + D(\xi_2) + \cdots + D(\xi_n);$$

(6) 如果随机变量 $\xi_1, \xi_2, \cdots, \xi_n$ 相互独立,且 $D(\xi_1) = D(\xi_2) = \cdots = D(\xi_n) = D(\xi)$,令 $\overline{\xi} = \frac{1}{n}(\xi_1 + \xi_2 + \cdots + \xi_n)$

则

$$D(\overline{\xi}) = \frac{1}{n}D(\xi).$$

读者可自己证明以上结论.

例 8-24 已知随机变量 ξ 的概率分布为(表 8-11)

表 8-11

ξ	-1	0	1	2
$P(\xi = x_i)$	$\frac{1}{5}$	$\frac{1}{2}$	$\frac{1}{5}$	$\frac{1}{10}$

求 $M(\xi)$,$D(\xi)$ 及 σ_ξ.

解 $M(\xi) = -1 \times \frac{1}{5} + 0 \times \frac{1}{2} + 1 \times \frac{1}{5} + 2 \times \frac{1}{10} = \frac{1}{5};$

$M(\xi^2) = (-1)^2 \times \frac{1}{5} + 0^2 \times \frac{1}{2} + 1^2 \times \frac{1}{5} + 2^2 \times \frac{1}{10} = \frac{4}{5};$

$D(\xi) = M(\xi^2) - [M(\xi)]^2 = \frac{4}{5} - \frac{1}{25} = \frac{19}{25},\ \sigma_\xi = \sqrt{\frac{19}{25}}.$

三、常用分布的数学期望和方差

1. 二点分布(0-1) 随机变量 ξ 服从二点分布,概率分布为(表 8-12)

表 8-12

ξ	0	1
$P(\xi = x_i)$	q	p

其中 $0 < p < 1, p + q = 1$.

$$M(\xi) = 0 \times q + 1 \times p = p,$$
$$M(\xi^2) = 0^2 \times q + 1^2 \times p = p,$$
$$D(\xi) = M(\xi^2) - [M(\xi)]^2 = p - p^2 = pq.$$

2. 二项分布 随机变量 $\xi \sim B(n, p)$，概率分布为

$$P(\xi = m) = C_n^m p^m q^{n-m}, \quad m = 0, 1, 2, \cdots, n,$$

其中 $0 < p < 1, p + q = 1$.

$$M(\xi) = \sum_{m=0}^{n} m \cdot C_n^m p^m q^{n-m} = \sum_{m=1}^{n} m \cdot C_n^m p^m q^{n-m} = \sum_{m=1}^{n} \frac{n(n-1)! p}{(m-1)!(n-m)!} p^m q^{n-m}$$

$$= np \sum_{m=1}^{n} C_{n-1}^{m-1} p^{m-1} q^{[(n-1)-(m-1)]} = np(p+q)^{n-1} = np,$$

$$M(\xi^2) = M[\xi(\xi-1) + \xi] = M[\xi(\xi-1)] + M(\xi)$$

$$= \sum_{m=0}^{n} m \cdot (m-1) C_n^m p^m q^{n-m} + np$$

$$= n(n-1) p^2 \sum_{m=2}^{n} \frac{(n-2)!}{(m-2)!(n-m)!} p^{m-2} q^{n-m} + np$$

$$= n(n-1) p^2 (p+q)^{n-2} + np = n(n-1) p^2 + np,$$

$$D(\xi) = M(\xi^2) - [M(\xi)]^2 = n(n-1)p^2 + np - (np)^2 = npq, \quad \sigma_\xi = \sqrt{npq}.$$

3. 泊松分布 随机变量 $\xi \sim P(\lambda)$，概率分布为

$$P(\xi = m) = \frac{\lambda^m}{m!} e^{-\lambda} \quad (m = 0, 1, 2, \cdots, \lambda > 0)$$

$$M(\xi) = \sum_{m=0}^{\infty} m \cdot \frac{\lambda^m}{m!} e^{-\lambda} = \lambda e^{-\lambda} \sum_{m=1}^{\infty} \frac{\lambda^{m-1}}{(m-1)!} = \lambda e^{-\lambda} e^{\lambda} = \lambda,$$

$$M(\xi^2) = \sum_{m=0}^{\infty} m^2 \cdot \frac{\lambda^m}{m!} e^{-\lambda} = \sum_{m=1}^{\infty} [(m-1) + 1] \frac{\lambda^m}{(m-1)!} e^{-\lambda},$$

$$= \lambda^2 e^{-\lambda} \sum_{m=2}^{\infty} \frac{\lambda^{m-2}}{(m-2)!} + \lambda e^{-\lambda} \sum_{m=1}^{\infty} \frac{\lambda^{m-1}}{(m-1)!} = \lambda^2 + \lambda$$

$$D(\xi) = M(\xi^2) - [M(\xi)]^2 = \lambda^2 + \lambda - \lambda^2 = \lambda.$$

4. 均匀分布 随机变量 ξ 服从均匀分布，分布密度为

$$\varphi(x) = \begin{cases} \dfrac{1}{b-a}, & a \leqslant x \leqslant b \\ 0, & \text{其他} \end{cases},$$

则

$$M(\xi) = \int_{-\infty}^{+\infty} x \varphi(x) dx = \int_a^b x \cdot \frac{1}{b-a} dx = \frac{1}{2}(b+a),$$

$$M(\xi^2) = \int_{-\infty}^{+\infty} x^2 \varphi(x) dx = \int_a^b x^2 \cdot \frac{1}{b-a} dx = \frac{1}{3}(a^2 + ab + b^2),$$

$$D(\xi) = M(\xi^2) - [M(\xi)]^2 = \frac{1}{3}(a^2 + ab + b^2) - \left[\frac{1}{2}(b+a)\right]^2 = \frac{1}{12}(b-a)^2,$$

$$\sigma_\xi = \sqrt{\frac{1}{12}(b-a)^2} = \frac{1}{\sqrt{12}}(b-a).$$

5. 指数分布 随机变量 ξ 服从指数分布,概率分布密度

$$\varphi(x) = \begin{cases} \lambda e^{-\lambda x}, & x \geq 0 \\ 0, & x < 0 \end{cases}, \quad (\lambda > 0),$$

则

$$M(\xi) = \int_{-\infty}^{+\infty} x\varphi(x)\mathrm{d}x = \int_0^{+\infty} x\lambda e^{-\lambda x}\mathrm{d}x = \frac{1}{\lambda},$$

$$M(\xi^2) = \int_{-\infty}^{+\infty} x^2 \varphi(x)\mathrm{d}x = \int_0^{+\infty} x^2 \lambda e^{-\lambda x}\mathrm{d}x = \frac{2}{\lambda^2},$$

$$D(\xi) = M(\xi^2) - [M(\xi)]^2 = \frac{2}{\lambda^2} - \frac{1}{\lambda^2} = \frac{1}{\lambda^2}, \quad \sigma_\xi = \sqrt{\frac{1}{\lambda^2}} = \frac{1}{\lambda}.$$

6. 正态分布 随机变量 $\xi \sim N(\mu, \sigma^2)$,分布密度为

$$\varphi(x) = \frac{1}{\sqrt{2\pi}\sigma} e^{-\frac{(x-\mu)^2}{2\sigma^2}}, \quad (-\infty < x < +\infty),$$

则

$$M(\xi) = \frac{1}{\sqrt{2\pi}\sigma} \int_{-\infty}^{+\infty} x e^{-\frac{(x-\mu)^2}{2\sigma^2}} \mathrm{d}x \xrightarrow{\diamondsuit t=\frac{x-\mu}{\sigma}} \frac{1}{\sqrt{2\pi}} \int_{-\infty}^{+\infty} (\mu + \sigma t) e^{-\frac{t^2}{2}} \mathrm{d}t = \frac{\mu}{\sqrt{2\pi}} \int_{-\infty}^{+\infty} e^{-\frac{t^2}{2}} \mathrm{d}t + \frac{\sigma}{\sqrt{2\pi}} \int_{-\infty}^{+\infty} t e^{-\frac{t^2}{2}} \mathrm{d}t,$$

因为 $\int_{-\infty}^{+\infty} e^{-\frac{t^2}{2}} \mathrm{d}t = \sqrt{2\pi}$, $\int_{-\infty}^{+\infty} t e^{-\frac{t^2}{2}} \mathrm{d}t = 0$. 所以 $M(\xi) = \mu$,

$$D(\xi) = \frac{1}{\sqrt{2\pi}\sigma} \int_{-\infty}^{+\infty} (x-\mu)^2 e^{-\frac{(x-\mu)^2}{2\sigma^2}} \mathrm{d}x \xrightarrow{\diamondsuit t=\frac{x-\mu}{\sigma}} \frac{\sigma^2}{\sqrt{2\pi}\sigma} \int_{-\infty}^{+\infty} t^2 e^{-\frac{t^2}{2}} \mathrm{d}t$$

$$= -\frac{\sigma^2}{\sqrt{2\pi}} \int_{-\infty}^{+\infty} t\mathrm{d}\left(e^{-\frac{t^2}{2}}\right) = -\frac{\sigma^2}{\sqrt{2\pi}} t e^{-\frac{t^2}{2}} \bigg|_{-\infty}^{+\infty} + \frac{\sigma^2}{\sqrt{2\pi}} \int_{-\infty}^{+\infty} e^{-\frac{t^2}{2}} \mathrm{d}t$$

$$= \frac{\sigma^2}{\sqrt{2\pi}} \int_{-\infty}^{+\infty} e^{-\frac{t^2}{2}} \mathrm{d}t = \frac{\sigma^2}{\sqrt{2\pi}} \cdot \sqrt{2\pi} = \sigma^2,$$

所以 $D(\xi) = \sigma^2$.

例 8-25 设随机变量 ξ 的密度函数是

$$f(x) = \frac{1}{2} e^{-|x|}, (-\infty < x < +\infty)$$

试求:(1) $M(\xi), D(\xi)$; (2) $M\left(\frac{\xi+1}{2}\right), D\left(\frac{\xi+1}{2}\right)$.

解 $M(\xi) = \int_{-\infty}^{+\infty} x \cdot \frac{1}{2} e^{-|x|} \mathrm{d}x = 0$,

$$M(\xi^2) = \int_{-\infty}^{+\infty} x^2 \cdot \frac{1}{2} e^{-|x|} \mathrm{d}x = 2\int_0^{+\infty} x^2 \cdot \frac{1}{2} e^{-x} \mathrm{d}x = 2,$$

$$D(\xi) = M(\xi^2) - [M(\xi)]^2 = 2 - 0 = 2,$$

$$M\left(\frac{\xi+1}{2}\right) = \frac{1}{2} M(\xi) + \frac{1}{2} = \frac{1}{2},$$

$$D\left(\frac{\xi+1}{2}\right) = \frac{1}{4} D(\xi) = \frac{1}{2}.$$

例 8-26 若在一个人数很多的团体中普查乙肝疾病,假设该人群有 N 人,需抽检每个人的血进行化验.其具体的操作可以用两种方法进行:(1)将每个人的血都分别进行化验,这需要化验 N 次;(2)将 N 个人分成 K 个人一组,共分 N/K 组,进行分组化验. 把 K 个人的血混合起来进行化验. 如果混合血液呈阴性反应,说明这 K 个人的血液呈阴性反应,这样 K 个人只化验一次即可. 如果混合血液呈阳性反应,再对 K 个

人的血液分别化验，这样一来，这K个人得化验$K+1$次．假定对所以人来说试验呈阳性的概率为p，且这些人的反应是相互独立的．试说明按第二种方法可以减少化验次数，并说明K取什么值最适当．

解 由假设，每个人的血液是阴性反应的概率为$q=1-p$，因而K个人混合血液呈阴性反应的概率为q^k，K个人混合的血呈阳性反应的概率为$1-q^k$．

以K个人为一组时，组内每个人化验次数为ξ，则ξ为一个随机变量．概率分布为

$$P(\xi=1)=q^K, P(\xi=k+1)=1-q^k, (q=1-p),$$
$$M(\xi)=1\times q^K+(K+1)(1-q^K)=K+1-Kq^K.$$

N个人平均验血次数

$$L(K)=\frac{N}{K}(K+1-Kq^K)=N\left(1+\frac{1}{K}-q^K\right).$$

选择适当的K使$L(K)$达到最小值，从而使平均验血次数最少，表8-13列出对不同的p值，使$L(K)$最小的K值．

表 8-13

p	K	p	K	p	K
0.10	4	0.03	6	0.005	15
0.09	4	0.02	8	0.004	16
0.08	4	0.01	11	0.003	19
0.07	4	0.009	11	0.002	23
0.06	5	0.008	12	0.001	32
0.05	5	0.007	12		
0.04	6	0.006	13		

上述方法减少验血次数是原验血次数N次的$\left(q^K-\dfrac{1}{K}\right)\times 100\%$．

若$p=0.1\%$，$K=4$，则$0.9^4-\dfrac{1}{4}=0.40=40\%$，即减少工作量$40\%$．

【思考与讨论】

1. 设ξ的数学期望和方差都存在，且$D(\xi)\neq 0$．令$\eta=\dfrac{\xi-M(\xi)}{\sqrt{D(\xi)}}$，证明$M(\eta)=0, D(\eta)=1$．

2. 随机变量ξ服从柯西分布(Cauchy distribution)，其概率密度函数为

$$f(x)=\frac{1}{\pi(1+x^2)},$$

考察ξ是否有数学期望与方差？

习 题 八

1. 何谓互不相容事件？何谓相互对立事件？何谓互相独立事件？何谓诸事件构成互不相容的完备事件组？
2. 将下列事件用A，B，C表示出来：
(1) 只有A发生；
(2) A，B都发生，C不发生；
(3) 三个中至少有一个发生；
(4) 三个都不发生．
3. 若$A\subset B$则$A+B$，AB各表示什么事件．
4. 某事件的概率和频率有何区别和联系，事件的概率是否为频率的极限？
5. 一个袋中有4个球，它们分别标号1, 2, 3, 4.
(1) 从袋中任取一球后，不放回，再从袋中任取一球，记录二次取球的结果．
(2) 从袋中任取一球后，仍放回袋中，再从中任取一球，记录二次取球的结果．

6. 掷一颗骰子, 观察骰子的点数, 如何表示下列事件:
(1) "掷得的点数不超过 2"; (2) "掷得的点数不超过 3";
(2) "掷得的点数不小于 4"; (4) "掷得奇数点".

7. 从 52 张扑克牌中, 任取 4 张, 求这四张花色不同的概率.

8. 一袋中有 10 个球, 6 个红球, 4 个白球, 不放回取球. 求: (1)从中任取两个球, 有一红球的概率? (2)任取 3 个球, 有一红球的概率?

9. 某产品共 40 件, 其中有 3 件次品. 从中任取 3 件, 求下列事件的概率.
(1) 3 件中恰有一件次品; (2) 3 件中恰有 2 件次品;
(3) 3 件全是次品; (4) 3 件全是正品.

10. 一袋中有 20 个大小质地相同的球, 其中 8 个红色的, 6 个黄色的, 4 个黑色的, 2 个白色的, 今在袋中任取一球, 求:
(1) 取得红球的概率; (2) 取得红球或黄球的概率;
(3) 取得红球或黄球或白球的概率.

11. 向三个相邻近的军火库投掷一枚炸弹, 炸中甲军火库的概率为 0.025, 炸中乙军火库、丙军火库的概率分别为 0.1. 只要其中一个军火库被炸, 另外两个也要炸, 求军火库爆炸的概率.

12. 生产某药经过两道工序, 第一道工序完成后合格的概率是 0.93, 第二道工序合格的概率是 0.88, 问两道工序完成之后, 此药合格的概率.

13. 有 3 批产品, 每批 100 个, 且每批有 10 个次品, 从每批中任取一个, 这三个都是合格品的概率.

14. 有甲、乙二反应罐, 在 1 小时之内需工人看管的概率分别是 0.1 与 0.2. 求在 1 小时内
(1) 甲、乙二罐都要看管的概率; (2) 甲、乙二罐都不要看管的概率;
(3) 只有一个罐要看管的概率.

15. 甲、乙二袋中各装有两色球. 其中甲袋中有 6 个红球, 3 个白球; 乙袋中有 5 个红球, 2 个白球. 从甲、乙二袋中各取一球, 试求:
(1) 二球都是红球的概率; (2) 二球都是白球的概率;
(3) 一红球、一白球的概率.

16. 一射手命中率为 0.8, 另一射手命中率为 0.7, 如果两人同时独立的向一个目标射击, 求二人中至少有一人命中的概率.

17. 甲、乙、丙三人独立的进行同一试验工作, 甲成功的概率是 0.7, 乙成功的概率是 0.8, 丙成功的概率是 0.5, 问: (1) 三人都成功的概率; (2)三人中至少有一人成功的概率.

18. 电路由电池 A 与两个并联电池 B 和 C 串联而成. 已知电池 A, B, C 损坏的概率分别为 0.3, 0.2, 0.2, 求电路发生间断的概率.

19. 两台机床加工同样零件, 第一台废品率是 0.03, 第二台废品率是 0.02, 第一台加工的零件是第二台的二倍. 若加工出的零件混在一起, 求: (1)任取一零件是合格品的概率? (2)如任取的零件是废品, 求它是第二台车床加工的概率.

20. 一个盒中有 12 个乒乓球, 其中有 9 个新球. 第一次比赛时从中任取 3 个来用, 比赛后仍放回, 第二次比赛时再从中任取 3 个, 求第二次取球都是新球的概率?

21. 有三只盒子都装有圆珠笔芯, 甲盒中 2 支红色, 4 支蓝色的; 乙盒子中有 4 支红色, 2 支蓝色的; 丙盒中有 3 支红色, 3 支蓝色的, 从中任取一支(到三盒中取的机会相同), 求: (1)是红色笔芯的概率; (2)若已知取得的是红色笔芯, 求是甲盒中的概率.

22. 某地新生儿的出生率男 52%, 女 48%, 某家有三个孩子, 求恰有 2 个男孩的概率.

23. 某工人每天出废品的概率是 0.03, 求 5 天中仅有一天出废品的概率.

24. 电子计算机内装有 2000 个同样的电子管, 每一个电子管损坏的概率等于 0.0005, 如果任一电子管损坏, 计算机即停止工作, 求计算机停止工作的概率.

25. 某电话站为 300 个拥护服务, 在一小时内每一电话用户使用电话的概率为 0.01, 求在一小时内有 4 个用户用电话的概率.

26. 从一批灯泡中, 任取一只测试它的寿命, 如何表示下列事件?
(1) 测得的寿命大于 1000 小时; (2)测得的寿命小于 1500 小时;
(3) 测得的寿命不小于 1000 小时.

27. 在 100 个零件中, 有 5 个次品, 任取 5 个, 求取得"次品数"的概率分布.

28. 在一批零件有 9 个合格品, 3 个次品, 任取一个, 如果每次取得是次品不放回, 求在取得正品前, 已取出的废品数的概率分布, 分布函数.

29. 随机变量 ξ 的分布密度函数为

$$\varphi(x) = \begin{cases} \dfrac{A}{\sqrt{1-x^2}}, & |x| \leq 1 \\ 0, & |x| > 1 \end{cases}.$$

求(1)系数 A; (2) ξ 落在 $\left(-\dfrac{1}{2}, \dfrac{1}{2}\right)$ 内的概率; (3) ξ 的分布函数.

30. 设随机变量 ξ 的分布函数为 $F(x) = \begin{cases} 0, & 0 > x \\ Ax^2, & 0 \leq x \leq 1, \\ 1, & x > 1 \end{cases}$

求(1) 系数 A; (2) ξ 落在 $(0.3, 0.7)$ 内的概率; (3) ξ 的分布密度.

31. 设随机变量 ξ 的概率分布如表 8-14

表 8-14

ξ	−2	0	1	3
$P(\xi = x_i)$	$\dfrac{1}{3}$	$\dfrac{1}{2}$	$\dfrac{1}{12}$	$\dfrac{1}{12}$

求 $M(\xi)$, $D(\xi)$ 及 σ_ξ.

32. 已知随机变量 ξ 的分布密度为

$$\varphi(x) = \begin{cases} \dfrac{2}{\pi(x^2+1)}, & x > 0 \\ 0, & x \leq 0 \end{cases},$$

求随机变量 $\eta = \ln \xi$ 的分布密度.

33. 甲、乙两批原料,过筛之后,得知粒度分布如表 8-15

表 8-15

粒度		180目	200目	220目	240目	260目
百分比%	甲	5	15	60	15	5
	乙	20	20	20	20	20

问平均哪一批颗粒较粗? 哪一批颗粒的均匀性较差?

34. 甲、乙二射手在射击中各种得分的概率为(表 8-16)

表 8-16

得分		1	2	3
概率	甲	0.1	0.4	0.5
	乙	0.4	0.3	0.3

问: 谁的平均得分较好? 谁的技术比较稳定?

35. 已知随机变量 $\xi \sim N(0,1)$, 求

(1) $P(1 < \xi < 2)$; (2) $P(\xi < 2.2)$; (3) $P(\xi > 1.76)$; (4) $P(|\xi| < 1.55)$.

36. 已知随机变量 $\xi \sim N(1.5, 4)$, 计算

(1) $P(\xi < 3.5)$; (2) $P(\xi < -4)$; (3) $P(\xi > 2)$; (4) $P(|\xi| < 3)$.

37. 已知正常男性成人血液中, 每毫升白细胞数平均为 7300, 均方差为 700, 今有一成年男子验血, 其每毫升白细胞数为 5200~9400 的概率是多大?

第九章 线性代数初步

表1 某药厂各地销售量 （单位：箱）

药品\销售地区	I	II	III	IV
A	16	13	22	17
B	14	13	19	15
C	19	20	23	12

表2 某药厂各地销售价格（单位：元/箱）

药品\销售地区	I	II	III	IV
A	100	120	120	150
B	350	380	400	410
C	200	220	260	280

上述两表为某药厂在四个地区、三种药品的销量与销售单价，各地区的销售收入就是两表相应列的数据相乘再求和．此时，若将两表中的数据按其顺序不变，写成一个数表——这就是矩阵，相应的计算就是矩阵的运算．线性代数正是从矩阵的研究开始的一门学科．

在医学科研和现代管理中所涉及的数学模型,有相当一部分要通过线性方程组来描述和解决. 线性代数研究的主要对象就是线性方程组,所涉及的理论基础是行列式和矩阵.它是学习医学统计、生物物理、计算机应用、现代管理学等课程不可缺少的工具.

第一节 行 列 式

一、行列式的概念

1. 二阶、三阶行列式 考虑二元线性方程组

$$\begin{cases} a_{11}x_1 + a_{12}x_2 = b_1 \\ a_{21}x_1 + a_{22}x_2 = b_2 \end{cases}, \tag{9-1}$$

采用加减消元法,得

$$\begin{cases} (a_{11}a_{22} - a_{12}a_{21})x_1 = b_1 a_{22} - a_{12} b_2 \\ (a_{11}a_{22} - a_{12}a_{21})x_2 = a_{11} b_2 - b_1 a_{21} \end{cases},$$

当 $a_{11}a_{22} - a_{12}a_{21} \neq 0$ 时,方程组(9-1)有唯一解

$$\begin{cases} x_1 = \dfrac{b_1 a_{22} - a_{12} b_2}{a_{11} a_{22} - a_{12} a_{21}} \\ x_2 = \dfrac{a_{11} b_2 - b_1 a_{21}}{a_{11} a_{22} - a_{12} a_{21}} \end{cases}.$$

为便于记忆上述求解公式,我们引进二阶行列式的概念.

记号 $\begin{vmatrix} a_{11} & a_{12} \\ a_{21} & a_{22} \end{vmatrix}$

表示代数和 $a_{11}a_{22} - a_{12}a_{21}$,称为**二阶行列式**. 即

$$\begin{vmatrix} a_{11} & a_{12} \\ a_{21} & a_{22} \end{vmatrix} = a_{11}a_{22} - a_{12}a_{21},$$

其中 $a_{ij}(i,j=1,2)$ 为二阶行列式的第 i 行第 j 列的元素. 二阶行列式共有两行两列 4 个元素,每个元素 a_{ij} 有两个脚标,第一个脚标 i 为行标,指明这个元素所在行的行数,第二脚标 j 为列标,指明这个元素所在列的列数.

二阶行列式表示的代数和的值,是采用对角线法则(图 9-1)得到,即从左上角到右下角实线(称为主对角线)联结的两个元素的乘积,减去由右上角到左下角虚线(称为副对角线)联结的两个元素的乘积.

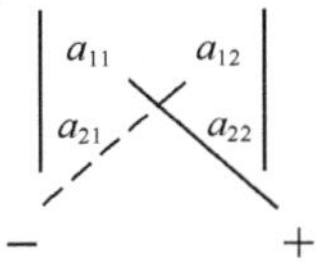

图 9-1

若令

$$D = \begin{vmatrix} a_{11} & a_{12} \\ a_{21} & a_{22} \end{vmatrix} = a_{11}a_{22} - a_{12}a_{21}, \quad D_1 = \begin{vmatrix} b_1 & a_{12} \\ b_2 & a_{22} \end{vmatrix} = b_1 a_{22} - a_{12} b_2,$$

$$D_2 = \begin{vmatrix} a_{11} & b_1 \\ a_{21} & b_2 \end{vmatrix} = a_{11} b_2 - b_1 a_{21},$$

则关于二元线性方程组(9-1)的解可表述如下:

当 $D = \begin{vmatrix} a_{11} & a_{12} \\ a_{21} & a_{22} \end{vmatrix} \neq 0$ 时,二元线性方程组(9-1)有唯一解

$$x_1 = \dfrac{D_1}{D} = \dfrac{\begin{vmatrix} b_1 & a_{12} \\ b_2 & a_{22} \end{vmatrix}}{\begin{vmatrix} a_{11} & a_{12} \\ a_{21} & a_{22} \end{vmatrix}}, \quad x_2 = \dfrac{D_2}{D} = \dfrac{\begin{vmatrix} a_{11} & b_1 \\ a_{21} & b_2 \end{vmatrix}}{\begin{vmatrix} a_{11} & a_{12} \\ a_{21} & a_{22} \end{vmatrix}}.$$

例 9-1 解线性方程组 $\begin{cases} x_1 + 2x_2 = 9 \\ 2x_1 - 3x_2 = 4 \end{cases}$.

解 由于 $D = \begin{vmatrix} 1 & 2 \\ 2 & -3 \end{vmatrix} = -7 \neq 0$, $D_1 = \begin{vmatrix} 9 & 2 \\ 4 & -3 \end{vmatrix} = -35$, $D_2 = \begin{vmatrix} 1 & 9 \\ 2 & 4 \end{vmatrix} = -14$.

因此得到方程组的唯一解

$$x_1 = \frac{D_1}{D} = \frac{-35}{-7} = 5, \quad x_2 = \frac{D_2}{D} = \frac{-14}{-7} = 2.$$

类似于二元线性方程组的讨论，对于三元线性方程组

$$\begin{cases} a_{11}x_1 + a_{12}x_2 + a_{13}x_3 = b_1 \\ a_{21}x_1 + a_{22}x_2 + a_{23}x_3 = b_2 \\ a_{31}x_1 + a_{32}x_2 + a_{33}x_3 = b_3 \end{cases}, \tag{9-2}$$

采用加减消元法也可求得其解.

同样，为了能用简洁的公式表示三元线性方程组(9-2)的解，需要引进三阶行列式的概念.

记号 $\begin{vmatrix} a_{11} & a_{12} & a_{13} \\ a_{21} & a_{22} & a_{23} \\ a_{31} & a_{32} & a_{33} \end{vmatrix}$

表示代数和 $a_{11}a_{22}a_{33} + a_{12}a_{23}a_{31} + a_{13}a_{21}a_{32} - a_{13}a_{22}a_{31} - a_{12}a_{21}a_{33} - a_{11}a_{23}a_{32}$，称为**三阶行列式**. 即

$$\begin{vmatrix} a_{11} & a_{12} & a_{13} \\ a_{21} & a_{22} & a_{23} \\ a_{31} & a_{32} & a_{33} \end{vmatrix} = a_{11}a_{22}a_{33} + a_{12}a_{23}a_{31} + a_{13}a_{21}a_{32} - a_{13}a_{22}a_{31} - a_{12}a_{21}a_{33} - a_{11}a_{23}a_{32},$$

其中 $a_{ij}(i, j = 1, 2, 3)$ 为三阶行列式第 i 行第 j 列的的元素.

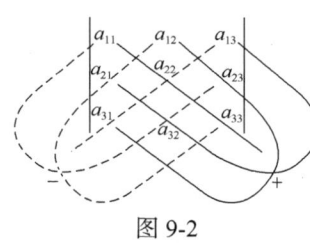

图 9-2

三阶行列式表示的代数和的值，也可以采用对角线法则(图 9-2)确定，其中主对角线方向上各实线联结的三个元素的乘积是代数和中的正项，副对角线方向上各虚线联结的三个元素的乘积是代数和中的负项.

同样，若令

$$D = \begin{vmatrix} a_{11} & a_{12} & a_{13} \\ a_{21} & a_{22} & a_{23} \\ a_{31} & a_{32} & a_{33} \end{vmatrix}, \quad D_1 = \begin{vmatrix} b_1 & a_{12} & a_{13} \\ b_2 & a_{22} & a_{23} \\ b_3 & a_{32} & a_{33} \end{vmatrix}, \quad D_2 = \begin{vmatrix} a_{11} & b_1 & a_{13} \\ a_{21} & b_2 & a_{23} \\ a_{31} & b_3 & a_{33} \end{vmatrix},$$

$$D_3 = \begin{vmatrix} a_{11} & a_{12} & b_1 \\ a_{21} & a_{22} & b_2 \\ a_{31} & a_{32} & b_3 \end{vmatrix},$$

则关于三元线性方程组(9-2)的解表述如下：

当 $D = \begin{vmatrix} a_{11} & a_{12} & a_{13} \\ a_{21} & a_{22} & a_{23} \\ a_{31} & a_{32} & a_{33} \end{vmatrix} \neq 0$ 时，三元线性方程组(9-2)有唯一解

$$x_1 = \frac{D_1}{D} = \frac{\begin{vmatrix} b_1 & a_{12} & a_{13} \\ b_2 & a_{22} & a_{23} \\ b_3 & a_{32} & a_{33} \end{vmatrix}}{\begin{vmatrix} a_{11} & a_{12} & a_{13} \\ a_{21} & a_{22} & a_{23} \\ a_{31} & a_{32} & a_{33} \end{vmatrix}}, \quad x_2 = \frac{D_2}{D} = \frac{\begin{vmatrix} a_{11} & b_1 & a_{13} \\ a_{21} & b_2 & a_{23} \\ a_{31} & b_3 & a_{33} \end{vmatrix}}{\begin{vmatrix} a_{11} & a_{12} & a_{13} \\ a_{21} & a_{22} & a_{23} \\ a_{31} & a_{32} & a_{33} \end{vmatrix}}, \quad x_3 = \frac{D_3}{D} = \frac{\begin{vmatrix} a_{11} & a_{12} & b_1 \\ a_{21} & a_{22} & b_2 \\ a_{31} & a_{32} & b_3 \end{vmatrix}}{\begin{vmatrix} a_{11} & a_{12} & a_{13} \\ a_{21} & a_{22} & a_{23} \\ a_{31} & a_{32} & a_{33} \end{vmatrix}}.$$

2. 排列与逆序 为了讨论 n 阶行列式，下面给出排列逆序数的概念.

由 n 个正整数 $1, 2, \cdots, n$ 组成一个有序数组称为一个 n 级排列，记作 $j_1 j_2 \cdots j_n$.

例如，321 是一个 3 级排列，4213 是一个 4 级排列.

定义 9-1 在一个 n 级排列 $j_1 j_2 \cdots j_n$ 中，若有较大的数排在较小的数的前面，则称它们构成了一个**逆序**. 一个 n 级排列 $j_1 j_2 \cdots j_n$ 中逆序的总数称为排列的**逆序数**，记作 $N(j_1 j_2 \cdots j_n)$.

逆序数为奇数的排列称为奇排列，逆序数为偶数的排列称为偶排列.

例如，5 级排列 43251 中，就有 7 个逆序：

$$43 \quad 42 \quad 41 \quad 32 \quad 31 \quad 21 \quad 51$$

所以有 $N(43251)=7$，该排列为奇排列.

按正整数由小到大的顺序排成的 n 级排列 $12 \cdots n$ 称为自然排列. 显然，自然排列是不存在逆序数的，因此 $N(12 \cdots n) = 0$ 为偶排列.

3. n 阶行列式 观察三阶行列式的结构

$$\begin{vmatrix} a_{11} & a_{12} & a_{13} \\ a_{21} & a_{22} & a_{23} \\ a_{31} & a_{32} & a_{33} \end{vmatrix} = a_{11}a_{22}a_{33} + a_{12}a_{23}a_{31} + a_{13}a_{21}a_{32} \\ - a_{13}a_{22}a_{31} - a_{12}a_{21}a_{33} - a_{11}a_{23}a_{32},$$

可以看到：三阶行列式由 3^2 个元素构成，它代表了一个数值. 这个数值是 3!=6 项的代数和，每一项为取自三阶行列式中不同行、不同列的 3 个元素的乘积. 每一项乘积的符号是：当这一项中元素的行标按 3 级自然排列后，对应的列标构成的 3 级排列如果是偶排列则取正号，如果是奇排列则取负号. 当列标排列 $j_1 j_2 \cdots j_n$ 取遍所有的 3 级排列时，得到代数和中的所有 6 项. 这样，三阶行列式可以表示为

$$\begin{vmatrix} a_{11} & a_{12} & a_{13} \\ a_{21} & a_{22} & a_{23} \\ a_{31} & a_{32} & a_{33} \end{vmatrix} = \sum_{j_1 j_2 j_3} (-1)^{N(j_1 j_2 j_3)} a_{1j_1} a_{2j_2} a_{3j_3}.$$

根据这个规律，可以给出 n 阶行列式的定义.

定义 9-2 由 n^2 个元素 $a_{ij}(i, j = 1, 2, \cdots, n)$ 构成下式

$$\begin{vmatrix} a_{11} & a_{12} & \cdots & a_{1n} \\ a_{21} & a_{22} & \cdots & a_{2n} \\ \vdots & \vdots & & \vdots \\ a_{n1} & a_{n2} & \cdots & a_{nn} \end{vmatrix}$$

称为 **n 阶行列式**(determinant). 它是一个数值，这个数值是 $n!$ 项的代数和，取正号的项与取负号的项各占一半，即 $\dfrac{n!}{2}$ 项；每一项是取自 n 阶行列式中不同行、不同列的 n 个元素的乘积 $a_{1j_1} a_{2j_2} \cdots a_{nj_n}$，当列标排列 $j_1 j_2 \cdots j_n$ 为偶排列时该项取"＋"号，为奇排列时该项取"－"号. 即

$$\begin{vmatrix} a_{11} & a_{12} & \cdots & a_{1n} \\ a_{21} & a_{22} & \cdots & a_{2n} \\ \vdots & \vdots & & \vdots \\ a_{n1} & a_{n2} & \cdots & a_{nn} \end{vmatrix} = \sum_{j_1 j_2 \cdots j_n} (-1)^{N(j_1 j_2 \cdots j_n)} a_{1j_1} a_{2j_2} \cdots a_{nj_n},$$

其中 $j_1 j_2 \cdots j_n$ 为一个 n 级排列，$\sum\limits_{j_1 j_2 \cdots j_n}$ 表示对所有的 n 级排列求和.

当 $n=1$ 时，规定：$|a| = a$.

例 9-2 计算 n 阶行列式

$$D = \begin{vmatrix} a_{11} & a_{12} & \cdots & a_{1n} \\ 0 & a_{22} & \cdots & a_{2n} \\ \vdots & \vdots & & \vdots \\ 0 & 0 & \cdots & a_{nn} \end{vmatrix}$$

的值，其中 $a_{ii} \neq 0 (i=1,2,\cdots,n)$.

解 由定义 9-2 知：$D = \sum\limits_{j_1 j_2 \cdots j_n} (-1)^{N(j_1 j_2 \cdots j_n)} a_{1j_1} a_{2j_2} \cdots a_{nj_n}$，$D$ 中有很多项为 0，只需计算 $a_{1j_1} a_{2j_2} \cdots a_{nj_n} \neq 0$ 的项.其第 n 行除 a_{nn} 外全为零，故列标 j_n 取 n 时，$a_{1j_1} a_{2j_2} \cdots a_{nj_n}$ 才有可能不为 0.对于第 $n-1$ 行，列标 j_{n-1} 不能再取 n，故非零项只能取 $j_{n-1} = n-1$，其余依此类推可知 $j_{n-2} = n-2$，$\cdots$，$j_1 = 1$.所以，只有当 n 级排列 $j_1 j_2 \cdots j_n$ 取自然排列 $12\cdots n$ 时，$a_{11} a_{22} \cdots a_{nn} \neq 0$，其余的项全为零，因此

$$D = \begin{vmatrix} a_{11} & a_{12} & \cdots & a_{1n} \\ 0 & a_{22} & \cdots & a_{2n} \\ \vdots & \vdots & & \vdots \\ 0 & 0 & \cdots & a_{nn} \end{vmatrix} = (-1)^{N(12\cdots n)} a_{11} a_{22} \cdots a_{nn} = a_{11} a_{22} \cdots a_{nn}.$$

称具有上面形式的行列式为**上三角行列式**.

同理有**下三角行列式**

$$D = \begin{vmatrix} a_{11} & 0 & \cdots & 0 \\ a_{21} & a_{22} & \cdots & 0 \\ \vdots & \vdots & & \vdots \\ a_{n1} & a_{n2} & \cdots & a_{nn} \end{vmatrix} = (-1)^{N(12\cdots n)} a_{11} a_{22} \cdots a_{nn} = a_{11} a_{22} \cdots a_{nn}.$$

特别地，有 $\begin{vmatrix} a_{11} & 0 & \cdots & 0 \\ 0 & a_{22} & \cdots & 0 \\ \vdots & \vdots & & \vdots \\ 0 & 0 & \cdots & a_{nn} \end{vmatrix} = a_{11} a_{22} \cdots a_{nn}$，主对角线外的元素全为 0，称这种形式的行列式为**对角行列式**.

二、行列式的性质和计算

1. 行列式的性质 由行列式的定义可以看到，计算阶数较高的行列式时，其计算量是很大的.为了简化行列式的计算，下面我们不加证明地给出行列式的几个性质.

将 n 阶行列式

$$D = \begin{vmatrix} a_{11} & a_{12} & \cdots & a_{1n} \\ a_{21} & a_{22} & \cdots & a_{2n} \\ \vdots & \vdots & & \vdots \\ a_{n1} & a_{n2} & \cdots & a_{nn} \end{vmatrix}$$

的行依次变为同序数的列，得到一个新行列式

$$D^{\mathrm{T}} = \begin{vmatrix} a_{11} & a_{21} & \cdots & a_{n1} \\ a_{12} & a_{22} & \cdots & a_{n2} \\ \vdots & \vdots & & \vdots \\ a_{1n} & a_{2n} & \cdots & a_{nn} \end{vmatrix},$$

称 D^{T} 为 D 的**转置行列式**.

性质 9-1 行列式转置后，则行列式的值保持不变. 即 $D^{\mathrm{T}} = D$.

此性质表明，行列式中行和列的地位是相同的. 因此，对于行成立的性质对于列同样也成立.

性质 9-2 交换行列式的任意两行(列)，则行列式仅改变符号而绝对值不变. 即

$$\begin{vmatrix} a_{11} & a_{12} & \cdots & a_{1n} \\ \vdots & \vdots & & \vdots \\ a_{i1} & a_{i2} & \cdots & a_{in} \\ \vdots & \vdots & & \vdots \\ a_{j1} & a_{j2} & \cdots & a_{jn} \\ \vdots & \vdots & & \vdots \\ a_{n1} & a_{n2} & \cdots & a_{nn} \end{vmatrix} \xlongequal{r_i \leftrightarrow r_j} - \begin{vmatrix} a_{11} & a_{12} & \cdots & a_{1n} \\ \vdots & \vdots & & \vdots \\ a_{j1} & a_{j2} & \cdots & a_{jn} \\ \vdots & \vdots & & \vdots \\ a_{i1} & a_{i2} & \cdots & a_{in} \\ \vdots & \vdots & & \vdots \\ a_{n1} & a_{n2} & \cdots & a_{nn} \end{vmatrix},$$

其中记号"$r_i \leftrightarrow r_j$"表示互换行列式的 i，j 两行.

推论 9-1 如果行列式中某两行(列)相同，则行列式的值等于零.

性质 9-3 行列式的任意一行(列)中各个元素的公因子可以提到行列式符号的外面.即

$$\begin{vmatrix} a_{11} & a_{12} & \cdots & a_{1n} \\ \vdots & \vdots & & \vdots \\ ka_{i1} & ka_{i2} & \cdots & ka_{in} \\ \vdots & \vdots & & \vdots \\ a_{n1} & a_{n2} & \cdots & a_{nn} \end{vmatrix} = k \begin{vmatrix} a_{11} & a_{12} & \cdots & a_{1n} \\ \vdots & \vdots & & \vdots \\ a_{i1} & a_{i2} & \cdots & a_{in} \\ \vdots & \vdots & & \vdots \\ a_{n1} & a_{n2} & \cdots & a_{nn} \end{vmatrix}.$$

推论 9-2 如果行列式中有一行(列)的元素全为零，则行列式的值等于零.

推论 9-3 如果行列式中某两行(列)的对应元素成比例，则行列式的值等于零.

性质 9-4 如果行列式中某一行(列)的每个元素均可表示为两个元素之和，则行列式可以表示成两个行列式的和. 即

$$\begin{vmatrix} a_{11} & a_{12} & \cdots & a_{1n} \\ \vdots & \vdots & & \vdots \\ a_{i1}+b_{i1} & a_{i2}+b_{i2} & \cdots & a_{in}+b_{in} \\ \vdots & \vdots & & \vdots \\ a_{n1} & a_{n2} & \cdots & a_{nn} \end{vmatrix} = \begin{vmatrix} a_{11} & a_{12} & \cdots & a_{1n} \\ \vdots & \vdots & & \vdots \\ a_{i1} & a_{i2} & \cdots & a_{in} \\ \vdots & \vdots & & \vdots \\ a_{n1} & a_{n2} & \cdots & a_{nn} \end{vmatrix} + \begin{vmatrix} a_{11} & a_{12} & \cdots & a_{1n} \\ \vdots & \vdots & & \vdots \\ b_{i1} & b_{i2} & \cdots & b_{in} \\ \vdots & \vdots & & \vdots \\ a_{n1} & a_{n2} & \cdots & a_{nn} \end{vmatrix}.$$

性质 9-5 如果将行列式某一行(列)元素的 k 倍加到另一行(列)的对应元素上去，则行列式的值保持不变. 即

$$\begin{vmatrix} a_{11} & a_{12} & \cdots & a_{1n} \\ \vdots & \vdots & & \vdots \\ a_{i1} & a_{i2} & \cdots & a_{in} \\ \vdots & \vdots & & \vdots \\ a_{j1} & a_{j2} & \cdots & a_{jn} \\ \vdots & \vdots & & \vdots \\ a_{n1} & a_{n2} & \cdots & a_{nn} \end{vmatrix} \xlongequal{r_i + kr_j} \begin{vmatrix} a_{11} & a_{12} & \cdots & a_{1n} \\ \vdots & \vdots & & \vdots \\ a_{i1}+ka_{j1} & a_{i2}+ka_{j2} & \cdots & a_{in}+ka_{jn} \\ \vdots & \vdots & & \vdots \\ a_{j1} & a_{j2} & \cdots & a_{jn} \\ \vdots & \vdots & & \vdots \\ a_{n1} & a_{n2} & \cdots & a_{nn} \end{vmatrix},$$

其中记号"$r_i + kr_j$"表示将行列式第 j 行元素的 k 倍加到第 i 行的对应元素上去.

2. 行列式的按行(列)展开 在行列式的计算中，较低阶行列式的计算显然要比较高阶行列式的计算来的简单. 因此，我们考虑能否将高阶行列式的计算转化为低阶行列式的计算，为此，我们需要引进余子式和代数余子式的概念.

定义 9-3 n 阶行列式

$$D = \begin{vmatrix} a_{11} & \cdots & a_{1j} & \cdots & a_{1n} \\ \vdots & & \vdots & & \vdots \\ a_{i1} & \cdots & a_{ij} & \cdots & a_{in} \\ \vdots & & \vdots & & \vdots \\ a_{n1} & \cdots & a_{nj} & \cdots & a_{nn} \end{vmatrix},$$

D 中划掉元素 a_{ij} 所在的第 i 行和第 j 列的元素,余下的元素按照原来的顺序构成一个 $n-1$ 阶行列式,称为元素 a_{ij} 的**余子式**,记为 M_{ij};称 $(-1)^{i+j}M_{ij}$ 为元素 a_{ij} 的**代数余子式**,记为 A_{ij}. 即

$$A_{ij}=(-1)^{i+j}M_{ij}.$$

例如,4 阶行列式

$$D=\begin{vmatrix} 0 & 1 & 2 & -1 \\ 1 & 0 & 3 & 1 \\ -1 & 2 & 2 & 0 \\ 3 & 0 & -4 & 1 \end{vmatrix},$$

D 中元素 $a_{23}=3$ 的余子式和代数余子式分别为

$$M_{23}=\begin{vmatrix} 0 & 1 & -1 \\ -1 & 2 & 0 \\ 3 & 0 & 1 \end{vmatrix}, \quad A_{23}=(-1)^{2+3}M_{23}=-\begin{vmatrix} 0 & 1 & -1 \\ -1 & 2 & 0 \\ 3 & 0 & 1 \end{vmatrix}.$$

定理 9-1 (行列式的按行(列)展开定理)
n 阶行列式 D 的值等于它的任意一行(列)各元素与其对应的代数余子式的乘积之和. 即

$$D=a_{i1}A_{i1}+a_{i2}A_{i2}+\cdots+a_{in}A_{in} \quad (i=1,2,\cdots,n),$$

或 $D=a_{1j}A_{1j}+a_{2j}A_{2j}+\cdots+a_{nj}A_{nj} \quad (j=1,2,\cdots,n)$.

推论 9-4 n 阶行列式 D 的任意一行(列)各元素与另外一行(列)对应元素的代数余子式的乘积之和等于零. 即

$$a_{i1}A_{k1}+a_{i2}A_{k2}+\cdots+a_{in}A_{kn}=0 \quad (i\neq k),$$

或 $a_{1j}A_{1s}+a_{2j}A_{2s}+\cdots+a_{nj}A_{ns}=0 \quad (j\neq s)$.

3. 行列式的计算 由定理 9-1 可知,n 阶行列式的计算总可以化为较低一阶行列式的计算. 因此,计算中可以利用行列式的性质,将行列式的某一行或某一列中的大部分元素化为零,再利用行列式的展开定理求解;或利用行列式的性质将行列式化简为上(下)三角行列式直接求解.

例 9-3 计算 4 阶行列式 $\begin{vmatrix} 3 & 2 & 1 & 0 \\ 1 & 1 & 0 & -1 \\ 2 & 1 & -1 & 1 \\ 1 & 1 & 1 & 1 \end{vmatrix}$ 的值.

解
$$\begin{vmatrix} 3 & 2 & 1 & 0 \\ 1 & 1 & 0 & -1 \\ 2 & 1 & -1 & 1 \\ 1 & 1 & 1 & 1 \end{vmatrix} \xrightarrow{r_1\leftrightarrow r_2} -\begin{vmatrix} 1 & 1 & 0 & -1 \\ 3 & 2 & 1 & 0 \\ 2 & 1 & -1 & 1 \\ 1 & 1 & 1 & 1 \end{vmatrix} \xrightarrow[\substack{r_3+(-2)r_1 \\ r_4+(-1)r_1}]{r_2+(-3)r_1} -\begin{vmatrix} 1 & 1 & 0 & -1 \\ 0 & -1 & 1 & 3 \\ 0 & -1 & -1 & 3 \\ 0 & 0 & 1 & 2 \end{vmatrix}$$

$$\xrightarrow{r_3+(-1)r_2} -\begin{vmatrix} 1 & 1 & 0 & -1 \\ 0 & -1 & 1 & 3 \\ 0 & 0 & -2 & 0 \\ 0 & 0 & 1 & 2 \end{vmatrix} \xrightarrow{r_3\leftrightarrow r_4} \begin{vmatrix} 1 & 1 & 0 & -1 \\ 0 & -1 & 1 & 3 \\ 0 & 0 & 1 & 2 \\ 0 & 0 & -2 & 0 \end{vmatrix} \xrightarrow{r_4+2r_3} \begin{vmatrix} 1 & 1 & 0 & -1 \\ 0 & -1 & 1 & 3 \\ 0 & 0 & 1 & 2 \\ 0 & 0 & 0 & 4 \end{vmatrix} = -4.$$

例 9-4 讨论当 k 为何值时,行列式 $D=\begin{vmatrix} 1 & 1 & 0 & 0 \\ 1 & k & 1 & 0 \\ 0 & 0 & k & -2 \\ 0 & 0 & 2 & k \end{vmatrix}=0$.

解 $D = \begin{vmatrix} 1 & 1 & 0 & 0 \\ 1 & k & 1 & 0 \\ 0 & 0 & k & -2 \\ 0 & 0 & 2 & k \end{vmatrix} \xlongequal{r_2+(-1)r_1} \begin{vmatrix} 1 & 1 & 0 & 0 \\ 0 & k-1 & 1 & 0 \\ 0 & 0 & k & -2 \\ 0 & 0 & 2 & k \end{vmatrix}$ （按第一列展开）

$= 1 \times (-1)^{1+1} \begin{vmatrix} k-1 & 1 & 0 \\ 0 & k & -2 \\ 0 & 2 & k \end{vmatrix}$ （按第一列展开）

$= (k-1)(-1)^{1+1} \begin{vmatrix} k & -2 \\ 2 & k \end{vmatrix} = (k-1)(k^2+4) = 0.$

所以，当 $k=1$ 时，行列式 $D=0$.

例 9-5 计算 n 阶行列式 $D = \begin{vmatrix} a & b & b & \cdots & b \\ b & a & b & \cdots & b \\ b & b & a & \cdots & b \\ \vdots & \vdots & \vdots & & \vdots \\ b & b & b & \cdots & a \end{vmatrix}$ 的值.

解 观察到行列式的每一行(列)均含有一个 a 和 $n-1$ 个 b，若将行列式除第一列外的各列都加到第一列上去，可使第一列的元素全化为 $a+(n-1)b$，进而可将行列式化为上三角行列式. 即

$$D = \begin{vmatrix} a+(n-1)b & b & b & \cdots & b \\ a+(n-1)b & a & b & \cdots & b \\ a+(n-1)b & b & a & \cdots & b \\ \vdots & \vdots & \vdots & & \vdots \\ a+(n-1)b & b & b & \cdots & a \end{vmatrix} = [a+(n-1)b] \begin{vmatrix} 1 & b & b & \cdots & b \\ 1 & a & b & \cdots & b \\ 1 & b & a & \cdots & b \\ \vdots & \vdots & \vdots & & \vdots \\ 1 & b & b & \cdots & a \end{vmatrix}.$$

将第一行的 (-1) 倍分别加到第 $2, 3, \cdots, n$ 行上去有

$$D = [a+(n-1)b] \begin{vmatrix} 1 & b & b & \cdots & b \\ 0 & a-b & b & \cdots & b \\ 0 & 0 & a-b & \cdots & b \\ \vdots & \vdots & \vdots & & \vdots \\ 0 & 0 & 0 & \cdots & a-b \end{vmatrix} = [a+(n-1)b](a-b)^{n-1}.$$

三、克拉默法则

下面介绍如何利用行列式解线性方程组.

定理 9-2 （克拉默法则）设含有 n 个未知数及 n 个方程式组成的线性方程组

$$\begin{cases} a_{11}x_1 + a_{12}x_2 + \cdots + a_{1n}x_n = b_1 \\ a_{21}x_1 + a_{22}x_2 + \cdots + a_{2n}x_n = b_2 \\ \cdots \cdots \\ a_{n1}x_1 + a_{n2}x_2 + \cdots + a_{nn}x_n = b_n \end{cases}, \tag{9-3}$$

线性方程组(9-3)的**系数行列式**为

$$D = \begin{vmatrix} a_{11} & a_{12} & \cdots & a_{1n} \\ a_{21} & a_{22} & \cdots & a_{2n} \\ \vdots & \vdots & & \vdots \\ a_{n1} & a_{n2} & \cdots & a_{nn} \end{vmatrix},$$

如果 $D \neq 0$，则线性方程组(9-3)有且仅有唯一组解

$$x_1 = \frac{D_1}{D}, \quad x_2 = \frac{D_2}{D}, \quad \cdots, \quad x_n = \frac{D_n}{D},$$

其中 D_j 是一个 n 阶行列式, 它是由系数行列式 D 中去掉第 j 列而换上由方程组常数项 $b_1, b_2, \cdots, b_n$ 组成的列而形成的行列式. 即

$$D_j = \begin{vmatrix} a_{11} & \cdots & b_1 & \cdots & a_{1n} \\ a_{21} & \cdots & b_2 & \cdots & a_{2n} \\ \vdots & & \vdots & & \vdots \\ a_{n1} & \cdots & b_n & \cdots & a_{nn} \end{vmatrix} \quad (j = 1, 2, \cdots, n).$$

j 列

例 9-6 解线性方程组 $\begin{cases} 2x_1 + 3x_2 + 5x_3 = 2 \\ x_1 + 2x_2 = 5 \\ 3x_2 + 5x_3 = 4 \end{cases}$.

解 由于

$$D = \begin{vmatrix} 2 & 3 & 5 \\ 1 & 2 & 0 \\ 0 & 3 & 5 \end{vmatrix} = -\begin{vmatrix} 1 & 2 & 0 \\ 2 & 3 & 5 \\ 0 & 3 & 5 \end{vmatrix} = -\begin{vmatrix} 1 & 2 & 0 \\ 0 & -1 & 5 \\ 0 & 3 & 5 \end{vmatrix} = -\begin{vmatrix} 1 & 2 & 0 \\ 0 & -1 & 5 \\ 0 & 0 & 20 \end{vmatrix} = 20 \neq 0,$$

则方程组有唯一解.

同理计算有

$$D_1 = \begin{vmatrix} 2 & 3 & 5 \\ 5 & 2 & 0 \\ 4 & 3 & 5 \end{vmatrix} = -20, \quad D_2 = \begin{vmatrix} 2 & 2 & 5 \\ 1 & 5 & 0 \\ 0 & 4 & 5 \end{vmatrix} = 60, \quad D_3 = \begin{vmatrix} 2 & 3 & 2 \\ 1 & 2 & 5 \\ 0 & 3 & 4 \end{vmatrix} = -20,$$

由克拉默法则有

$$x_1 = \frac{D_1}{D} = -1, \quad x_2 = \frac{D_2}{D} = 3, \quad x_3 = \frac{D_3}{D} = -1.$$

一般说来, 用克拉默法则求解线性方程组时, 计算量是比较大的, 实际应用性不强. 但不管怎样, 克拉默法则给出了在一定条件下线性方程组解的存在性和唯一性, 并且给出了具体的求解公式. 这个公式简单明了, 便于记忆, 在理论和实践中具有重要的意义.

【思考与讨论】

1. 任何阶数的行列式都可以用对角线法则计算吗?
2. 若行列式的主对角线上的元素全为零, 则行列式一定等于零吗?
3. 已知 5 阶行列式 D 中的第三行的元素自左向右依次为 1, 2, 3, 4, 5, 它们的余子式分别为 5, 4, 3, 2, 1, 则 5 阶行列式的值是多少?

第二节 矩 阵

一、矩阵的概念

例 9-7 四个工厂均能生产甲、乙、丙三种产品, 其单位成本如表 9-1

表 9-1

产品	工厂			
	I	II	III	IV
甲	3	2	4	4
乙	5	4	5	3
丙	6	8	5	7

这个排成 3 行 4 列的矩形成本数表

$$\begin{pmatrix} 3 & 2 & 4 & 4 \\ 5 & 4 & 5 & 3 \\ 6 & 8 & 5 & 7 \end{pmatrix},$$

具体描述了 4 个工厂生产的 3 个产品的成本情况.

例如,Ⅲ厂生产的甲、乙、丙 3 个产品的成本可表示为数表 $\begin{pmatrix} 4 \\ 5 \\ 5 \end{pmatrix}$;

4 个工厂生产甲种产品的成本可表示为数表 $(3 \quad 2 \quad 4 \quad 4)$.

在许多实际问题中,常常要把这样一个矩形的数表作为一个整体量来考虑,故而引进矩阵的概念.

定义 9-4 将 $m \times n$ 个数 $a_{ij}(i=1,2,\cdots,m; \ j=1,2,\cdots,n)$ 组成一个 m 行 n 列的数表

$$\begin{pmatrix} a_{11} & a_{12} & \cdots & a_{1n} \\ a_{21} & a_{22} & \cdots & a_{2n} \\ \vdots & \vdots & & \vdots \\ a_{m1} & a_{m2} & \cdots & a_{mn} \end{pmatrix} \quad \text{或} \quad \begin{bmatrix} a_{11} & a_{12} & \cdots & a_{1n} \\ a_{21} & a_{22} & \cdots & a_{2n} \\ \vdots & \vdots & & \vdots \\ a_{m1} & a_{m2} & \cdots & a_{mn} \end{bmatrix},$$

称为一个 m 行 n 列的**矩阵**(matrix),简称 $m \times n$ 矩阵. 其中 a_{ij} $(i=1,2,\cdots,m; \ j=1,2,\cdots,n)$ 称为矩阵的第 i 行第 j 列元素.

矩阵通常用大写的拉丁字母 $\boldsymbol{A}$,$\boldsymbol{B}$,$\boldsymbol{C}$ 等来表示,有时为了指明矩阵的行数和列数,也可表示为 $\boldsymbol{A}_{m \times n}$ 或 $\boldsymbol{A} = (a_{ij})_{m \times n}$ $(i=1,2,\cdots,m; \ j=1,2,\cdots,n)$.

如果矩阵 $\boldsymbol{A} = (a_{ij})_{m \times n}$ 的行数与列数相等时,即 $m = n$,矩阵 $\boldsymbol{A}$ 称为 n 阶**方阵**或 n 阶矩阵,记作 $\boldsymbol{A}_n$ 或 $\boldsymbol{A}$. 即有

$$\boldsymbol{A} = \boldsymbol{A}_n = \begin{pmatrix} a_{11} & a_{12} & \cdots & a_{1n} \\ a_{21} & a_{22} & \cdots & a_{2n} \\ \vdots & \vdots & & \vdots \\ a_{n1} & a_{n2} & \cdots & a_{nn} \end{pmatrix},$$

其中 $a_{11},a_{22},\cdots,a_{nn}$ 称为 $\boldsymbol{A}$ 的主对角线元素.

方阵在矩阵理论中占有重要的地位.

显然,一阶矩阵就是一个数.

元素全为零的矩阵称为**零矩阵**,记作 $\boldsymbol{O}$ 或 $\boldsymbol{O}_{m \times n}$.

如果矩阵 $\boldsymbol{A} = (a_{ij})_{m \times n}$ 只有一行,即 $m=1$,此时 $\boldsymbol{A} = (a_{11} \quad a_{12} \quad \cdots \quad a_{1n})$,称为**行矩阵**或 n 维**行向量**;

同理,如果矩阵 $\boldsymbol{A} = (a_{ij})_{m \times n}$ 只有一列,即 $n=1$,此时 $\boldsymbol{A} = \begin{pmatrix} a_{11} \\ a_{21} \\ \vdots \\ a_{m1} \end{pmatrix}$ 称为列矩阵或 m 维列向量.

几种特殊的矩阵:

(1) 对角矩阵 形如

$$\begin{pmatrix} a_{11} & 0 & \cdots & 0 \\ 0 & a_{22} & \cdots & 0 \\ \vdots & \vdots & & \vdots \\ 0 & 0 & \cdots & a_{nn} \end{pmatrix}$$

的 n 阶矩阵,称为 n 阶**对角矩阵**,简记为 $\text{diag}(a_{11},a_{22},\cdots,a_{nn})$.

特别地,当 $a_{11}=a_{22}=\cdots=a_{nn}=1$ 时,此对角矩阵称为 n 阶**单位矩阵**,记为 $\boldsymbol{E}_n$ 或 $\boldsymbol{E}$. 即

$$E = E_n = \begin{pmatrix} 1 & 0 & \cdots & 0 \\ 0 & 1 & \cdots & 0 \\ \vdots & \vdots & & \vdots \\ 0 & 0 & \cdots & 1 \end{pmatrix}.$$

(2) 数量矩阵　形如

$$\begin{pmatrix} a & 0 & \cdots & 0 \\ 0 & a & \cdots & 0 \\ \vdots & \vdots & & \vdots \\ 0 & 0 & \cdots & a \end{pmatrix}$$

的矩阵, 即主对角线元素全为 a 的矩阵称为数量矩阵.

(3) 上三角矩阵与下三角矩阵　形如

$$\begin{pmatrix} a_{11} & a_{12} & \cdots & a_{1n} \\ 0 & a_{22} & \cdots & a_{2n} \\ \vdots & \vdots & & \vdots \\ 0 & 0 & \cdots & a_{nn} \end{pmatrix}$$

的矩阵, 即主对角线下方元素全为零的 n 阶矩阵称为**上三角矩阵**.

同理, 形如

$$\begin{pmatrix} a_{11} & 0 & \cdots & 0 \\ a_{21} & a_{22} & \cdots & 0 \\ \vdots & \vdots & & \vdots \\ a_{n1} & a_{n2} & \cdots & a_{nn} \end{pmatrix}$$

的矩阵, 即主对角线上方元素全为零的 n 阶矩阵称为**下三角矩阵**.

(4) 对称矩阵与反对称矩阵　如果 n 阶矩阵 $A = (a_{ij})$ 的元素满足 $a_{ij} = a_{ji}$ $(i,j = 1,2,\cdots,n)$, 则称 A 为 n 阶**对称矩阵**.

例如, $\begin{pmatrix} 4 & 2 & 5 \\ 2 & -3 & 0 \\ 5 & 0 & 5 \end{pmatrix}$ 为三阶对称矩阵.

如果 n 阶矩阵 $A = (a_{ij})$ 的元素满足 $a_{ij} = -a_{ji}$ $(i,j = 1,2,\cdots,n)$, 则称 A 为 n 阶**反对称矩阵**. 据此, 反对称矩阵的主对角线上的元素 a_{ii} 也应满足 $a_{ii} = -a_{ii}$, 故 $a_{ii} = 0$ $(i = 1,2,\cdots,n)$.

例如, $\begin{pmatrix} 0 & -1 & -3 \\ 1 & 0 & 2 \\ 3 & -2 & 0 \end{pmatrix}$ 为三阶反对称矩阵.

二、矩阵的运算

矩阵的意义不仅在于将一些数据排成矩形数表, 而且在于对它定义了一些有理论和实际意义的基本运算, 从而使它成为进行理论研究或解决实际问题的有力数学工具.

定义 9-5　设有矩阵 $A = (a_{ij})_{m \times n}$, $B = (a_{ij})_{s \times r}$, 如果满足 $m = s, n = r$, 并且 $a_{ij} = b_{ij}$ $(i = 1,2,\cdots,m; j = 1,2,\cdots,n)$, 则称矩阵 A 与 B 相等, 记作 $A = B$.

1. 矩阵的加法与减法

定义 9-6　设有矩阵 $A = (a_{ij})_{m \times n}$, $B = (a_{ij})_{m \times n}$, 将对应位置元素相加得到的 m 行 n 列矩阵称为矩阵 A 与 B 的和, 记作 $A + B$. 即

$$A + B = = (a_{ij})_{m \times n} + (b_{ij})_{m \times n} = (a_{ij} + b_{ij})_{m \times n}.$$

将矩阵 $A = (a_{ij})_{m \times n}$ 中各元素变号得到的矩阵，称为 A 的**负矩阵**，记作 $-A$. 即
$$-A = (-a_{ij})_{m \times n}.$$
由此可以定义矩阵的**减法**. 即
如果矩阵 $A = (a_{ij})_{m \times n}$，$B = (b_{ij})_{m \times n}$，则
$$A - B = A + (-B) = (a_{ij})_{m \times n} + (-b_{ij})_{m \times n} = (a_{ij} - b_{ij})_{m \times n}.$$
由此可见，两矩阵相加减，就是将它们的对应元素相加减. 值得注意的是，两个矩阵只有当它们的行数和列数对应相等时，才能进行加减法运算.

矩阵的加法满足以下运算规则：

(1) 交换律　　$A + B = B + A$；

(2) 结合律　　$(A + B) + C = A + (B + C)$；

(3) $A + O = O + A = A$；

(4) $A + (-A) = (-A) + A = O$.

例 9-8　已知矩阵 $A = \begin{pmatrix} 1 & 2 & -1 \\ 3 & 0 & 1 \end{pmatrix}$，$B = \begin{pmatrix} -5 & 2 & 1 \\ 4 & -1 & 0 \end{pmatrix}$，求 $A + B$.

解　$A + B = \begin{pmatrix} 1 & 2 & -1 \\ 3 & 0 & 1 \end{pmatrix} + \begin{pmatrix} -5 & 2 & 1 \\ 4 & -1 & 0 \end{pmatrix} = \begin{pmatrix} -4 & 4 & 0 \\ 7 & -1 & 1 \end{pmatrix}$.

2. 数与矩阵的乘法

定义9-7　设有矩阵 $A = (a_{ij})_{m \times n}$，$k$ 是一个数，将数 k 乘以矩阵 A 的每一个元素，得到的 m 行 n 列矩阵称为数 k 与矩阵 A 的积，记作 kA. 即
$$kA = \begin{pmatrix} ka_{11} & ka_{12} & \cdots & ka_{1n} \\ ka_{21} & ka_{22} & \cdots & ka_{2n} \\ \vdots & \vdots & & \vdots \\ ka_{m1} & ka_{m2} & \cdots & ka_{mn} \end{pmatrix}.$$

矩阵的数乘运算满足下列运算法则：

(1) $k(A + B) = kA + kB$；

(2) $(k + l)A = kA + lA$；

(3) $(kl)A = k(lA) = l(kA)$；

(4) $1 \cdot A = A$；

(5) $0 \cdot A = O$.

其中 A，B，O 都是 $m \times n$ 矩阵，k，l 是常数.

例 9-9　已知矩阵 $A = \begin{pmatrix} 3 & -1 & 2 & 0 \\ 1 & 5 & 7 & 9 \\ 1 & 2 & 3 & 4 \end{pmatrix}$，$B = \begin{pmatrix} 5 & 3 & -2 & 4 \\ 3 & 1 & 7 & 5 \\ 3 & 2 & -1 & 6 \end{pmatrix}$，且 $A + 2X = B$，求 X.

解　$X = \dfrac{1}{2}(B - A) = \dfrac{1}{2}\left\{ \begin{pmatrix} 5 & 3 & -2 & 4 \\ 3 & 1 & 7 & 5 \\ 3 & 2 & -1 & 6 \end{pmatrix} - \begin{pmatrix} 3 & -1 & 2 & 0 \\ 1 & 5 & 7 & 9 \\ 1 & 2 & 3 & 4 \end{pmatrix} \right\} = \dfrac{1}{2} \begin{pmatrix} 2 & 4 & -4 & 4 \\ 2 & -4 & 0 & -4 \\ 2 & 0 & -4 & 2 \end{pmatrix} = \begin{pmatrix} 1 & 2 & -2 & 2 \\ 1 & -2 & 0 & -2 \\ 1 & 0 & -2 & 1 \end{pmatrix}$.

3. 矩阵的乘法

定义 9-8　设有矩阵 $A = (a_{ij})_{m \times s}$，$B = (b_{ij})_{s \times n}$，由元素
$$c_{ij} = a_{i1}b_{1j} + a_{i2}b_{2j} + \cdots + a_{is}b_{sj} = \sum_{k=1}^{s} a_{ik}b_{kj} \quad (i = 1, 2, \cdots, m; \ j = 1, 2, \cdots, n)$$
构成的 m 行 n 列矩阵 $C = (c_{ij})_{m \times n}$ 称为**矩阵 A 与 B 的乘积**，记作 $C = AB$.

对于矩阵的乘法须注意以下三点：

(1) 只有左矩阵 A 的**列数**与右矩阵 B 的**行数**相等时，乘积 AB 才有意义；

(2) 乘积 $C = (c_{ij})_{m \times n}$ 的第 i 行第 j 列的元素 c_{ij} ($i = 1, 2, \cdots, m$; $j = 1, 2, \cdots, n$) 等于矩阵 A 的第 i 行的每一个元素与矩阵 B 的第 j 列的对应元素的乘积之和. 为便于记忆, $AB = C$ 可以直观地表示为

$$i\text{行}\begin{pmatrix} & & * & & \\ a_{i1} & a_{i2} & \ldots \ldots & a_{is} \\ & & * & & \end{pmatrix}_{m \times s} \begin{pmatrix} & b_{1j} & \\ & b_{2j} & \\ * & \vdots & * \\ & \vdots & \\ & b_{sj} & \end{pmatrix}_{s \times n} = \begin{pmatrix} & * & \\ * & c_{ij} & * \\ & * & \end{pmatrix}_{m \times n} i\text{行};$$
$\qquad\qquad\qquad\qquad\qquad\qquad\qquad j\text{列} \qquad\qquad\qquad j\text{列}$

(3) 乘积矩阵 $C = AB$ 的行数等于矩阵 A 的行数, 列数等于矩阵 B 的列数.

例 9-10 已知矩阵 $A = \begin{pmatrix} 2 & 3 \\ 1 & -2 \\ 3 & 1 \end{pmatrix}$, $B = \begin{pmatrix} 1 & -2 & -3 \\ 2 & -1 & 0 \end{pmatrix}$, 求 AB 和 BA.

解 $AB = \begin{pmatrix} 2 & 3 \\ 1 & -2 \\ 3 & 1 \end{pmatrix} \begin{pmatrix} 1 & -2 & -3 \\ 2 & -1 & 0 \end{pmatrix} = \begin{pmatrix} 2 \times 1 + 3 \times 2 & 2 \times (-2) + 3 \times (-1) & 2 \times (-3) + 3 \times 0 \\ 1 \times 1 + (-2) \times 2 & 1 \times (-2) + (-2) \times (-1) & 1 \times (-3) + (-2) \times 0 \\ 3 \times 1 + 1 \times 2 & 3 \times (-2) + 1 \times (-1) & 3 \times (-3) + 1 \times 0 \end{pmatrix}$

$= \begin{pmatrix} 8 & -7 & -6 \\ -3 & 0 & -3 \\ 5 & -7 & -9 \end{pmatrix}$,

同理

$$BA = \begin{pmatrix} 1 & -2 & -3 \\ 2 & -1 & 0 \end{pmatrix} \begin{pmatrix} 2 & 3 \\ 1 & -2 \\ 3 & 1 \end{pmatrix} = \begin{pmatrix} -9 & 4 \\ 3 & 8 \end{pmatrix}.$$

例 9-11 已知矩阵 $A = \begin{pmatrix} 2 & 4 \\ -3 & -6 \end{pmatrix}$, $B = \begin{pmatrix} -2 & 4 \\ 1 & -2 \end{pmatrix}$, 求 AB 和 BA.

解 $AB = \begin{pmatrix} 2 & 4 \\ -3 & -6 \end{pmatrix} \begin{pmatrix} -2 & 4 \\ 1 & -2 \end{pmatrix} = \begin{pmatrix} 0 & 0 \\ 0 & 0 \end{pmatrix}$,

$BA = \begin{pmatrix} -2 & 4 \\ 1 & -2 \end{pmatrix} \begin{pmatrix} 2 & 4 \\ -3 & -6 \end{pmatrix} = \begin{pmatrix} -16 & -32 \\ 8 & 16 \end{pmatrix}.$

由上述例题可以看出, 矩阵乘法一般不满足交换律. 尤其注意的是, 尽管 A, B 均为非零矩阵, 但乘积 AB 可以为零矩阵, 这与数的乘法是截然不同的.

矩阵乘法满足下列运算法则:

(1) **结合律** $(AB)C = A(BC)$;

(2) **分配律** $A(B + C) = AB + AC$, $(B + C)A = BA + CA$;

(3) $k(AB) = (kA)B = A(kB)$.

例 9-12 对矩阵 $A = \begin{pmatrix} 1 & 2 & 3 \\ 4 & 5 & 6 \end{pmatrix}$, 分别用单位矩阵 E_2 左乘 A, 用单位矩阵 E_3 右乘 A, 则有

$$E_2 A = \begin{pmatrix} 1 & 0 \\ 0 & 1 \end{pmatrix} \begin{pmatrix} 1 & 2 & 3 \\ 4 & 5 & 6 \end{pmatrix} = \begin{pmatrix} 1 & 2 & 3 \\ 4 & 5 & 6 \end{pmatrix},$$

$$AE_3 = \begin{pmatrix} 1 & 2 & 3 \\ 4 & 5 & 6 \end{pmatrix} \begin{pmatrix} 1 & 0 & 0 \\ 0 & 1 & 0 \\ 0 & 0 & 1 \end{pmatrix} = \begin{pmatrix} 1 & 2 & 3 \\ 4 & 5 & 6 \end{pmatrix}.$$

结果表明, 单位矩阵在矩阵乘法运算中的作用相当于数 1 在数的乘法运算中的作用.

4. 矩阵的转置

定义 9-9 将矩阵 $A = (a_{ij})_{m \times n}$ 的行与列依次互换，得到的 n 行 m 列矩阵，称为矩阵 A 的**转置矩阵**，简称为 A 的转置，记作 A^{T}. 即如果

$$A = \begin{pmatrix} a_{11} & a_{12} & \cdots & a_{1n} \\ a_{21} & a_{22} & \cdots & a_{2n} \\ \vdots & \vdots & & \vdots \\ a_{m1} & a_{m2} & \cdots & a_{mn} \end{pmatrix},$$

则

$$A^{\mathrm{T}} = \begin{pmatrix} a_{11} & a_{21} & \cdots & a_{m1} \\ a_{12} & a_{22} & \cdots & a_{m2} \\ \vdots & \vdots & & \vdots \\ a_{1n} & a_{2n} & \cdots & a_{mn} \end{pmatrix}.$$

例 9-13 设有矩阵 $A = \begin{pmatrix} 1 & -1 & 2 \\ 0 & 1 & -3 \end{pmatrix}$, $B = \begin{pmatrix} 0 & 1 \\ 2 & 2 \\ 1 & -1 \end{pmatrix}$, 求 $(AB)^{\mathrm{T}}$ 及 $B^{\mathrm{T}} A^{\mathrm{T}}$.

解 因为 $AB = \begin{pmatrix} 1 & -1 & 2 \\ 0 & 1 & -3 \end{pmatrix} \begin{pmatrix} 0 & 1 \\ 2 & 2 \\ 1 & -1 \end{pmatrix} = \begin{pmatrix} 0 & -3 \\ -1 & 5 \end{pmatrix}$, 所以

$$(AB)^{\mathrm{T}} = \begin{pmatrix} 0 & -1 \\ -3 & 5 \end{pmatrix}.$$

而

$$B^{\mathrm{T}} A^{\mathrm{T}} = \begin{pmatrix} 0 & 2 & 1 \\ 1 & 2 & -1 \end{pmatrix} \begin{pmatrix} 1 & 0 \\ -1 & 1 \\ 2 & -3 \end{pmatrix} = \begin{pmatrix} 0 & -1 \\ -3 & 5 \end{pmatrix},$$

显然

$$(AB)^{\mathrm{T}} = B^{\mathrm{T}} A^{\mathrm{T}}.$$

矩阵的转置运算具有下列性质：

性质 9-6 $(A^{\mathrm{T}})^{\mathrm{T}} = A$;

性质 9-7 $(A + B)^{\mathrm{T}} = A^{\mathrm{T}} + B^{\mathrm{T}}$;

性质 9-8 $(kA)^{\mathrm{T}} = kA^{\mathrm{T}}$, ($k$ 为常数);

性质 9-9 $(AB)^{\mathrm{T}} = B^{\mathrm{T}} A^{\mathrm{T}}$.

性质 9-6, 9-7, 9-8 由定义可以直接验证，下面给出性质 9-9 的证明.

设 $A = (a_{ij})_{m \times s}$, $B = (b_{ij})_{s \times n}$, $(AB)^{\mathrm{T}} = (c_{ij})$, $B^{\mathrm{T}} A^{\mathrm{T}} = (d_{ij})$, 则 AB 为 $m \times n$ 矩阵，故 $(AB)^{\mathrm{T}}$ 为 $n \times m$ 矩阵.

另一方面，B^{T} 为 $n \times s$ 矩阵，A^{T} 为 $s \times m$ 矩阵，故 $B^{\mathrm{T}} A^{\mathrm{T}}$ 为 $n \times m$ 矩阵. 这表明 $(AB)^{\mathrm{T}}$ 与 $B^{\mathrm{T}} A^{\mathrm{T}}$ 对应的行数与列数相等.

再证明它们对应的元素也相等.

$c_{ij} = (AB)^{\mathrm{T}}$ 的第 i 行第 j 列元素

$\quad = AB$ 的第 j 行第 i 列元素

$\quad = A$ 的第 j 行各元素与 B 第 i 列对应元素的乘积之和

$\quad = a_{j1} b_{1i} + a_{j2} b_{2i} + \cdots + a_{js} b_{si}$,

$d_{ij} = B^{\mathrm{T}} A^{\mathrm{T}}$ 的第 i 行第 j 列元素

$\quad = B^{\mathrm{T}}$ 的第 i 行各元素与 A^{T} 第 j 列对应元素的乘积之和

= B 的第 i 列各元素与 A 第 j 行对应元素的乘积之和

= $b_{1i}a_{j1} + b_{2i}a_{j2} + \cdots + b_{si}a_{js} = c_{ij}$,

即 $(AB)^T$ 与 $B^T A^T$ 对应的元素都相等, 因此有 $(AB)^T = B^T A^T$.

性质 9-7 和性质 9-9 可以推广到多个矩阵的情形, 即

$$(A_1 + A_2 + \cdots + A_t)^T = A_1^T + A_2^T + \cdots + A_t^T;$$

$$(A_1 A_2 \cdots A_t)^T = A_t^T \cdots A_2^T A_1^T.$$

由对称矩阵与反对称矩阵的定义, 不难得到如下的性质:

(1) n 阶方阵 A 是对称矩阵的充分必要条件是 $A^T = A$;

(2) n 阶方阵 A 是反对称矩阵的充分必要条件是 $A^T = -A$.

例 9-14 设矩阵 A 是 n 阶对称矩阵, B 是 n 阶反对称矩阵, 即 $A^T = A$, $B^T = -B$, 试证: (1) B^2 是对称矩阵; (2) $AB + BA$ 是反对称矩阵.

证明 (1) 因为 $B^T = -B$, 且 $(B^2)^T = (BB)^T = B^T B^T = (-B)(-B) = B^2$, 所以, B^2 是对称矩阵.

(2) 因为 $A^T = A$, $B^T = -B$, 且

$(AB + BA)^T = (AB)^T + (BA)^T = B^T A^T + A^T B^T = -BA + A(-B) = -(AB + BA)$, 所以, $AB + BA$ 是反对称矩阵.

5. 方阵的幂

定义 9-10 已知 n 阶方阵 A, 将 k 个 n 阶方阵 A 连乘, 得到的积仍是 n 阶方阵, 称为 n 阶方阵 A 的 k 次幂, 记作 $A^k = \underbrace{AA \cdots A}_{k\text{个}}$.

方阵幂的运算满足下列运算法则:

(1) $A^k A^l = A^{k+l}$;

(2) $(A^k)^l = A^{kl}$.

其中 A 是方阵, k, l 是正整数.

由于矩阵乘法一般不满足交换律, 所以 $(AB)^k$ 一般不等于 $A^k B^k$ $(k>1)$.

三、矩 阵 的 逆

1. 方阵的行列式

定义 9-11 对于 n 阶矩阵

$$A = \begin{pmatrix} a_{11} & a_{12} & \cdots & a_{1n} \\ a_{21} & a_{22} & \cdots & a_{2n} \\ \vdots & \vdots & & \vdots \\ a_{n1} & a_{n2} & \cdots & a_{nn} \end{pmatrix},$$

将构成 n 阶方阵 A 的 n^2 个元素按照原来的顺序做一个 n 阶行列式, 这个 n 阶行列式称为 n 阶**方阵 A 的行列式**, 记作

$$|A| = \begin{vmatrix} a_{11} & a_{12} & \cdots & a_{1n} \\ a_{21} & a_{22} & \cdots & a_{2n} \\ \vdots & \vdots & & \vdots \\ a_{n1} & a_{n2} & \cdots & a_{nn} \end{vmatrix} \quad \text{或} \quad \det A = \begin{vmatrix} a_{11} & a_{12} & \cdots & a_{1n} \\ a_{21} & a_{22} & \cdots & a_{2n} \\ \vdots & \vdots & & \vdots \\ a_{n1} & a_{n2} & \cdots & a_{nn} \end{vmatrix}.$$

方阵的行列式具有下列性质:

性质 9-10 如果 A 为 n 阶方阵, 则 $|A^T| = |A|$;

性质 9-11 如果 A 为 n 阶方阵, k 为常数, 则 $|kA| = k^n |A|$;

性质 9-12 如果 A，B 为同阶方阵，则 $|AB|=|A||B|$.

例 9-15 已知 A 为 3 阶方阵，且 $|A|=3$，求下列行列式的值.

(1) $|4A^T|$；(2) $|-A|$.

解 (1) $|4A^T|=4^3|A^T|=4^3|A|=4^3\times 3=192$；

(2) $|-A|=(-1)^3|A|=(-1)^3\times 3=-3$.

2. 可逆矩阵 我们知道，数的乘法有逆运算. 设 a，b 是两个数，且 $b\neq 0$，则 $a\div b=\dfrac{a}{b}=ab^{-1}$，这里 $b^{-1}=\dfrac{1}{b}$ 称为 b 的逆元，显然有 $bb^{-1}=b^{-1}b=1$. 有了这个逆元的概念，我们就可以将数的除法运算归结为乘法运算. 基于这个想法，为了能使矩阵的所谓除法运算归结为乘法运算，我们引入逆矩阵的概念.

定义 9-12 设 A 是一个 n 阶矩阵，若存在一个 n 阶矩阵 B，使得
$$AB=BA=E,$$
则称矩阵 A 为**可逆矩阵**(invertible matrix)，简称 A 可逆；并称 B 为 A 的逆矩阵，记作 $A^{-1}=B$.

由定义 9-12 可知，

(1) 可逆矩阵是对方阵而言的，若 A 不是方阵，则一定不可逆；

(2) 若矩阵 A 可逆，则 A 的逆矩阵是唯一的；

事实上，若方阵 B 与 C 都是 A 的逆矩阵，即有
$$AB=BA=E,\quad AC=CA=E,$$
则
$$B=BE=B(AC)=(BA)C=EC=C,$$
表明 A 的逆矩阵是唯一的.

(3) 若方阵 A 可逆，则存在 A^{-1}，使得
$$AA^{-1}=A^{-1}A=E.$$

下面需要解决的问题是：n 阶矩阵 A 在什么条件下可逆？如果 A 可逆，又如何求它的逆？为此我们引进转置伴随矩阵的概念.

定义 9-13 如果 n 阶矩阵 A 的行列式 $|A|\neq 0$，则称矩阵 A 是**非奇异矩阵**(或非退化矩阵)，否则称矩阵 A 为**奇异矩阵**(或退化矩阵).

定义 9-14 设有 n 阶方阵 $A=(a_{ij})_{n\times n}$，将行列式 $|A|$ 中元素 a_{ij} 的代数余子式 A_{ij} 放在第 i 行第 j 列位置上 $(i,j=1,2,\cdots,n)$，组成 n 阶方阵后再转置，所得到的这个矩阵称为 n 阶方阵 A 的**转置伴随矩阵**，简称为伴随矩阵，记作

$$A^*=\begin{pmatrix}A_{11}&A_{12}&\cdots&A_{1n}\\A_{21}&A_{22}&\cdots&A_{2n}\\\vdots&\vdots&&\vdots\\A_{n1}&A_{n2}&\cdots&A_{nn}\end{pmatrix}^T=\begin{pmatrix}A_{11}&A_{21}&\cdots&A_{n1}\\A_{12}&A_{22}&\cdots&A_{n2}\\\vdots&\vdots&&\vdots\\A_{1n}&A_{2n}&\cdots&A_{nn}\end{pmatrix}$$

利用行列式的展开定理，可得

$$AA^*=\begin{pmatrix}a_{11}&a_{12}&\cdots&a_{1n}\\a_{21}&a_{22}&\cdots&a_{2n}\\\vdots&\vdots&&\vdots\\a_{n1}&a_{n2}&\cdots&a_{nn}\end{pmatrix}\begin{pmatrix}A_{11}&A_{21}&\cdots&A_{n1}\\A_{12}&A_{22}&\cdots&A_{n2}\\\vdots&\vdots&&\vdots\\A_{1n}&A_{2n}&\cdots&A_{nn}\end{pmatrix}=\begin{pmatrix}|A|&O&\cdots&O\\O&|A|&\cdots&O\\\vdots&\vdots&&\vdots\\O&O&\cdots&|A|\end{pmatrix}=|A|E,$$

类似的，有 $A^*A=|A|E$. 即任一方阵 A 与其伴随矩阵 A^* 有以下关系

$$AA^*=A^*A=|A|E. \tag{9-4}$$

由此我们得到：

定理 9-3　n 阶方阵 A 可逆的充分必要条件是 $|A| \neq 0$．即 A 为非奇异矩阵，并且当 A 可逆时，$A^{-1} = \dfrac{1}{|A|} A^*$．

证明　**必要性**　设方阵 A 可逆，则存在 A^{-1}，使得 $AA^{-1} = E$，于是
$$|AA^{-1}| = |A||A^{-1}| = |E| = 1,$$
因此，$|A| \neq 0$，即 A 为非奇异矩阵．

充分性　设 A 为非奇异矩阵，则 $|A| \neq 0$，由式(9-4)可有
$$A\left(\dfrac{1}{|A|} A^*\right) = \left(\dfrac{1}{|A|} A^*\right) A = E,$$
于是由定义 9-12 知 A 可逆，并且 $A^{-1} = \dfrac{1}{|A|} A^*$．

推论 9-5　设 A，B 均为 n 阶矩阵，并且 $AB = E$（或 $BA = E$），则 A，B 都可逆，且有 $A^{-1} = B, B^{-1} = A$．

事实上，由 $AB = E$，有 $|AB| = |A||B| = |E| = 1 \neq 0$，故有 $|A| \neq 0, |B| \neq 0$，

由定理 9-3 知 A，B 都可逆．

在 $AB = E$ 两边左乘 A^{-1}，有 $A^{-1}(AB) = A^{-1}E$，得到 $B = A^{-1}$；

在 $AB = E$ 两边右乘 B^{-1}，有 $(AB)B^{-1} = EB^{-1}$，得到 $A = B^{-1}$．

此推论表明，判断矩阵 B 是否为 A 的逆矩阵，不必用定义 9-12 同时验证 $AB = E$ 与 $BA = E$ 两个式子是否成立，只需验证其中一个式子是否成立即可．

定理 9-4　不仅解决了如何判断一个方阵是否可逆的问题，同时还提供了一种求逆矩阵的方法，我们称之为**伴随矩阵法**．

例 9-16　判断矩阵 $A = \begin{pmatrix} 2 & -1 \\ 3 & 0 \end{pmatrix}$ 是否可逆，若可逆，求其逆矩阵．

解　因为 $|A| = \begin{vmatrix} 2 & -1 \\ 3 & 0 \end{vmatrix} = 3 \neq 0$，故 A 可逆．又
$$A^* = \begin{pmatrix} 0 & 1 \\ -3 & 2 \end{pmatrix},$$
所以，$A^{-1} = \dfrac{1}{|A|} A^* = \dfrac{1}{3} \begin{pmatrix} 0 & 1 \\ -3 & 2 \end{pmatrix} = \begin{pmatrix} 0 & \dfrac{1}{3} \\ -1 & \dfrac{2}{3} \end{pmatrix}$．

例 9-17　已知矩阵 $A = \begin{pmatrix} 1 & 0 & 1 \\ 2 & 1 & 0 \\ -3 & 2 & -5 \end{pmatrix}$，判断 A 是否可逆，若可逆，求其逆矩阵．

解　因为 $|A| = \begin{vmatrix} 1 & 0 & 1 \\ 2 & 1 & 0 \\ -3 & 2 & -5 \end{vmatrix} = 2 \neq 0$，故 A 可逆．由于行列式 $|A|$ 中的 9 个代数余子式分别为

$A_{11} = \begin{vmatrix} 1 & 0 \\ 2 & -5 \end{vmatrix} = -5, \quad A_{12} = -\begin{vmatrix} 2 & 0 \\ -3 & -5 \end{vmatrix} = 10, \quad A_{13} = \begin{vmatrix} 2 & 1 \\ -3 & 2 \end{vmatrix} = 7,$

$A_{21} = -\begin{vmatrix} 0 & 1 \\ 2 & -5 \end{vmatrix} = 2, \quad A_{22} = \begin{vmatrix} 1 & 1 \\ -3 & -5 \end{vmatrix} = -2, \quad A_{23} = -\begin{vmatrix} 1 & 0 \\ -3 & 2 \end{vmatrix} = -2,$

$$A_{31} = \begin{vmatrix} 0 & 1 \\ 1 & 0 \end{vmatrix} = -1, \quad A_{32} = -\begin{vmatrix} 1 & 1 \\ 2 & 0 \end{vmatrix} = 2, \quad A_{33} = \begin{vmatrix} 1 & 0 \\ 2 & 1 \end{vmatrix} = 1.$$

所以，$A^* = \begin{pmatrix} A_{11} & A_{21} & A_{31} \\ A_{12} & A_{22} & A_{32} \\ A_{13} & A_{23} & A_{33} \end{pmatrix} = \begin{pmatrix} -5 & 2 & -1 \\ 10 & -2 & 2 \\ 7 & -2 & 1 \end{pmatrix}$. 从而，$A^{-1} = \frac{1}{|A|} A^* = \frac{1}{2} \begin{pmatrix} -5 & 2 & -1 \\ 10 & -2 & 2 \\ 7 & -2 & 1 \end{pmatrix} = \begin{pmatrix} -\frac{5}{2} & 1 & -\frac{1}{2} \\ 5 & -1 & 1 \\ \frac{7}{2} & -1 & \frac{1}{2} \end{pmatrix}$.

可逆矩阵具有下列性质：

性质 9-13 如果 A 为可逆矩阵，则 A 的逆矩阵 A^{-1} 也可逆，且 $(A^{-1})^{-1} = A$；

这是因为可逆矩阵 A 与其逆矩阵 A^{-1} 互为逆矩阵，此性质显然成立.

性质 9-14 如果 A，B 均为同阶可逆矩阵，则 AB 也可逆，且 $(AB)^{-1} = B^{-1}A^{-1}$；

证明 因为 A，B 均为同阶可逆矩阵，所以存在 A^{-1}, B^{-1}，使得 $AA^{-1} = E$，$BB^{-1} = E$，于是
$$(AB)(B^{-1}A^{-1}) = A(BB^{-1})A^{-1} = AEA^{-1} = AA^{-1} = E.$$

由定理 9-3 的推论知，AB 可逆，且 $(AB)^{-1} = B^{-1}A^{-1}$.

性质 9-15 可以推广到多个可逆矩阵相乘的情形. 即如果 $A_1, A_2, \cdots, A_t$ 为同阶可逆矩阵，则 $A_1 A_2 \cdots A_t$ 也可逆，并且
$$(A_1 A_2 \cdots A_t)^{-1} = A_t^{-1} \cdots A_2^{-1} A_1^{-1}.$$

性质 9-16 如果 A 为可逆矩阵，则其转置矩阵 A^T 也可逆，且 $(A^T)^{-1} = (A^{-1})^T$.

证明 因为 A 为可逆矩阵，所以存在 A^{-1}，使得 $A^{-1}A = E$，于是
$$A^T (A^{-1})^T = (A^{-1}A)^T = E^T = E,$$

由定理 9-3 的推论知，A^T 可逆，且 $(A^T)^{-1} = (A^{-1})^T$.

性质 9-17 如果 A 为可逆矩阵，数 $k \neq 0$，则数乘矩阵 kA 也可逆，且
$$(kA)^{-1} = \frac{1}{k} A^{-1}.$$

此性质的证明方法与前两个性质的证明类似，将其留给读者.

性质 9-18 如果 A 为可逆矩阵，则 $|A^{-1}| = \frac{1}{|A|}$.

证明 因为 A 为可逆矩阵，所以有 $|A| \neq 0$，且存在 A^{-1}，使得 $AA^{-1} = E$，于是
$$|AA^{-1}| = |A||A^{-1}| = |E| = 1.$$

所以
$$|A^{-1}| = \frac{1}{|A|}.$$

例 9-18 设 n 阶方阵 A，B 满足方程 $A^2 + AB + B^2 = O$，且 B 是可逆矩阵，证明 A，$A+B$ 均为可逆矩阵.

证明 将方程 $A^2 + AB + B^2 = O$ 恒等变形为 $A(A+B) = -B^2$，于是
$$|A(A+B)| = |A||A+B| = |-B^2| = (-1)^n |B^2| = (-1)^n |B|^2,$$

由于 B 可逆，则 $|B| \neq 0$，故有 $|A||A+B| \neq 0$，由此得 $|A| \neq 0, |A+B| \neq 0$，由定理 9-3 知 A，$A+B$ 均为可逆矩阵.

【思考与讨论】

1. 两个矩阵相乘的结果与两个行列式相乘的结果，含义是否一样？
2. 如果矩阵乘积 AB 与 BA 都有意义，那么 AB 与 BA 的结果是否相同？
3. 矩阵乘法能否满足消去律，即当 $AC = BC$，且 $C \neq O$，是否一定有 $A = B$ 成立？

4. 对于 n 阶方阵 A，B，等式 $|AB|=|BA|$ 是否成立?

5. 如果 A，B，$A+B$ 均为 n 阶可逆矩阵，等式 $(A+B)^{-1}=A^{-1}+B^{-1}$ 是否成立?

第三节 矩阵的初等变换

矩阵的初等变换是研究矩阵的一种重要手段，对于讨论矩阵的性质，求矩阵的逆矩阵和解线性方程组是不可缺少的重要工具.

一、矩阵的初等变换与矩阵的秩

1. 矩阵的初等变换与初等矩阵

定义 9-15 设矩阵 $A=(a_{ij})_{m\times n}$，则以下三种变换称为矩阵 A 的**初等行(列)变换**:

(1) 交换矩阵 A 的某两行(列);

(2) 用一个非零的数乘以矩阵 A 的某一行(列);

(3) 将矩阵 A 的某一行(列)各元素的 k 倍加到另一行(列)对应元素上去.

矩阵的初等行变换和初等列变换统称为矩阵的**初等变换**.

一个矩阵 A 经过初等变换后化为另一个矩阵 B，通常用记号 "$A \rightarrow B$" 表示.

对一个矩阵 A 施行初等行变换，为表达清晰，我们**约定**记号 "$r_i \leftrightarrow r_j$" 表示互换 A 的第 i 行和第 j 行; 记号 "$r_i \times k$" 表示用数 k 去乘 A 的第 i 行; 记号 "$r_i + kr_j$" 表示将 A 的第 j 行的 k 倍加到第 i 行上去. 同理记号 "$c_i \leftrightarrow c_j$"，"$c_i \times k$"，"$c_i + kc_j$" 分别表示对应的三种初等列变换.

定义 9-16 对单位矩阵 E 施行一次初等变换后所得到的矩阵称为**初等矩阵**(elementary matrix).

三种初等变换对应着三种初等矩阵:

(1) 互换 E 的第 i,j 两行(列)所得到的矩阵, 记作

$$E(i,j)=\begin{pmatrix} 1 & & & & & & & & & \\ & \ddots & & & & & & & & \\ & & 1 & & & & & & & \\ & & & 0 & \cdots & 1 & & & & \\ & & & & 1 & & & & & \\ & & & \vdots & & \ddots & & \vdots & & \\ & & & & & & 1 & & & \\ & & & 1 & \cdots & & 0 & & & \\ & & & & & & & 1 & & \\ & & & & & & & & \ddots & \\ & & & & & & & & & 1 \end{pmatrix} \begin{matrix} \\ \\ \\ i\text{行} \\ \\ \\ \\ j\text{行} \\ \\ \\ \end{matrix};$$

$ i\text{列} j\text{列}$

(2) 用非零数 k 乘以 E 的第 i 行(列)所得到的矩阵, 记作

$$E(i(k))=\begin{pmatrix} 1 & & & & & \\ & \ddots & & & & \\ & & 1 & & & \\ & & & k & & \\ & & & & 1 & \\ & & & & & \ddots \\ & & & & & & 1 \end{pmatrix} \begin{matrix} \\ \\ \\ i\text{行} \\ \\ \\ \end{matrix};$$

$ i\text{列}$

(3) 将 E 的第 j 行(i 列)的 k 倍加到第 i 行(j 列)上去所得到的矩阵, 记作

$$E(i,j(k)) = \begin{pmatrix} 1 & & & & & & \\ & \ddots & & & & & \\ & & 1 & \cdots & k & & \\ & & & \ddots & \vdots & & \\ & & & & 1 & & \\ & & & & & \ddots & \\ & & & & & & 1 \end{pmatrix} \begin{matrix} \\ \\ i\text{行} \\ \\ j\text{行} \\ \\ \end{matrix}.$$

$\quad\quad\quad\quad\quad\quad\quad\quad\quad i\text{列}\quad j\text{列}$

容易验证,初等矩阵具有以下性质:

性质 9-19 初等矩阵的转置仍为初等矩阵;

性质 9-20 初等矩阵均为可逆矩阵, 并且其逆矩阵仍为同类型的初等矩阵.

其中

$$[E(i,j)]^{-1} = E(i,j), \quad [E(i(k))]^{-1} = E\left(i\left(\frac{1}{k}\right)\right), \quad [E(i,j(k))]^{-1} = E(i,j(-k)).$$

矩阵的初等变换和初等矩阵有着非常密切的关系.

定理 9-5 设 $A = (a_{ij})$ 是 $m \times n$ 矩阵, 则

(1) 对 A 施行一次初等行变换, 相当于在 A 的左边乘以相应的 m 阶初等矩阵;

(2) 对 A 施行一次初等列变换, 相当于在 A 的右边乘以相应的 n 阶初等矩阵.

例如, 矩阵 $A = \begin{pmatrix} 1 & 2 & 3 \\ -2 & 4 & 5 \end{pmatrix} \xrightarrow{r_2 + 2r_1} \begin{pmatrix} 1 & 2 & 3 \\ 0 & 8 & 11 \end{pmatrix} = B$, 则等价于在 A 的左边乘以相应的初等矩阵:

即由 $E = \begin{pmatrix} 1 & 0 \\ 0 & 1 \end{pmatrix} \xrightarrow{r_2 + 2r_1} \begin{pmatrix} 1 & 0 \\ 2 & 1 \end{pmatrix}$, 便有

$$\begin{pmatrix} 1 & 0 \\ 2 & 1 \end{pmatrix} A = \begin{pmatrix} 1 & 0 \\ 2 & 1 \end{pmatrix} \begin{pmatrix} 1 & 2 & 3 \\ -2 & 4 & 5 \end{pmatrix} = \begin{pmatrix} 1 & 2 & 3 \\ 0 & 8 & 11 \end{pmatrix} = B.$$

2. 矩阵的秩 矩阵的秩是矩阵理论中一个非常重要的概念, 它是矩阵的重要特征之一.

定义 9-17 设 $A = (a_{ij})$ 是 $m \times n$ 矩阵, 从 A 中任取 k 行 k 列 ($k \leqslant \min(m,n)$), 位于这些行和列相交处的元素, 保持它们原来的相对位置所构成的 k 阶行列式, 称为矩阵 A 的 **k 阶子式**.

$m \times n$ 矩阵 A 的 k 阶子式共有 $C_m^k \cdot C_n^k$ 个.

例如, 矩阵 $A = \begin{pmatrix} 1 & 3 & 2 & 5 \\ -1 & 0 & 4 & 3 \\ 0 & 1 & -1 & 0 \end{pmatrix}$, 从 A 中取第 1, 2 两行, 第 2, 3 两列相交处的元素所构成的二阶子式为 $\begin{vmatrix} 3 & 2 \\ 0 & 4 \end{vmatrix}$.

定义 9-18 设 $A = (a_{ij})$ 是 $m \times n$ 矩阵, 如果 A 中不为零的子式的最高阶数为 r, 即存在 r 阶子式不为零, 而任何 $r+1$ 阶子式全为零, 则称 r 为矩阵 A 的**秩**(rank), 记作秩$(A) = r$ 或 $r(A) = r$.

当 $A = O$ 时, 规定: $r(O) = 0$.

显然, $r(A) = r(A^T)$.

例 9-19 设矩阵 $A = \begin{pmatrix} 1 & 0 & -1 & 2 \\ 1 & -1 & 2 & 3 \\ 2 & -2 & 4 & 6 \end{pmatrix}$, 求 $r(A)$.

解 在 A 中，存在二阶子式 $\begin{vmatrix} 1 & 0 \\ 1 & -1 \end{vmatrix} = -1 \neq 0$，

A 的三阶子式只有一个，且注意到 A 的二、三两行成比例，所以 A 的所有的三阶子式全为零，因此 $r(A) = 2$.

由上面的例子可以看出，对于一般的矩阵，利用定义9-18确定秩，并非易事，计算量相当大. 但对于形如

$$A = \begin{pmatrix} 1 & -2 & -1 & 3 & 1 \\ 0 & 2 & -2 & 0 & 4 \\ 0 & 0 & 0 & -3 & -2 \\ 0 & 0 & 0 & 0 & 0 \end{pmatrix}$$

的矩阵，秩的确定比较容易.

首先存在三阶子式 $\begin{vmatrix} 1 & -2 & 3 \\ 0 & 2 & 0 \\ 0 & 0 & -3 \end{vmatrix} = -6 \neq 0$，显然所有的四阶子式全为零，故 $r(A) = 3$.

定义 9-19 如果一个矩阵具有如下特征，则称为**阶梯形矩阵**：

(1) 元素全为零的行（如果存在的话），位于矩阵的最下方；

(2) 自上而下各行中第一个非零元素左边零的个数，随着行数的增加而严格递增.

例如，矩阵

$$A = \begin{pmatrix} 2 & -1 & 1 & 4 \\ 0 & -3 & 0 & 1 \\ 0 & 0 & -1 & 5 \end{pmatrix}, \quad B = \begin{pmatrix} 2 & 0 & -1 & 3 & 4 \\ 0 & -1 & -1 & 0 & 3 \\ 0 & 0 & 5 & 4 & -3 \\ 0 & 0 & 0 & 0 & 0 \end{pmatrix}$$

均为阶梯形矩阵.

定义 9-20 如果一个**阶梯形矩阵**具有如下特征，则称为**行简化阶梯形矩阵**：

(1) 非零行的第一个非零元素为1；

(2) 非零行的第一个非零元素所在列的其余元素全为零.

例如，矩阵

$$A = \begin{pmatrix} 1 & 0 & 0 & 4 \\ 0 & 1 & 0 & 1 \\ 0 & 0 & 1 & 5 \end{pmatrix}, \quad B = \begin{pmatrix} 1 & 0 & -1 & 0 & 5 \\ 0 & 1 & -1 & 0 & 2 \\ 0 & 0 & 0 & 1 & -3 \\ 0 & 0 & 0 & 0 & 0 \end{pmatrix}$$

均为行简化阶梯形矩阵.

不加证明地，有以下两个定理.

定理 9-5 任意一个 $m \times n$ 矩阵，均可以经过一系列初等行变换化为 $m \times n$ 阶梯形矩阵.

定理 9-6 初等变换不改变矩阵的秩.

这两个定理表明：如果要确定一个矩阵的秩，当它不是阶梯形矩阵时，可以利用初等行变换将其化为阶梯形矩阵，然后由此阶梯形矩阵的秩确定原来矩阵的秩.

例 9-20 设矩阵 $A = \begin{pmatrix} 3 & -1 & -4 & 2 & -2 \\ 1 & 0 & -1 & 1 & 0 \\ 1 & 2 & 1 & 3 & 4 \\ -1 & 4 & 3 & -3 & 0 \end{pmatrix}$，求 $r(A)$.

解 $A = \begin{pmatrix} 3 & -1 & -4 & 2 & -2 \\ 1 & 0 & -1 & 1 & 0 \\ 1 & 2 & 1 & 3 & 4 \\ -1 & 4 & 3 & -3 & 0 \end{pmatrix} \xrightarrow{r_1 \leftrightarrow r_2} \begin{pmatrix} 1 & 0 & -1 & 1 & 0 \\ 3 & -1 & -4 & 2 & -2 \\ 1 & 2 & 1 & 3 & 4 \\ -1 & 4 & 3 & -3 & 0 \end{pmatrix}$

$$\xrightarrow[\substack{r_2+(-3)r_1\\r_3+(-1)r_1\\r_4+r_1}]{} \begin{pmatrix} 1 & 0 & -1 & 1 & 0\\ 0 & -1 & -1 & -1 & -2\\ 0 & 2 & 2 & 2 & 4\\ 0 & 4 & 2 & -2 & 0 \end{pmatrix} \xrightarrow[\substack{r_3+2r_2\\r_4+4r_2}]{} \begin{pmatrix} 1 & 0 & -1 & 1 & 0\\ 0 & -1 & -1 & -1 & -2\\ 0 & 0 & 0 & 0 & 0\\ 0 & 0 & -2 & -6 & -8 \end{pmatrix}$$

$$\xrightarrow[r_3 \leftrightarrow r_4]{} \begin{pmatrix} 1 & 0 & -1 & 1 & 0\\ 0 & -1 & -1 & -1 & -2\\ 0 & 0 & -2 & -6 & -8\\ 0 & 0 & 0 & 0 & 0 \end{pmatrix},$$

在最后一个阶梯形矩阵中，非零行的行数是 3，存在三阶子式 $\begin{vmatrix} 1 & 0 & -1\\ 0 & -1 & -1\\ 0 & 0 & -2 \end{vmatrix} = 2 \neq 0$，而所有的四阶子式全为零，故 $r(A) = 3$．恰为阶梯形矩阵中非零行的行数．

由此例可见：通过初等变换把 A 化为阶梯形矩阵时，则阶梯形矩阵中**非零行的行数**即为 A 的秩．

定理 9-7 n 阶方阵 A 可逆的充分必要条件是 $r(A) = n$．

所以可逆矩阵又称为**满秩**矩阵．

二、初等变换与逆矩阵

1. 矩阵的等价标准形

定义 9-21 如果矩阵 A 经过有限次的初等变换化为矩阵 B，则称矩阵 A 与 B 是等价的．

定理 9-8 任意一个 $m \times n$ 矩阵 A，都与一个形如

$$r\text{行}\begin{pmatrix} 1 & \cdots & 0 & 0 & \cdots & 0\\ \vdots & & \vdots & \vdots & & \vdots\\ 0 & \cdots & 1 & 0 & \cdots & 0\\ 0 & \cdots & 0 & 0 & \cdots & 0\\ \vdots & & \vdots & \vdots & & \vdots\\ 0 & \cdots & 0 & 0 & \cdots & 0 \end{pmatrix}_{m \times n} \underline{\underline{\text{简记为}}} \begin{pmatrix} E_r & O\\ O & O \end{pmatrix}_{m \times n}$$

r 列

的矩阵等价，这个矩阵称为矩阵 A 的**等价标准形**．

例 9-21 设有矩阵 $A = \begin{pmatrix} 1 & -1 & 2 & 1\\ 1 & 1 & -1 & 0\\ 2 & 0 & 1 & 1 \end{pmatrix}$，求 A 的等价标准形．

解 $A = \begin{pmatrix} 1 & -1 & 2 & 1\\ 1 & 1 & -1 & 0\\ 2 & 0 & 1 & 1 \end{pmatrix} \xrightarrow[\substack{r_2+(-1)r_1\\r_3+(-2)r_1}]{} \begin{pmatrix} 1 & -1 & 2 & 1\\ 0 & 2 & -3 & -1\\ 0 & 2 & -3 & -1 \end{pmatrix}$

$\xrightarrow[r_3+(-1)r_2]{} \begin{pmatrix} 1 & -1 & 2 & 1\\ 0 & 2 & -3 & -1\\ 0 & 0 & 0 & 0 \end{pmatrix} \xrightarrow[\substack{c_2+c_1\\c_3+(-2)c_1\\c_4+(-1)c_1}]{} \begin{pmatrix} 1 & 0 & 0 & 0\\ 0 & 2 & -3 & -1\\ 0 & 0 & 0 & 0 \end{pmatrix}$

$\xrightarrow[c_2 \times \frac{1}{2}]{} \begin{pmatrix} 1 & 0 & 0 & 0\\ 0 & 1 & -3 & -1\\ 0 & 0 & 0 & 0 \end{pmatrix} \xrightarrow[\substack{c_3+3c_2\\c_4+c_2}]{} \begin{pmatrix} 1 & 0 & 0 & 0\\ 0 & 1 & 0 & 0\\ 0 & 0 & 0 & 0 \end{pmatrix}$．

由例题 9-21 可见，要求出矩阵 A 的等价标准形，所采用的初等变换的过程，既有初等行变换也有初等列变换．

根据定理 9-8，再结合定理 9-4，得到如下的推论．

推论 9-6 对于任意的 $m \times n$ 矩阵 A，存在 m 阶初等矩阵 $P_1, P_2, \cdots, P_s$ 和 n 阶初等矩阵 $Q_1, Q_2, \cdots, Q_t$，使得 $P_s \cdots P_2 P_1 A Q_1 Q_2 \cdots Q_t = \begin{pmatrix} E_r & O \\ O & O \end{pmatrix}_{m \times n}$.

若令 $P = P_s \cdots P_2 P_1$，$Q = Q_1 Q_2 \cdots Q_t$，由于初等矩阵是可逆矩阵，故可逆矩阵的乘积仍为可逆矩阵，因此，P，Q 为可逆矩阵，从而有如下推论.

推论 9-7 对于任意的 $m \times n$ 矩阵 A，存在 m 阶的可逆矩阵 P 和 n 阶的可逆矩阵 Q，使得 $PAQ = \begin{pmatrix} E_r & O \\ O & O \end{pmatrix}$.

推论 9-8 n 阶方阵 A 可逆的充分必要条件是 A 的等价标准形为 E_n.

由推论 9-6 和推论 9-8 得到如下结论.

推论 9-9 n 阶方阵 A 可逆的充分必要条件是 A 可以表示为有限个**初等矩阵**的**乘积**.

2. 求逆矩阵的初等变换法 设 A 为 n 阶可逆矩阵，则 A^{-1} 也是 n 阶可逆矩阵，由定理 9-8 的推论 9-9 可知，存在 n 阶初等矩阵 $P_1, P_2, \cdots, P_k$，使得

$$A^{-1} = P_1 P_2 \cdots P_k \tag{9-5}$$

或写成

$$A^{-1} = P_1 P_2 \cdots P_k E \tag{9-6}$$

将 (9-5) 式两边同时右乘 A，得

$$E = P_1 P_2 \cdots P_k A. \tag{9-7}$$

比较式 (9-6) 和 (9-7) 两式，便有

$$P_1 P_2 \cdots P_k (A \vdots E) = (P_1 P_2 \cdots P_k A \vdots P_1 P_2 \cdots P_k E) = (E \vdots A^{-1}).$$

即对矩阵 A 进行有限次的初等行变换，将 A 化为单位矩阵 E 的同时，对单位矩阵 E 施行与 A 相同的初等行变换，就可以将 E 化为 A^{-1}. 于是得到利用初等行变换求逆矩阵的方法：将矩阵 A 与 E 合在一起，组成一个 $n \times 2n$ 矩阵 $A \vdots E$，对这个矩阵施行一系列初等行变换，将其左边的一半化为单位矩阵 E 的同时，其右边的一半就是 A^{-1}. 即

$$(A \vdots E) \xrightarrow{\text{初等行变换}} (E \vdots A^{-1}).$$

同理，也可以得到利用初等列变换求逆矩阵的方法：将矩阵 A 与 E 合在一起，组成一个 $2n \times n$ 矩阵 $\begin{pmatrix} A \\ E \end{pmatrix}$，对这个矩阵施行一系列初等列变换，将其上边的一半化为单位矩阵 E 的同时，其下边的一半就是 A^{-1}. 即

$$\begin{pmatrix} A \\ E \end{pmatrix} \xrightarrow{\text{初等列变换}} \begin{pmatrix} E \\ A^{-1} \end{pmatrix}.$$

例 9-22 设矩阵 $A = \begin{pmatrix} 2 & 2 & 3 \\ 1 & -1 & 0 \\ -1 & 2 & 1 \end{pmatrix}$，求 A^{-1}.

解

$$(A \vdots E) = \begin{pmatrix} 2 & 2 & 3 & \vdots & 1 & 0 & 0 \\ 1 & -1 & 0 & \vdots & 0 & 1 & 0 \\ -1 & 2 & 1 & \vdots & 0 & 0 & 1 \end{pmatrix} \xrightarrow{r_1 \leftrightarrow r_2} \begin{pmatrix} 1 & -1 & 0 & \vdots & 0 & 1 & 0 \\ 2 & 2 & 3 & \vdots & 1 & 0 & 0 \\ -1 & 2 & 1 & \vdots & 0 & 0 & 1 \end{pmatrix}$$

$$\xrightarrow[r_3 + r_1]{r_2 + (-2)r_1} \begin{pmatrix} 1 & -1 & 0 & \vdots & 0 & 1 & 0 \\ 0 & 4 & 3 & \vdots & 1 & -2 & 0 \\ 0 & 1 & 1 & \vdots & 0 & 1 & 1 \end{pmatrix} \xrightarrow{r_2 \leftrightarrow r_3} \begin{pmatrix} 1 & -1 & 0 & \vdots & 0 & 1 & 0 \\ 0 & 1 & 1 & \vdots & 0 & 1 & 1 \\ 0 & 4 & 3 & \vdots & 1 & -2 & 0 \end{pmatrix}$$

$$\xrightarrow[r_3+(-4)r_2]{r_1+r_2}\begin{pmatrix}1&0&1&\vdots&0&2&1\\0&1&1&\vdots&0&1&1\\0&0&-1&\vdots&1&-6&-4\end{pmatrix}\xrightarrow[r_2+r_3]{r_1+r_3}\begin{pmatrix}1&0&0&\vdots&1&-4&-3\\0&1&0&\vdots&1&-5&-3\\0&0&-1&\vdots&1&-6&-4\end{pmatrix}$$

$$\xrightarrow{r_3\times(-1)}\begin{pmatrix}1&0&0&\vdots&1&-4&-3\\0&1&0&\vdots&1&-5&-3\\0&0&1&\vdots&-1&6&4\end{pmatrix}=(E\vdots A^{-1}),$$

所以，$A^{-1}=\begin{pmatrix}1&-4&-3\\1&-5&-3\\1&-6&-4\end{pmatrix}$.

本节最后，我们介绍一种利用初等行变换求解矩阵方程 $AX=B$ 的方法：

设 A 为 n 阶可逆矩阵，B 为 $n\times s$ 矩阵. 在方程 $AX=B$ 两边左乘 A^{-1}，得

$$X=A^{-1}B.$$

设 A 为 n 阶可逆矩阵，由定理 9-8 的推论 9-9 可知，存在 n 阶初等矩阵 $P_1,P_2,\cdots,P_l$ 使得

$$A^{-1}=P_1P_2\cdots P_l, \tag{9-8}$$

将 (9-8) 式两边右乘 A，得

$$E=P_1P_2\cdots P_lA, \tag{9-9}$$

再将 (9-8) 式两边右乘 B，得

$$A^{-1}B=P_1P_2\cdots P_lB,$$

即

$$X=P_1P_2\cdots P_lB, \tag{9-10}$$

比较 (9-9) 与 (9-10) 两式，便有

$$P_1P_2\cdots P_l(A\vdots B)=(P_1P_2\cdots P_lA\vdots P_1P_2\cdots P_lB)=(E\vdots X).$$

即对矩阵 A 进行有限次的初等行变换，将 A 化为单位矩阵 E 的同时，对 $n\times s$ 矩阵 B 进行与 A 相同的初等行变换，就可以将 B 化为 $X=A^{-1}B$. 于是得到利用初等行变换求解矩阵方程 $AX=B$ 的方法：将矩阵 A 与 B 合在一起，组成一个 $n\times(n+s)$ 矩阵 $(A\vdots B)$，对这个矩阵施行一系列初等行变换，将其左边的矩阵 A 化为单位矩阵 E 的同时，其右边的部分就是 $A^{-1}B$. 即

$$(A\vdots B)\xrightarrow{\text{初等行变换}}(E\vdots A^{-1}B)=(E\vdots X).$$

例 9-23 解矩阵方程 $AX=B$，其中

$$A=\begin{pmatrix}1&-1&2\\2&-3&5\\3&-2&4\end{pmatrix},\ B=\begin{pmatrix}1&-1\\-2&3\\5&-4\end{pmatrix}.$$

解

$$(A\vdots B)=\begin{pmatrix}1&-1&2&\vdots&1&-1\\2&-3&5&\vdots&-2&3\\3&-2&4&\vdots&5&-4\end{pmatrix}\xrightarrow[r_3+(-3)r_1]{r_2+(-2)r_1}\begin{pmatrix}1&-1&2&\vdots&1&-1\\0&-1&1&\vdots&-4&5\\0&1&-2&\vdots&2&-1\end{pmatrix}$$

$$\xrightarrow[r_3+r_2]{r_1+(-1)r_2}\begin{pmatrix}1&0&1&\vdots&5&-6\\0&-1&1&\vdots&-4&5\\0&0&-1&\vdots&-2&4\end{pmatrix}\xrightarrow[r_2+r_3]{r_1+r_3}\begin{pmatrix}1&0&0&\vdots&3&-2\\0&-1&0&\vdots&-6&9\\0&0&-1&\vdots&-2&4\end{pmatrix}$$

$$\xrightarrow[r_3\times(-1)]{r_2\times(-1)}\begin{pmatrix}1&0&0&\vdots&3&-2\\0&1&0&\vdots&6&-9\\0&0&1&\vdots&2&-4\end{pmatrix}=(E\vdots A^{-1}B),$$

所以

$$X = A^{-1}B = \begin{pmatrix} 3 & -2 \\ 6 & -9 \\ 2 & -4 \end{pmatrix}.$$

类似于前面的讨论，也可以得到利用初等列变换求解矩阵方程 $XA = B$ 的方法：设 A 为 n 阶可逆矩阵，B 为 $m \times n$ 矩阵，则 X 为 $m \times n$ 矩阵. 将矩阵 A 和 B 合在一起组成一个 $(n+m) \times n$ 矩阵 $\begin{pmatrix} A \\ B \end{pmatrix}$，对这个矩阵施行一系列初等列变换，将其上边的部分化为单位矩阵 E 的同时，其下边的部分就是 $BA^{-1} = X$. 即

$$\begin{pmatrix} A \\ B \end{pmatrix} \xrightarrow{\text{初等列变换}} \begin{pmatrix} E \\ BA^{-1} \end{pmatrix} = \begin{pmatrix} E \\ X \end{pmatrix}.$$

三、初等变换与线性方程组

1. 线性方程组的消元解法 考虑含有 m 个方程 n 个未知量的线性方程组

$$\begin{cases} a_{11}x_1 + a_{12}x_2 + \cdots + a_{1n}x_n = b_1 \\ a_{21}x_1 + a_{22}x_2 + \cdots + a_{2n}x_n = b_2 \\ \cdots\cdots \\ a_{m1}x_1 + a_{m2}x_2 + \cdots + a_{mn}x_n = b_m \end{cases} \quad (9\text{-}11)$$

的求解问题. 当 $b_1, b_2, \cdots, b_m$ 不全为零时，称方程组(9-11)为**非齐次线性方程组**(system of nonhomogeneous linear equation).

记 $A = \begin{pmatrix} a_{11} & a_{12} & \cdots & a_{1n} \\ a_{21} & a_{22} & \cdots & a_{2n} \\ \vdots & \vdots & & \vdots \\ a_{m1} & a_{m2} & \cdots & a_{mn} \end{pmatrix}$，称为方程组(9-11)的系数矩阵；$X = \begin{pmatrix} x_1 \\ x_2 \\ \vdots \\ x_n \end{pmatrix}$

称为 n 元未知量矩阵，又称为 n 维列向量；$B = \begin{pmatrix} b_1 \\ b_2 \\ \vdots \\ b_m \end{pmatrix}$ 称为常数项矩阵.

根据矩阵的乘法及矩阵相等的概念，不难将线性方程组(9-11)写成如下的矩阵形式：$A_{m \times n} X_{n \times 1} = B_{m \times 1}$，简记为 $AX = B$.

将线性方程组(9-11)的系数矩阵 A 和常数项矩阵 B 合在一起构成的矩阵，称为方程组(9-11)的**增广矩阵**(augmented matrix)，记作 $\overline{A}$. 即

$$\overline{A} = (A \vdots B) = \begin{pmatrix} a_{11} & a_{12} & \cdots & a_{1n} & \vdots & b_1 \\ a_{21} & a_{22} & \cdots & a_{2n} & \vdots & b_2 \\ \vdots & \vdots & & \vdots & \vdots & \vdots \\ a_{m1} & a_{m2} & \cdots & a_{mn} & \vdots & b_m \end{pmatrix}.$$

用消元法求解以下线性方程组.

例 9-24 解线性方程组 $\begin{cases} 3x_1 + 2x_2 - 5x_3 = 11 \\ x_1 + 3x_2 - 2x_3 = 4 \\ 2x_1 + x_2 + x_3 = 3 \end{cases}$. (9-12)

解 交换方程组(9-12)的第一、二个方程，得

$$\begin{cases} x_1 + 3x_2 - 2x_3 = 4 \\ 3x_1 + 2x_2 - 5x_3 = 11, \\ 2x_1 + x_2 + x_3 = 3 \end{cases}$$

将此方程组的第一个方程的(-3)倍、(-2)倍分别加到第二、三个方程上去，得

$$\begin{cases} x_1 + 3x_2 - 2x_3 = 4 \\ -7x_2 + x_3 = -1 \\ -5x_2 + 5x_3 = -5 \end{cases},$$

将此方程组的第三个方程两边乘以 $\left(-\dfrac{1}{5}\right)$，再交换第二、三个方程，得

$$\begin{cases} x_1 + 3x_2 - 2x_3 = 4 \\ x_2 - x_3 = 1 \\ -7x_2 + x_3 = -1 \end{cases},$$

将此方程组的第二个方程的 7 倍加到第三个方程上去，得

$$\begin{cases} x_1 + 3x_2 - 3x_3 = 4 \\ x_2 - 3x_3 = 1 \\ -6x_3 = 6 \end{cases} \quad (9\text{-}13)$$

形如(9-13)的方程组称为**阶梯形方程组**，并且与原方程组(9-12)同解.

在此基础上，对方程组(9-13)从后往前通过回代可依次求得未知量，即将方程组(9-13)的第三个方程两边乘以 $\left(-\dfrac{1}{6}\right)$，得到 $x_3 = -1$；再将 $x_3 = -1$ 代入第二个方程，得到 $x_2 = 0$；最后，将 $x_2 = 0$，$x_3 = -1$ 代入第一个方程，得到 $x_1 = 2$.

故原方程组的解为

$$\begin{cases} x_1 = 2 \\ x_2 = 0 \\ x_3 = -1 \end{cases}.$$

上述求解线性方程组的过程称为**消元法**.

总结上述方程组的求解过程，不外乎对方程组反复使用了以下**三种变换**：

(1) 交换两个方程的位置；
(2) 用一个非零的常数乘以某个方程的两端；
(3) 将一个方程的适当倍数加到另一个方程上去.

我们称这三种变换为线性方程组的**同解变换**.

上面在对线性方程组进行同解变换的过程中，只是对未知量的系数和常数项进行运算，并不改变未知量. 因此，用消元法解线性方程组的过程，实质上就是对该线性方程组的增广矩阵施行初等行变换的过程.

如例 9-24 中，增广矩阵

$$\overline{A} = (A \vdots B) = \begin{pmatrix} 3 & 2 & -5 & \vdots & 11 \\ 1 & 3 & -2 & \vdots & 4 \\ 2 & 1 & 1 & \vdots & 3 \end{pmatrix},$$

消元和回代的过程正是对 $\overline{A}$ 进行一系列初等行变换的过程，即

$$\overline{A} = \begin{pmatrix} 3 & 2 & -5 & \vdots & 11 \\ 1 & 3 & -2 & \vdots & 4 \\ 2 & 1 & 1 & \vdots & 3 \end{pmatrix} \xrightarrow{r_1 \leftrightarrow r_2} \begin{pmatrix} 1 & 3 & -2 & \vdots & 4 \\ 3 & 2 & -5 & \vdots & 11 \\ 2 & 1 & 1 & \vdots & 3 \end{pmatrix} \xrightarrow[r_3 + (-2)r_1]{r_2 + (-3)r_1}$$

$$\begin{pmatrix} 1 & 3 & -2 & \vdots & 4 \\ 0 & -7 & 1 & \vdots & -1 \\ 0 & -5 & 5 & \vdots & -5 \end{pmatrix} \xrightarrow[r_2 \leftrightarrow r_3]{r_3 \times \left(-\frac{1}{5}\right)} \begin{pmatrix} 1 & 3 & -2 & \vdots & 4 \\ 0 & 1 & -1 & \vdots & 1 \\ 0 & -7 & 1 & \vdots & -1 \end{pmatrix} \xrightarrow{r_3 + 7r_2}$$

$$\begin{pmatrix} 1 & 3 & -2 & \vdots & 4 \\ 0 & 1 & -1 & \vdots & 1 \\ 0 & 0 & -6 & \vdots & 6 \end{pmatrix} \xrightarrow{r_3 \times \left(-\frac{1}{6}\right)} \begin{pmatrix} 1 & 3 & -2 & \vdots & 4 \\ 0 & 1 & -1 & \vdots & 1 \\ 0 & 0 & 1 & \vdots & -1 \end{pmatrix} \xrightarrow[r_1+2r_3]{r_2+r_3}$$

$$\begin{pmatrix} 1 & 3 & 0 & \vdots & 2 \\ 0 & 1 & 0 & \vdots & 0 \\ 0 & 0 & 1 & \vdots & -1 \end{pmatrix} \xrightarrow{r_1+(-3)r_2} \begin{pmatrix} 1 & 0 & 0 & \vdots & 2 \\ 0 & 1 & 0 & \vdots & 0 \\ 0 & 0 & 1 & \vdots & -1 \end{pmatrix},$$

由最后一个**行简化阶梯形矩阵**直接得到方程组的解

$$\begin{cases} x_1 = 2 \\ x_2 = 0 \\ x_3 = -1 \end{cases}.$$

下面我们利用这种计算方式，求解几个线性方程组，讨论一下线性方程组解的各种情况.

例 9-25 解线性方程组 $\begin{cases} 2x_1 - x_2 + 3x_3 = 1 \\ 4x_1 - 2x_2 + 5x_3 = 4 \\ 2x_1 - x_2 + 4x_3 = 0 \end{cases}$.

解 对此方程组的增广矩阵 $\overline{A}$ 进行初等行变换如下：

$$\overline{A} = \begin{pmatrix} 2 & -1 & 3 & \vdots & 1 \\ 4 & -2 & 5 & \vdots & 4 \\ 2 & -1 & 4 & \vdots & 0 \end{pmatrix} \xrightarrow[r_3+(-1)r_1]{r_2+(-2)r_1} \begin{pmatrix} 2 & -1 & 3 & \vdots & 1 \\ 0 & 0 & -1 & \vdots & 2 \\ 0 & 0 & 1 & \vdots & -1 \end{pmatrix}$$

$$\xrightarrow{r_3+r_2} \begin{pmatrix} 2 & -1 & 3 & \vdots & 1 \\ 0 & 0 & -1 & \vdots & 2 \\ 0 & 0 & 0 & \vdots & 1 \end{pmatrix},$$

这个阶梯形矩阵对应的阶梯形方程组为

$$\begin{cases} 2x_1 - x_2 + 3x_3 = 1 \\ -x_3 = 2 \\ 0 = 1 \end{cases},$$

显然，这是一个矛盾的方程组，没有解，从而原方程组无解.

例 9-26 解线性方程组 $\begin{cases} x_1 + 5x_2 - 4x_3 - x_4 = -1 \\ x_1 - 2x_2 + x_3 + 3x_4 = 3 \\ 3x_1 + 8x_2 - x_3 + x_4 = 1 \\ x_1 - 9x_2 + 3x_3 + 7x_4 = 7 \end{cases}$.

解 对此方程组的增广矩阵 $\overline{A}$ 进行初等行变换如下：

$$\overline{A} = \begin{pmatrix} 1 & 5 & -1 & -1 & \vdots & -1 \\ 1 & -2 & 1 & 3 & \vdots & 3 \\ 3 & 8 & -1 & 1 & \vdots & 1 \\ 1 & -9 & 3 & 7 & \vdots & 7 \end{pmatrix} \xrightarrow[r_4+(-1)r_1]{\substack{r_2+(-1)r_1 \\ r_3+(-3)r_1}} \begin{pmatrix} 1 & 5 & -1 & -1 & \vdots & -1 \\ 0 & -7 & 2 & 4 & \vdots & 4 \\ 0 & -7 & 2 & 4 & \vdots & 4 \\ 0 & -14 & 4 & 8 & \vdots & 8 \end{pmatrix}$$

$$\xrightarrow[r_4+(-2)r_2]{r_3+(-1)r_2} \begin{pmatrix} 1 & 5 & -1 & -1 & \vdots & -1 \\ 0 & -7 & 2 & 4 & \vdots & 4 \\ 0 & 0 & 0 & 0 & \vdots & 0 \\ 0 & 0 & 0 & 0 & \vdots & 0 \end{pmatrix},$$

此阶梯形矩阵对应的阶梯形线性方程组为

$$\begin{cases} x_1 + 5x_2 - x_3 - x_4 = -1 \\ -7x_2 + 2x_3 + 4x_4 = 4 \end{cases},$$

这个方程组与原来的方程组同解.

对 $\overline{A}$ 进一步化简如下:

$$\xrightarrow{r_2\times\left(-\frac{1}{7}\right)} \begin{pmatrix} 1 & 5 & -1 & -1 & \vdots & -1 \\ 0 & 1 & -\frac{2}{7} & -\frac{4}{7} & \vdots & -\frac{4}{7} \\ 0 & 0 & 0 & 0 & \vdots & 0 \\ 0 & 0 & 0 & 0 & \vdots & 0 \end{pmatrix} \xrightarrow{r_1+(-5)r_2} \begin{pmatrix} 1 & 0 & \frac{3}{7} & \frac{13}{7} & \vdots & \frac{13}{7} \\ 0 & 1 & -\frac{2}{7} & -\frac{4}{7} & \vdots & -\frac{4}{7} \\ 0 & 0 & 0 & 0 & \vdots & 0 \\ 0 & 0 & 0 & 0 & \vdots & 0 \end{pmatrix}$$

此行简化阶梯形矩阵对应的方程组为

$$\begin{cases} x_1 + \frac{3}{7}x_3 + \frac{13}{7}x_4 = \frac{13}{7} \\ x_2 - \frac{2}{7}x_3 - \frac{4}{7}x_4 = -\frac{4}{7} \end{cases}.$$

可见，这个方程组不能约束原方程组中的 4 个未知量，只能约束其中的两个未知量，另外的两个未知量可以自由取值. 称能自由取值的未知量为**自由未知量**. 此例中，若取 $x_3 = c_1, x_4 = c_2$ 为**自由未知量**，将它们作为已知的看待，可以得到方程组的一般解

$$\begin{cases} x_1 = -\frac{3}{7}c_1 - \frac{13}{7}c_2 + \frac{13}{7} \\ x_2 = \frac{2}{7}c_1 + \frac{4}{7}c_2 - \frac{4}{7} \\ x_3 = c_1 \\ x_4 = c_2 \end{cases}, c_1, c_2 \text{ 为任意常数}.$$

可见原方程组有无穷多解.

需要注意的是，自由未知量的选取不是唯一的. 对于例 9-26，读者可以练习选取另外的两个自由未知量来求出该方程组的一般解.

通过以上例题的讨论可知，求解一个线性方程组，可以对方程组的增广矩阵 $\overline{A}$ 施行初等行变换化为阶梯形矩阵，由此得到与原方程组对应的同解阶梯形方程组(即阶梯形矩阵所对应的方程组)；在有解的情况下，再对增广矩阵 $\overline{A}$ 继续施行初等行变换将其化为行简化阶梯形矩阵，还原为等价的线性方程组后，便可以直接得到原方程组的一般解.

解线性方程组的一般步骤:

$$\overline{A} \xrightarrow{\text{初等行变换}} \text{阶梯形矩阵(若有解)} \xrightarrow{\text{初等行变换}} \text{行简化阶梯形矩阵}.$$

2. 线性方程组解的判定   前面例题讨论了线性方程组解的情况，可能有唯一解、无解或无穷多解. 对于一般的 n 元线性方程组，也有类似的结论.

定理 9-9 设有 n 元非齐次线性方程组 $A_{m\times n}X_{n\times 1} = B_{m\times 1}$，增广矩阵为 $\overline{A}$，那么

(1) 如果 $r(\overline{A}) = r(A) = n$，则此线性方程组有**唯一解**；

(2) 如果 $r(\overline{A}) = r(A) < n$，则此线性方程组有**无穷多解**，且有 $n - r(A)$ 个自由未知量；

(3) 如果 $r(\overline{A}) \neq r(A)$，则此线性方程组有**无解**.

例 9-27 λ 为何值时，线性方程组 $\begin{cases} x_1 + x_2 + x_3 = \lambda \\ \lambda x_1 + x_2 + x_3 = 1 \\ x_1 + x_2 + \lambda x_3 = 1 \end{cases}$ 有解，并求其解.

解   对此方程组的增广矩阵 $\overline{A}$ 进行初等行变换如下:

$$\overline{A} = \begin{pmatrix} 1 & 1 & 1 & \vdots & \lambda \\ \lambda & 1 & 1 & \vdots & 1 \\ 1 & 1 & \lambda & \vdots & 1 \end{pmatrix} \xrightarrow[r_3+(-1)r_1]{r_2+(-\lambda)r_1} \begin{pmatrix} 1 & 1 & 1 & \vdots & \lambda \\ 0 & 1-\lambda & 1-\lambda & \vdots & 1-\lambda^2 \\ 0 & 0 & \lambda-1 & \vdots & 1-\lambda \end{pmatrix}.$$

(1) 当 $\lambda \neq 1$ 时，$r(\overline{A}) = r(A) = 3 = n$，方程组有唯一解. 此时

$$\overline{A} \xrightarrow[r_3 \times \frac{1}{\lambda-1}]{r_2 \times \frac{1}{1-\lambda}} \begin{pmatrix} 1 & 1 & 1 & \vdots & \lambda \\ 0 & 1 & 1 & \vdots & \lambda+1 \\ 0 & 0 & 1 & \vdots & -1 \end{pmatrix} \xrightarrow[r_2+(-1)r_3]{r_1+(-1)r_3} \begin{pmatrix} 1 & 1 & 0 & \vdots & \lambda+1 \\ 0 & 1 & 0 & \vdots & \lambda+2 \\ 0 & 0 & 1 & \vdots & -1 \end{pmatrix}$$

$$\xrightarrow{r_1+(-1)r_2} \begin{pmatrix} 1 & 0 & 0 & \vdots & -1 \\ 0 & 1 & 0 & \vdots & \lambda+2 \\ 0 & 0 & 1 & \vdots & -1 \end{pmatrix},$$

得到方程组的唯一解

$$\begin{cases} x_1 = -1 \\ x_2 = \lambda + 2. \\ x_3 = -1 \end{cases}$$

(2) 当 $\lambda = 1$ 时，$r(\overline{A}) = r(A) = 1 < 3 = n$，方程组有无穷多解. 此时

$$\overline{A} = \begin{pmatrix} 1 & 1 & 1 & \vdots & 1 \\ 1 & 1 & 1 & \vdots & 1 \\ 1 & 1 & 1 & \vdots & 1 \end{pmatrix} \xrightarrow[r_3+(-1)r_1]{r_2+(-1)r_1} \begin{pmatrix} 1 & 1 & 1 & \vdots & 1 \\ 0 & 0 & 0 & \vdots & 0 \\ 0 & 0 & 0 & \vdots & 0 \end{pmatrix},$$

对应的同解方程组为

$$x_1 + x_2 + x_3 = 1,$$

有两个自由未知量，取 $x_2 = c_1, x_3 = c_2$ 为自由未知量，得到方程组的一般解 $\begin{cases} x_1 = -c_1 - c_2 + 1 \\ x_2 = c_1 \\ x_3 = c_2 \end{cases}$，$c_1, c_2$ 为任意常数.

3. 齐次线性方程组 当线性方程组(9-11)的常数项全为零时，这样的线性方程组称为**齐次线性方程组**(system of homogeneous linear equations)，其一般形式为

$$\begin{cases} a_{11}x_1 + a_{12}x_2 + \cdots + a_{1n}x_n = 0 \\ a_{21}x_1 + a_{22}x_2 + \cdots + a_{2n}x_n = 0, \\ \cdots\cdots \\ a_{m1}x_1 + a_{m2}x_2 + \cdots + a_{mn}x_n = 0 \end{cases} \quad (9\text{-}14)$$

其矩阵形式为

$$A_{m \times n} X_{n \times 1} = O_{m \times 1}.$$

由于齐次线性方程组的增广矩阵 $\overline{A}$ 的最后一列全为零，因此在任何情况下都有 $r(\overline{A}) = r(A)$，故齐次线性方程组总是有解的，显然零总是齐次线性方程组的解. 且有：

定理 9-10 设 n 元齐次线性方程组 $A_{m \times n} X_{n \times 1} = O_{m \times 1}$ 系数矩阵 A 的秩为 r，那么

(1) 如果 $r(A) = r = n$，则此线性方程组仅有零解；

(2) 如果 $r(A) = r < n$，则此线性方程组除了零解外，还有无穷多非零解.

对于 $m \times n$ 矩阵 A，总有 $r(A) \leq \min(m, n)$，因此有以下推论.

推论 9-10 n 元齐次线性方程组 $A_{m \times n} X_{n \times 1} = O_{m \times 1}$ 中，如果方程的个数少于未知量的个数，即 $m < n$，则该方程组必有非零解.

特别地，当 $m = n$ 时，根据克拉默法则有：

定理 9-11 含有 n 个方程的 n 元齐次线性方程组

$$\begin{cases} a_{11}x_1 + a_{12}x_2 + \cdots + a_{1n}x_n = 0 \\ a_{21}x_1 + a_{22}x_2 + \cdots + a_{2n}x_n = 0 \\ \cdots\cdots \\ a_{n1}x_1 + a_{n2}x_2 + \cdots + a_{nn}x_n = 0 \end{cases} \quad (9\text{-}15)$$

有非零解的充分必要条件是其系数行列式

$$|A| = \begin{vmatrix} a_{11} & a_{12} & \cdots & a_{1n} \\ a_{21} & a_{22} & \cdots & a_{2n} \\ \vdots & \vdots & & \vdots \\ a_{n1} & a_{n2} & \cdots & a_{nn} \end{vmatrix} = 0.$$

推论 9-11　n 元齐次线性方程组(9-15)有唯一零解的充分必要条件是其系数行列式 $|A| \neq 0$.

例 9-28　解线性方程组 $\begin{cases} x_1 + 2x_2 + x_3 - 3x_4 + 2x_5 = 0 \\ 2x_1 + x_2 + x_3 + x_4 - 3x_5 = 0 \\ x_1 + x_2 + 2x_3 + 2x_4 - 2x_5 = 0 \\ 2x_1 + 3x_2 - 5x_3 - 17x_4 + 10x_5 = 0 \end{cases}$.

解　对方程组的系数矩阵 A 进行初等行变换如下：

$$A = \begin{pmatrix} 1 & 2 & 1 & -3 & 2 \\ 2 & 1 & 1 & 1 & -3 \\ 1 & 1 & 2 & 2 & -2 \\ 2 & 3 & -5 & -17 & 10 \end{pmatrix} \to \begin{pmatrix} 1 & 2 & 1 & -3 & 2 \\ 0 & -3 & -1 & 7 & -7 \\ 0 & -1 & 1 & 5 & -4 \\ 0 & -1 & -7 & -11 & 6 \end{pmatrix} \to \begin{pmatrix} 1 & 2 & 1 & -3 & 2 \\ 0 & -1 & 1 & 5 & -4 \\ 0 & -3 & -1 & 7 & -7 \\ 0 & -1 & -7 & -11 & 6 \end{pmatrix}$$

$$\to \begin{pmatrix} 1 & 2 & 1 & -3 & 2 \\ 0 & -1 & 1 & 5 & -4 \\ 0 & 0 & -4 & -8 & 5 \\ 0 & 0 & -8 & -16 & 10 \end{pmatrix} \to \begin{pmatrix} 1 & 2 & 1 & -3 & 2 \\ 0 & 1 & -1 & -5 & 4 \\ 0 & 0 & -4 & -8 & 5 \\ 0 & 0 & 0 & 0 & 0 \end{pmatrix},$$

由于 $r(A) = 3 < 5 = n$，所以方程组有无穷多非零解，继续对 A 施行初等行变换有

$$A \to \begin{pmatrix} 1 & 0 & 3 & 7 & -6 \\ 0 & 1 & -1 & -5 & 4 \\ 0 & 0 & 1 & 2 & -\dfrac{5}{4} \\ 0 & 0 & 0 & 0 & 0 \end{pmatrix} \to \begin{pmatrix} 1 & 0 & 0 & 1 & -\dfrac{9}{4} \\ 0 & 1 & 0 & -3 & \dfrac{11}{4} \\ 0 & 0 & 1 & 2 & -\dfrac{5}{4} \\ 0 & 0 & 0 & 0 & 0 \end{pmatrix},$$

得到同解方程组

$$\begin{cases} x_1 + x_4 - \dfrac{9}{4}x_5 = 0 \\ x_2 - 3x_4 + \dfrac{11}{4}x_5 = 0, \\ x_3 + 2x_4 - \dfrac{5}{4}x_5 = 0 \end{cases}$$

选取 $x_4 = c_1, x_5 = c_2$ 为自由未知量，得到方程组的一般解

$$\begin{cases} x_1 = -c_1 + \dfrac{9}{4}c_2 \\ x_2 = 3c_1 - \dfrac{11}{4}c_2 \\ x_3 = -2c_1 + \dfrac{5}{4}c_2, \quad c_1, c_2 \text{ 为任意常数.} \\ x_4 = c_1 \\ x_5 = c_2 \end{cases}$$

【思考与讨论】
1. 在求矩阵的秩时，能否同时并用初等行变换和列变换？
2. 已知四元线性方程组 $AX = O$，若系数矩阵 A 的秩 $r(A) = 1$，则自由未知量的个数是多少？
3. 若线性方程组 $AX = B$ 有唯一解，那么相应的齐次线性方程组 $AX = O$ 是否也有唯一解？

第四节 矩阵的特征值与特征向量

矩阵的特征值和特征向量是矩阵理论中的重要组成部分，它是矩阵的又一个重要特征。

1. 矩阵特征值与特征向量的概念

定义 9-22 设 A 为 n 阶方阵，如果对于数 λ，存在非零的 n 维列向量 α，使得

$$A\alpha = \lambda\alpha \tag{9-16}$$

成立，则称 λ 为 A 的一个特征值，非零向量 α 为 A 的属于特征值 λ 的特征向量。

由定义 9-22 可知，矩阵的特征向量具有如下性质。

性质 9-21 如果向量 α 是矩阵 A 的属于特征值 λ 的特征向量，则 α 的任何非零倍数 $k\alpha$ ($k \neq 0$) 也是 A 的属于特征值 λ 的特征向量。

事实上，由于 $A(k\alpha) = k(A\alpha) = k(\lambda\alpha) = \lambda(k\alpha)$，所以，$k\alpha$ 是 A 的属于特征值 λ 的特征向量。

性质 9-22 如果向量 α_1, α_2 都是矩阵 A 的属于特征值 λ 的特征向量，且 $\alpha_1 + \alpha_2 \neq o$，则 $\alpha_1 + \alpha_2$ 也是 A 的属于特征值 λ 的特征向量。

事实上，由于 $A(\alpha_1 + \alpha_2) = A\alpha_1 + A\alpha_2 = \lambda\alpha_1 + \lambda\alpha_2 = \lambda(\alpha_1 + \alpha_2)$，所以，$\alpha_1 + \alpha_2$ 是 A 的属于特征值 λ 的特征向量。

由性质 9-21 和性质 9-22 不难得到：

性质 9-23 如果向量 $\alpha_1, \alpha_2, \cdots, \alpha_s$ 都是矩阵 A 的属于特征值 λ 的特征向量，$k_1, k_2, \cdots, k_s$ 是一组数，且 $k_1\alpha_1 + k_2\alpha_2 + \cdots + k_s\alpha_s \neq o$，则 $k_1\alpha_1 + k_2\alpha_2 + \cdots + k_s\alpha_s$ 也是 A 的属于特征值 λ 的特征向量。

以下讨论如何求解 n 阶方阵 A 的特征值和特征向量。

将式(9-16)等价变形为

$(A - \lambda E)\alpha = O$，即 α 就是 n 元齐次线性方程组

$$(A - \lambda E)X = O \tag{9-17}$$

的一个非零解。

由定理 9-11，齐次线性方程组(9-17)存在非零解的充分必要条件是其系数行列式等于零。即

$$|A - \lambda E| = \begin{vmatrix} a_{11} - \lambda & a_{12} & \cdots & a_{1n} \\ a_{21} & a_{22} - \lambda & \cdots & a_{2n} \\ \vdots & \vdots & & \vdots \\ a_{n1} & a_{n2} & \cdots & a_{nn} - \lambda \end{vmatrix} = 0.$$

这表明，如果 λ 是 A 的一个特征值，则 λ 必定是以 λ 为未知量的一元 n 次方程 $|A - \lambda E| = 0$ 的根。反之，如果可以求出方程 $|A - \lambda E| = 0$ 的根 λ，则齐次线性方程组 $(A - \lambda E)X = O$ 的任一非零解 α，都是 A 的属于 λ 的特征向量。因此，为叙述方便，有必要引进下列定义。

定义 9-23 设 $A = (a_{ij})$ 为 n 阶方阵，含有未知数 λ 的矩阵 $A - \lambda E$ 称为 A 的**特征矩阵**；其行列式 $|A - \lambda E|$ 是 λ 的 n 次多项式，称为 A 的**特征多项式**；方程 $|A - \lambda E| = 0$ 称为 A 的**特征方程**。

综上所述，求 n 阶方阵 A 的全部特征值和特征向量的方法如下：

(1) 计算特征多项式 $|A - \lambda E|$；

(2) 求出特征方程 $|A - \lambda E| = 0$ 的全部根 $\lambda_1, \lambda_2, \cdots, \lambda_n$ (其中可能有重根)，它们就是 A 的所有的特征值。

(3) 对于 A 的每一个特征值 λ_i ($i=1,2,\cdots,n$)，求出齐次线性方程组 $(A-\lambda_i E)X = O$ 的全部解，除去零向量解便得到 A 的属于 λ_i 的全部特征向量.

例 9-29 求矩阵 $A = \begin{pmatrix} 3 & 4 \\ 5 & 2 \end{pmatrix}$ 的特征值和特征向量.

解 A 的特征多项式为

$$|A - \lambda E| = \begin{vmatrix} 3-\lambda & 4 \\ 5 & 2-\lambda \end{vmatrix} = (\lambda+2)(\lambda-7).$$

令 $|A-\lambda E| = 0$，可得 A 的特征值为

$$\lambda_1 = -2, \lambda_2 = 7.$$

对于 $\lambda_1 = -2$，解齐次线性方程组 $(A+2E)X = O$，由于系数矩阵

$$(A+2E) = \begin{pmatrix} 5 & 4 \\ 5 & 4 \end{pmatrix} \to \begin{pmatrix} 5 & 4 \\ 0 & 0 \end{pmatrix}$$

等价于方程组 $5x_1 + 4x_2 = 0$，取 $x_2 = -5k_1$，便有 $\begin{cases} x_1 = 4k_1 \\ x_2 = -5k_1 \end{cases}$，于是 A 的属于特征值 $\lambda_1 = -2$ 的全部特征向量为

$$\begin{pmatrix} x_1 \\ x_2 \end{pmatrix} = k_1 \begin{pmatrix} 4 \\ -5 \end{pmatrix},$$

其中任意常数 $k_1 \neq 0$.

对于 $\lambda_2 = 7$，解齐次线性方程组 $(A-7E)X = O$，由于系数矩阵

$$(A-7E) = \begin{pmatrix} -4 & 4 \\ 5 & -5 \end{pmatrix} \to \begin{pmatrix} 1 & -1 \\ 1 & -1 \end{pmatrix} \to \begin{pmatrix} 1 & -1 \\ 0 & 0 \end{pmatrix}$$

等价于方程组 $x_1 - x_2 = 0$，取 $x_2 = k_2$，便有 $\begin{cases} x_1 = k_2 \\ x_2 = k_2 \end{cases}$，于是 A 的属于特征值 $\lambda_2 = 7$ 的全部特征向量为

$$\begin{pmatrix} x_1 \\ x_2 \end{pmatrix} = k_2 \begin{pmatrix} 1 \\ 1 \end{pmatrix},$$

其中任意常数 $k_2 \neq 0$.

例 9-30 求矩阵 $A = \begin{pmatrix} 4 & 6 & 0 \\ -3 & -5 & 0 \\ -3 & -6 & 1 \end{pmatrix}$ 的特征值和特征向量.

解 A 的特征多项式为

$$|A - \lambda E| = \begin{vmatrix} 4-\lambda & 6 & 0 \\ -3 & -5-\lambda & 0 \\ -3 & -6 & 1-\lambda \end{vmatrix} = -(\lambda-1)^2(\lambda+2).$$

令 $|A-\lambda E| = 0$，可得 A 的特征值为 $\lambda_1 = -2, \lambda_2 = \lambda_3 = 1$.

对于 $\lambda_1 = -2$，解齐次线性方程组 $(A+2E)X = O$，由于系数矩阵

$$(A+2E) = \begin{pmatrix} 6 & 6 & 0 \\ -3 & -3 & 0 \\ -3 & -6 & 3 \end{pmatrix} \to \cdots \to \begin{pmatrix} 1 & 0 & 1 \\ 0 & 1 & -1 \\ 0 & 0 & 0 \end{pmatrix}$$

等价于方程组 $\begin{cases} x_1 + x_3 = 0 \\ x_2 - x_3 = 0 \end{cases}$，取 $x_3 = k$，便有 $\begin{cases} x_1 = -k \\ x_2 = k \\ x_3 = k \end{cases}$，于是 A 的属于特征值 $\lambda_1 = -2$ 的全部特征向量为

$$\begin{pmatrix} x_1 \\ x_2 \\ x_3 \end{pmatrix} = k \begin{pmatrix} -1 \\ 1 \\ 1 \end{pmatrix},$$

其中任意常数 $k \neq 0$.

对于 $\lambda_2 = \lambda_3 = 1$，解齐次线性方程组 $(A-E)X = O$，由于系数矩阵

$$(A-E) = \begin{pmatrix} 3 & 6 & 0 \\ -3 & -6 & 0 \\ -3 & -6 & 0 \end{pmatrix} \rightarrow \cdots \rightarrow \begin{pmatrix} 1 & 2 & 0 \\ 0 & 0 & 0 \\ 0 & 0 & 0 \end{pmatrix}$$

等价于方程组 $x_1 + 2x_2 = 0$，取 $x_2 = k_1, x_3 = k_2$，便有 $\begin{cases} x_1 = -2k_1 \\ x_2 = k_1 \\ x_3 = k_2 \end{cases}$，于是 A 的属于特征值 $\lambda_2 = \lambda_3 = 1$ 的全部特征向量为

$$\begin{pmatrix} x_1 \\ x_2 \\ x_3 \end{pmatrix} = k_1 \begin{pmatrix} -2 \\ 1 \\ 0 \end{pmatrix} + k_2 \begin{pmatrix} 0 \\ 0 \\ 1 \end{pmatrix},$$

其中任意常数 k_1, k_2 不全为零.

例 9-31 求矩阵 $A = \begin{pmatrix} 2 & 1 & 1 \\ 1 & 2 & 1 \\ 1 & 1 & 2 \end{pmatrix}$ 的特征值和特征向量.

解 A 的特征多项式为

$$|A - \lambda E| = \begin{vmatrix} 2-\lambda & 1 & 1 \\ 1 & 2-\lambda & 1 \\ 1 & 1 & 2-\lambda \end{vmatrix} = (4-\lambda)(1-\lambda)^2.$$

令 $|A - \lambda E| = 0$，可得 A 的特征值为 $\lambda_1 = 4, \lambda_2 = \lambda_3 = 1$.

对于 $\lambda_1 = 4$，解齐次线性方程组 $(A - 4E)X = O$，由于系数矩阵

$$(A - 4E) = \begin{pmatrix} -2 & 1 & 1 \\ 1 & -2 & 1 \\ 1 & 1 & -2 \end{pmatrix} \rightarrow \cdots \rightarrow \begin{pmatrix} 1 & 1 & -2 \\ 0 & 1 & -1 \\ 0 & 0 & 0 \end{pmatrix} \rightarrow \begin{pmatrix} 1 & 0 & -1 \\ 0 & 1 & -1 \\ 0 & 0 & 0 \end{pmatrix}$$

等价于方程组 $\begin{cases} x_1 - x_3 = 0 \\ x_2 - x_3 = 0 \end{cases}$，取 $x_3 = k$，便有 $\begin{cases} x_1 = k \\ x_2 = k \\ x_3 = k \end{cases}$，于是 A 的属于特征值 $\lambda_1 = 4$ 的全部特征向量为

$$\begin{pmatrix} x_1 \\ x_2 \\ x_3 \end{pmatrix} = k \begin{pmatrix} 1 \\ 1 \\ 1 \end{pmatrix},$$

其中任意常数 $k \neq 0$.

对于 $\lambda_2 = \lambda_3 = 1$，解齐次线性方程组 $(A - E)X = O$，由于系数矩阵

$$(A - E) = \begin{pmatrix} 1 & 1 & 1 \\ 1 & 1 & 1 \\ 1 & 1 & 1 \end{pmatrix} \rightarrow \cdots \rightarrow \begin{pmatrix} 1 & 1 & 1 \\ 0 & 0 & 0 \\ 0 & 0 & 0 \end{pmatrix}$$

等价于方程组 $x_1 + x_2 + x_3 = 0$，取 $x_2 = k_1, x_3 = k_2$，便有 $\begin{cases} x_1 = -k_1 - k_2 \\ x_2 = k_1 \\ x_3 = k_2 \end{cases}$，于是 A 的属于特征值 $\lambda_2 = \lambda_3 = 1$ 的全部特征向量为

$$\begin{pmatrix} x_1 \\ x_2 \\ x_3 \end{pmatrix} = k_1 \begin{pmatrix} -1 \\ 1 \\ 0 \end{pmatrix} + k_2 \begin{pmatrix} -1 \\ 0 \\ 1 \end{pmatrix},$$

其中任意常数 k_1, k_2 不全为零.

2. 特征值与特征向量的性质

定理 9-12 n 阶方阵 A 与其转置矩阵 A^T 有相同的特征值.

证明 由于 $(A - \lambda E)^T = A^T - \lambda E$，两边取行列式，得

$$|A - \lambda E| = |(A - \lambda E)^T| = |A^T - \lambda E|,$$

即 A 与其转置矩阵 A^T 有相同的特征多项式，从而有相同的特征值.

定理 9-13 设 $\lambda_1, \lambda_2, \cdots, \lambda_n$ 是 n 阶方阵 $A = (a_{ij})$ 的 n 个特征值，则

(1) $\lambda_1 + \lambda_2 + \cdots + \lambda_n = a_{11} + a_{22} + \cdots + a_{nn}$；

(2) $\lambda_1 \lambda_2 \cdots \lambda_n = |A|$.

方阵 $A = (a_{ij})$ 的主对角线上的元素之和称为方阵 A 的迹，记作 $\text{tr}A$，即

$$\text{tr}A = a_{11} + a_{22} + \cdots + a_{nn}$$

由定理 9-13(2)可以直接得到以下推论.

推论 9-12 矩阵 A 可逆的充分必要条件是 A 的任一特征值不等于零.

定理 9-14 设 λ 是矩阵 A 的特征值，α 是 A 的属于特征值 λ 的特征向量，则

(1) 对 A 的多项式 $\varphi(A) = a_0 E + a_1 A + a_2 A^2 + \cdots + a_m A^m$，有 $\varphi(\lambda) = a_0 + a_1 \lambda + a_2 \lambda^2 + \cdots + a_m \lambda^m$ 是 $\varphi(A)$ 的特征值，且 α 是 $\varphi(A)$ 的属于特征值 $\varphi(\lambda)$ 的特征向量；

(2) 若矩阵 A 可逆，则 λ^{-1} 是逆矩阵 A^{-1} 的特征值，且 α 是 A^{-1} 的属于特征值 λ^{-1} 的特征向量；

(3) 若矩阵 A 可逆，则 $|A|\lambda^{-1}$ 是伴随矩阵 A^* 的特征值，且 α 是 A^* 的属于特征值 $|A|\lambda^{-1}$ 的特征向量.

证明 (1) 因为 $A\alpha = \lambda \alpha$，则有

$a_0 E \alpha = a_0 \alpha$,

$a_1 A \alpha = a_1 \lambda \alpha$,

$a_2 A^2 \alpha = a_2 A(A\alpha) = a_2 A(\lambda \alpha) = a_2 \lambda (A\alpha) = a_2 \lambda (\lambda \alpha) = a_2 \lambda^2 \alpha$,

……

依此类推，有

$a_m A^m \alpha = a_m \lambda^m \alpha$,

以上各式两边求和得

$$(a_0 E + a_1 A + a_2 A^2 + \cdots + a_m A^m)\alpha = (a_0 + a_1 \lambda + a_2 \lambda^2 + \cdots + a_m \lambda^m)\alpha,$$

即 $\varphi(A)\alpha = \varphi(\lambda)\alpha$. 故 $\varphi(\lambda)$ 是 $\varphi(A)$ 的特征值，且 α 是 $\varphi(A)$ 的属于特征值 $\varphi(\lambda)$ 的特征向量.

(2) 因为 $A\alpha = \lambda \alpha$，且矩阵 A 可逆，对此式两边左乘 A^{-1}，得 $\alpha = \lambda A^{-1}\alpha$，由定理 9-13 推论知 $\lambda \neq 0$，则有 $A^{-1}\alpha = \lambda^{-1}\alpha$. 故 λ^{-1} 是 A^{-1} 的特征值，且 α 是 A^{-1} 的属于特征值 λ^{-1} 的特征向量.

(3) 由于矩阵 A 可逆，则 $\lambda \neq 0$，由于 $A^* = |A|A^{-1}$，所以 $A^*\alpha = |A|A^{-1}\alpha$，

由(2)的证明有 $A^{-1}\alpha = \lambda^{-1}\alpha$，所以 $A^*\alpha = |A|\lambda^{-1}\alpha$. 故 $|A|\lambda^{-1}$ 是伴随矩阵 A^* 的特征值，且 α 是 A^* 的属于特征值 $|A|\lambda^{-1}$ 的特征向量.

例 9-32 设 3 阶方阵 A 的特征值依次为 1，-2，3，试求：

(1) $\text{tr}A$；(2) $|A|$；(3) $|E + A + A^2|$.

解 (1) 由定理 9-13(1)得

$$\text{tr}A = \lambda_1 + \lambda_2 + \lambda_3 = 1 - 2 + 3 = 2.$$

(2) 由定理 9-13(2)得
$$|A| = \lambda_1 \cdot \lambda_2 \cdot \lambda_3 = 1 \times (-2) \times 3 = -6.$$

(3) 因为 3 阶方阵 A 的特征值依次为 1，-2，3，由定理 9-14(1)知 $E + A + A^2$ 的特征值 $1 + \lambda + \lambda^2$ 依次为
$$1 + 1 + 1^2 = 3, \ 1 + (-2) + (-2)^2 = 3, \ 1 + 3 + 3^2 = 13, \text{再由定理 9-13(2)得}$$
$$|E + A + A^2| = 3 \times 3 \times 13 = 117.$$

【思考与讨论】

1. 若 λ 是方阵 A 的一个特征值，则齐次线性方程组 $(\lambda E - A)X = O$ 的解就是 A 的属于 λ 的特征向量吗？

2. 方阵 A 的一个特征向量 α 可以属于 A 的不同特征值 λ_1 和 λ_2 吗？

3. 若 α_1, α_2 分别是 A 的属于 λ_1 和 λ_2 的特征向量，且 $\lambda_1 \neq \lambda_2$，那么 $\alpha_1 + \alpha_2$ 也可以是 A 的特征向量吗？

习 题 九

1. 计算下列行列式.

(1) $\begin{vmatrix} 2 & 5 \\ -1 & 3 \end{vmatrix}$;

(2) $\begin{vmatrix} \sin\alpha & -\cos\alpha \\ \cos\alpha & \sin\alpha \end{vmatrix}$;

(3) $\begin{vmatrix} 1 & 0 & 3 \\ -3 & 1 & 2 \\ 2 & -1 & 1 \end{vmatrix}$;

(4) $\begin{vmatrix} x & y & y \\ y & x & y \\ y & y & x \end{vmatrix}$;

(5) $\begin{vmatrix} 1 & 2 & -1 & 2 \\ 3 & 0 & 1 & 5 \\ 1 & -2 & 0 & 3 \\ -2 & -4 & 1 & 6 \end{vmatrix}$;

(6) $\begin{vmatrix} a_1 & a_2 & a_3 & \cdots & a_{n-1} & a_n \\ b_1 & 0 & 0 & \cdots & 0 & 0 \\ 0 & b_2 & 0 & \cdots & 0 & 0 \\ \vdots & \vdots & \vdots & & \vdots & \vdots \\ 0 & 0 & 0 & \cdots & b_{n-1} & 0 \end{vmatrix}$.

2. 解下列行列式方程.

(1) $\begin{vmatrix} x & -5 & 4 \\ -1 & x & 0 \\ 0 & x & 1 \end{vmatrix} = 0$;

(2) $\begin{vmatrix} 2 & 2 & -1 & 3 \\ 4 & x^2 - 5 & -2 & 6 \\ -3 & 2 & -1 & x^2 + 1 \\ 3 & -2 & 1 & -2 \end{vmatrix} = 0$.

3. 求下列排列的逆序数，并确定其奇偶性.

(1) 3712645;

(2) 384721596.

4. 求行列式 D 的第二行各元素的代数余子式.

$$D = \begin{vmatrix} 3 & 2 & -2 & 4 \\ 2 & -1 & 3 & -6 \\ 2 & 0 & -4 & 7 \\ 5 & 6 & 1 & 0 \end{vmatrix}.$$

5. 用克拉默法则求解线性方程组.

(1) $\begin{cases} 5x_1 + 2x_2 = -1 \\ 4x_1 + 3x_2 = -5 \end{cases}$;

(2) $\begin{cases} x_1 + x_2 - 2x_3 = -3 \\ 2x_1 + x_2 - x_3 = 1 \\ x_1 - x_2 + 3x_3 = 8 \end{cases}$.

6. 设矩阵 $A = \begin{pmatrix} 1 & 2 & -1 & 0 \\ 3 & 2 & -3 & 4 \\ 4 & 0 & 5 & 1 \end{pmatrix}$, $B = \begin{pmatrix} -1 & 0 & 3 & -3 \\ 1 & 4 & 1 & 0 \\ 2 & -2 & 7 & -1 \end{pmatrix}$,

(1) 求 $A - 3B$;

(2) 若 X 满足 $2A - X = B$, 求矩阵 X.

7. 求下列矩阵的乘积.

(1) $\begin{pmatrix} 1 & 2 & 3 \\ -2 & 1 & 2 \end{pmatrix} \begin{pmatrix} 1 & 2 & 0 \\ 0 & 1 & 3 \\ 3 & 0 & -1 \end{pmatrix}$;

(2) $(2 \quad 3) \begin{pmatrix} 1 & 2 & -3 & -4 \\ 2 & 3 & 4 & 5 \end{pmatrix}$;

(3) $\begin{pmatrix} 1 \\ 2 \\ 3 \end{pmatrix} (1 \quad 2 \quad 3)$;

(4) $\begin{pmatrix} 1 & 2 & 3 \\ 2 & 4 & 6 \\ 3 & 6 & 9 \end{pmatrix} \begin{pmatrix} -1 & -2 & -4 \\ -2 & -4 & -6 \\ 1 & 2 & 4 \end{pmatrix}$;

(5) $\begin{pmatrix} 3 & 1 & 2 & -1 \\ 0 & 3 & 1 & 0 \end{pmatrix} \begin{pmatrix} 1 & 0 & 5 \\ 0 & 2 & 1 \\ 1 & 1 & 0 \\ 3 & 0 & 1 \end{pmatrix} \begin{pmatrix} -1 & 0 \\ 1 & 5 \\ 0 & 2 \end{pmatrix}$.

8. 设矩阵 $A = \begin{pmatrix} 1 & 2 & 3 \\ 2 & 1 & -1 \end{pmatrix}$, $B = \begin{pmatrix} 2 & 3 \\ 0 & 2 \\ 3 & 0 \end{pmatrix}$, 求 $(AB)^T$ 及 $B^T A^T$.

9. 已知 $A = \begin{pmatrix} 1 & 0 & 3 \\ 0 & 2 & 1 \\ 0 & 0 & 1 \end{pmatrix}$, $B = \begin{pmatrix} 1 & 0 & 0 \\ 0 & 2 & 1 \\ 3 & 0 & 1 \end{pmatrix}$, 求

(1) $(A+B)(A-B)$;

(2) $A^2 - B^2$.

10. 下列命题和式子是否成立.

(1) 若 $A^2 = O$, 则 $A = O$;

(2) 若 $(A)^2 = A$, 则 $A = O$ 或 $A = E$;

(3) $(AB)^2 = A^2 B^2$;

(4) $(A+B)^2 = A^2 + 2AB + B^2$.

11. 设 $f(x) = a_m x^m + a_{m-1} x^{m-1} + \ldots + a_1 x + a_0$, 对于 n 阶方阵 A, 定义

$f(A) = a_m A^m + a_{m-1} A^{m-1} + \ldots + a_1 A + a_0 E$ (其中 E 为 n 阶单位矩阵).

如果

$$f(x) = x^2 - x - 1, A = \begin{pmatrix} 3 & 1 & 1 \\ 1 & 1 & 2 \\ 1 & -1 & 0 \end{pmatrix}, 求 f(A).$$

12. 设 A, B 都是 n 阶方阵, 且 A 是对称矩阵, 证明 $B^T A B$ 也是对称矩阵.

13. 设 A, B 都是 n 阶方阵, 且 $A = \frac{1}{2}(B + E)$, 证明: $A^2 = A$ 的充分必要条件是

$$B^2 = E.$$

14. 已知 A, B 为三阶方阵, 且 $|A| = -1$, $|B| = 2$, 求 $|2(A^T B^{-1})^2|$.

15. 判断下列矩阵是否可逆, 若可逆, 用伴随矩阵法求逆矩阵.

(1) $\begin{pmatrix} 4 & 5 \\ 2 & 3 \end{pmatrix}$;

(2) $\begin{pmatrix} 2 & -1 & 1 \\ 0 & 3 & 4 \\ 2 & 0 & 1 \end{pmatrix}$;

(3) $\begin{pmatrix} 1 & 1 & -1 \\ 2 & -1 & 0 \\ 1 & 0 & 1 \end{pmatrix}$.

16. 用初等行变换法求下列矩阵的逆矩阵.

(1) $\begin{pmatrix} 1 & 1 & -2 \\ 2 & 1 & -1 \\ 1 & -1 & 3 \end{pmatrix}$;

(2) $\begin{pmatrix} 1 & 0 & 2 \\ 2 & -1 & 3 \\ 4 & 1 & 8 \end{pmatrix}$;

(3) $\begin{pmatrix} 1 & 2 & 3 \\ 2 & 2 & 1 \\ 3 & 4 & 3 \end{pmatrix}$.

17. 解下列矩阵方程.

(1) $X \begin{pmatrix} 3 & -2 \\ 5 & -4 \end{pmatrix} = \begin{pmatrix} -1 & 2 \\ -5 & 6 \end{pmatrix}$;

(2) $\begin{pmatrix} 1 & 2 & 0 \\ 4 & -2 & -1 \\ -3 & 1 & 2 \end{pmatrix} X = \begin{pmatrix} 0 & 4 \\ 6 & 5 \\ 1 & -3 \end{pmatrix}$;

(3) $X\begin{pmatrix} 2 & 1 & -1 \\ 2 & 1 & 0 \\ 1 & -1 & 1 \end{pmatrix} = \begin{pmatrix} 1 & -1 & 3 \\ 4 & 3 & 2 \end{pmatrix}$.

18. 求下列矩阵的秩.

(1) $A = \begin{pmatrix} 3 & 2 & 1 & 1 \\ 4 & 4 & -2 & 3 \\ 1 & 2 & -3 & 2 \end{pmatrix}$;

(2) $A = \begin{pmatrix} 1 & -1 & 2 & 1 & 0 \\ 2 & -2 & 4 & 2 & 0 \\ 3 & 0 & 6 & -1 & 1 \\ 0 & 3 & 0 & 0 & 1 \end{pmatrix}$.

19. 解下列线性方程组.

(1) $\begin{cases} x_1 + x_2 + x_3 = 2 \\ 4x_1 + x_2 + 2x_3 = 0 \\ 3x_1 - 3x_2 + x_3 = -8 \end{cases}$;

(2) $\begin{cases} x_1 - 2x_2 + x_3 + x_4 = 1 \\ x_1 - 2x_2 + x_3 - x_4 = -1 \\ x_1 - 2x_2 + x_3 - x_4 = 5 \end{cases}$;

(3) $\begin{cases} x_1 + 2x_2 - x_3 + 3x_4 + x_5 = 2 \\ -x_1 - 2x_2 + x_3 - x_4 + 3x_5 = 4 \\ 2x_1 + 4x_2 - 2x_3 + 6x_4 + 3x_5 = 6 \end{cases}$;

(4) $\begin{cases} x_1 + 2x_2 + x_3 + x_4 = 0 \\ 3x_1 + 6x_2 + 2x_3 - x_4 = 0 \\ -x_1 - 2x_2 + x_3 + 7x_4 = 0 \end{cases}$.

20. 当 a 为何值时，线性方程组有解，有多少解？

$$\begin{cases} 2x_1 - x_2 + x_3 + x_4 = 1 \\ x_1 + 2x_2 - x_3 + 4x_4 = 2 \\ x_1 + 7x_2 - 4x_3 + 11x_4 = a \end{cases}.$$

21. 求下列矩阵的特征值和特征向量.

(1) $\begin{pmatrix} 1 & 6 \\ 5 & 2 \end{pmatrix}$;

(2) $\begin{pmatrix} -2 & 1 & 1 \\ 0 & 2 & 0 \\ -4 & 1 & 3 \end{pmatrix}$;

(3) $\begin{pmatrix} 3 & 2 & 4 \\ 2 & 0 & 2 \\ 4 & 2 & 3 \end{pmatrix}$;

(4) $\begin{pmatrix} 5 & 6 & -3 \\ -1 & 0 & 1 \\ 1 & 2 & 1 \end{pmatrix}$.

22. 证明：n 阶矩阵 A 可逆的充分必要条件是 A 的任一特征值不等于零.

23. 已知 $B = A^5 - 3A^4 + 2A - E$，其中 $A = \begin{pmatrix} 2 & 1 \\ 1 & 2 \end{pmatrix}$，试求

(1) B 的特征值；

(2) $|B|$.

24. 若 $A^2 - 3A + 2E = O$，试证：A 的特征值只能是 1 或 2.

25. 设 $A = (a_{ij})$ 是三阶矩阵，已知 A 的两个特征值分别为 $\lambda_1 = 1, \lambda_2 = 2$，且有 $a_{11} + a_{22} + a_{33} = 0$，求 $|A + E|$ 的值.

附 录

附录1 不定积分表

一、含有 $a+bx$ 的积分

(1) $\int \dfrac{\mathrm{d}x}{a+bx} = \dfrac{1}{b}\ln|a+bx| + C$

(2) $\int (a+bx)^n = \dfrac{(a+bx)^{n+1}}{b(n+1)} + C \quad (n\neq -1)$

(3) $\int \dfrac{x\,\mathrm{d}x}{a+bx} = \dfrac{1}{b^2}(a+bx - a\ln|a+bx|) + C$

(4) $\int \dfrac{x^2\,\mathrm{d}x}{a+bx} = \dfrac{1}{b^3}\left[\dfrac{1}{2}(a+bx)^2 - 2a(a+bx) + a^2\ln|a+bx|\right] + C$

(5) $\int \dfrac{\mathrm{d}x}{x(a+bx)} = \dfrac{1}{a}\ln\left|\dfrac{x}{a+bx}\right| + C$

(6) $\int \dfrac{\mathrm{d}x}{x^2(a+bx)} = -\dfrac{1}{ax} + \dfrac{b}{a^2}\ln\left|\dfrac{a+bx}{x}\right| + C$

(7) $\int \dfrac{x\,\mathrm{d}x}{(a+bx)^2} = \dfrac{1}{b^2}\left(\dfrac{a}{a+bx} + \ln|a+bx|\right) + C$

(8) $\int \dfrac{x^2\,\mathrm{d}x}{(a+bx)^2} = \dfrac{1}{b^3}\left(a+bx - 2a\ln|a+bx| - \dfrac{a^2}{a+bx}\right) + C$

(9) $\int \dfrac{\mathrm{d}x}{x(a+bx)^2} = \dfrac{1}{a(a+bx)} - \dfrac{1}{a^2}\ln\left|\dfrac{a+bx}{x}\right| + C$

二、含有 $a\pm bx^2$ 的积分

(10) $\int \dfrac{\mathrm{d}x}{a+bx^2} = \dfrac{1}{\sqrt{ab}}\arctan\sqrt{\dfrac{b}{a}}x + C\ (a>0, b>0)$

(11) $\int \dfrac{\mathrm{d}x}{a-bx^2} = \dfrac{1}{2\sqrt{ab}}\ln\left|\dfrac{\sqrt{a}+\sqrt{b}x}{\sqrt{a}-\sqrt{b}x}\right| + C$

(12) $\int \dfrac{x\,\mathrm{d}x}{a+bx^2} = \dfrac{1}{2b}\ln(a+bx^2) + C$

(13) $\int \dfrac{x^2\,\mathrm{d}x}{a+bx^2} = \dfrac{x}{b} - \dfrac{a}{b}\int \dfrac{\mathrm{d}x}{a+bx^2}$

(14) $\int \dfrac{\mathrm{d}x}{x(a+bx^2)} = \dfrac{1}{2b}\ln\dfrac{x^2}{a+bx^2} + C$

(15) $\int \dfrac{\mathrm{d}x}{x^2(a+bx^2)} = -\dfrac{1}{ax} - \dfrac{b}{a}\int \dfrac{\mathrm{d}x}{a+bx^2}$

(16) $\int \dfrac{\mathrm{d}x}{(a+bx^2)^2} = \dfrac{x}{2a(a+bx^2)} + \dfrac{1}{2a}\int \dfrac{\mathrm{d}x}{a+bx^2}$

三、含有 $a+bx\pm cx^2$ 的积分

(17) $\int \dfrac{\mathrm{d}x}{a+bx-cx^2} = \dfrac{1}{\sqrt{b^2+4ac}}\ln\left|\dfrac{\sqrt{b^2+4ac}+2cx-b}{\sqrt{b^2+4ac}-2cx+b}\right| + C$

(18) $\int \dfrac{\mathrm{d}x}{a+ax+cx^2} = \begin{cases} \dfrac{2}{\sqrt{4ac-b^2}} \arctan \dfrac{2cx+b}{\sqrt{4ac-b^2}} + C & (b^2 < 4ac) \\ \dfrac{1}{\sqrt{b^2-4ac}} \ln \dfrac{2cx+b-\sqrt{b^2-4ac}}{2cx+b+\sqrt{b^2-4ac}} + C & (b^2 > 4ac) \end{cases}$

四、含有 $\sqrt{a+bx}$ 的积分

(19) $\int \sqrt{a+bx}\,\mathrm{d}x = \dfrac{2}{3b}\sqrt{(a+bx)^3} + C$

(20) $\int x\sqrt{a+bx}\,\mathrm{d}x = \dfrac{2(3bx-2a)\sqrt{(a+bx)^3}}{15b^2} + C$

(21) $\int x^2\sqrt{a+bx}\,\mathrm{d}x = \dfrac{2(8a^2-12abx+15b^2x^2)\sqrt{(a+bx)^3}}{105b^3} + C$

(22) $\int \dfrac{x\,\mathrm{d}x}{\sqrt{a+bx}} = \dfrac{2(bx-2a)\sqrt{a+bx}}{3b^2} + C$

(23) $\int \dfrac{x^2\,\mathrm{d}x}{\sqrt{a+bx}} = \dfrac{2(8a^2-4abx+3b^2x^2)\sqrt{a+bx}}{15b^3} + C$

(24) $\int \dfrac{\mathrm{d}x}{x\sqrt{a+bx}} = \begin{cases} \dfrac{1}{\sqrt{a}} \ln \dfrac{\sqrt{a+bx}-\sqrt{a}}{\sqrt{a+bx}+\sqrt{a}} + C & (a>0) \\ \dfrac{2}{\sqrt{-a}} \arctan \sqrt{\dfrac{a+bx}{-a}} + C & (a<0) \end{cases}$

(25) $\int \dfrac{\mathrm{d}x}{x^2\sqrt{a+bx}} = -\dfrac{\sqrt{a+bx}}{ax} - \dfrac{b}{2a}\int \dfrac{\mathrm{d}x}{x\sqrt{a+bx}}$

(26) $\int \dfrac{\sqrt{a+bx}}{x}\,\mathrm{d}x = 2\sqrt{a+bx} + a\int \dfrac{\mathrm{d}x}{x\sqrt{a+bx}}$

五、含有 $\sqrt{a^2-x^2}$ 的积分

(27) $\int \sqrt{a^2-x^2}\,\mathrm{d}x = \dfrac{x}{2}\sqrt{a^2-x^2} + \dfrac{a^2}{2}\arcsin \dfrac{x}{a} + C$

(28) $\int x\sqrt{a^2-x^2}\,\mathrm{d}x = -\dfrac{1}{3}\sqrt{(a^2-x^2)^3} + C$

(29) $\int x^2\sqrt{a^2-x^2}\,\mathrm{d}x = \dfrac{x}{8}(2x^2-a^2)\sqrt{a^2-x^2} + \dfrac{a^4}{8}\arcsin \dfrac{x}{a} + C$

(30) $\int \sqrt{(a^2-x^2)^3}\,\mathrm{d}x = \dfrac{x}{8}(5a^2-2x^2)\sqrt{a^2-x^2} + \dfrac{3a^4}{8}\arcsin \dfrac{x}{a} + C$

(31) $\int x\sqrt{(a^2-x^2)^3}\,\mathrm{d}x = -\dfrac{1}{5}\sqrt{(a^2-x^2)^5} + C$

(32) $\int \dfrac{\mathrm{d}x}{\sqrt{a^2-x^2}} = \arcsin \dfrac{x}{a} + C$

(33) $\int \dfrac{x\,\mathrm{d}x}{\sqrt{a^2-x^2}} = -\sqrt{a^2-x^2} + C$

(34) $\int \dfrac{x^2\,\mathrm{d}x}{\sqrt{a^2-x^2}} = -\dfrac{x}{2}\sqrt{a^2-x^2} + \dfrac{a^2}{2}\arcsin \dfrac{x}{a} + C$

(35) $\int \dfrac{\mathrm{d}x}{\sqrt{(a^2-x^2)^3}} = \dfrac{x}{a^2\sqrt{a^2-x^2}} + C$

(36) $\int \dfrac{x\,\mathrm{d}x}{\sqrt{(a^2-x^2)^3}} = \dfrac{1}{\sqrt{a^2-x^2}} + C$

(37) $\int \dfrac{x^2 \mathrm{d}x}{\sqrt{(a^2-x^2)^3}} = \dfrac{1}{\sqrt{a^2-x^2}} - \arcsin \dfrac{x}{a} + C$

(38) $\int \dfrac{\mathrm{d}x}{x\sqrt{a^2-x^2}} = \dfrac{1}{a} \ln \left| \dfrac{x}{a+\sqrt{a^2-x^2}} \right| + C$

(39) $\int \dfrac{\mathrm{d}x}{x^2 \sqrt{a^2-x^2}} = -\dfrac{\sqrt{a^2-x^2}}{a^2 x} + C$

(40) $\int \dfrac{\sqrt{a^2-x^2}}{x} \mathrm{d}x = \sqrt{a^2-x^2} - a \ln \left| \dfrac{a+\sqrt{a^2-x^2}}{x} \right| + C$

(41) $\int \dfrac{\sqrt{a^2-x^2}}{x^2} \mathrm{d}x = -\dfrac{\sqrt{a^2-x^2}}{x} - \arcsin \dfrac{x}{a} + C$

六、含有 $\sqrt{x^2 \pm a^2}$ 的积分

(42) $\int \sqrt{x^2 \pm a^2} \, \mathrm{d}x = \dfrac{x}{2} \sqrt{x^2 \pm a^2} \pm \dfrac{a^2}{2} \ln |x + \sqrt{x^2 \pm a^2}| + C$

(43) $\int x\sqrt{x^2 \pm a^2} \, \mathrm{d}x = \dfrac{1}{3} \sqrt{(x^2 \pm a^2)^3} + C$

(44) $\int x^2 \sqrt{x^2 \pm a^2} \, \mathrm{d}x = \dfrac{x}{4}(x^2 \pm a^2) \sqrt{x^2 \pm a^2} - \dfrac{\pm a^2}{4} \int \sqrt{x^2 \pm a^2} \, \mathrm{d}x$

(45) $\int \sqrt{(x^2 \pm a^2)^3} \, \mathrm{d}x = \dfrac{x}{8}(2x^2 \pm 5a^2) \sqrt{x^2 \pm a^2} + \dfrac{3a^4}{8} \ln |x + \sqrt{x^2 \pm a^2}| + C$

(46) $\int \dfrac{\mathrm{d}x}{\sqrt{x^2 \pm a^2}} = \ln |x + \sqrt{x^2 \pm a^2}| + C$

(47) $\int \dfrac{x \mathrm{d}x}{\sqrt{x^2 \pm a^2}} = \sqrt{x^2 \pm a^2} + C$

(48) $\int \dfrac{x^2 \mathrm{d}x}{\sqrt{x^2 \pm a^2}} = \dfrac{x}{2} \sqrt{x^2 \pm a^2} \mp \dfrac{a^2}{2} \ln |x + \sqrt{x^2 \pm a^2}| + C$

(49) $\int \dfrac{\mathrm{d}x}{\sqrt{(x^2 \pm a^2)^3}} = \pm \dfrac{x}{a^2 \sqrt{x^2 \pm a^2}} + C$

(50) $\int \dfrac{x \mathrm{d}x}{\sqrt{(x^2 \pm a^2)^3}} = \dfrac{-1}{\sqrt{x^2 \pm a^2}} + C$

(51) $\int \dfrac{x^2 \mathrm{d}x}{\sqrt{(x^2 \pm a^2)^3}} = \dfrac{-x}{\sqrt{x^2 \pm a^2}} + \ln |x + \sqrt{x^2 \pm a^2}| + C$

(52) $\int \dfrac{\mathrm{d}x}{x\sqrt{x^2 + a^2}} = \dfrac{1}{a} \ln \left| \dfrac{x}{a+\sqrt{x^2+a^2}} \right| + C$

(53) $\int \dfrac{\mathrm{d}x}{x\sqrt{x^2 - a^2}} = \dfrac{1}{a} \arccos \dfrac{a}{x} + C$

(54) $\int \dfrac{\mathrm{d}x}{x^2 \sqrt{x^2 \pm a^2}} = \mp \dfrac{\sqrt{x^2 \pm a^2}}{a^2 x} + C$

(55) $\int \dfrac{\sqrt{x^2 + a^2}}{x} \mathrm{d}x = \sqrt{x^2 + a^2} - a \ln \left| \dfrac{a + \sqrt{x^2+a^2}}{x} \right| + C$

(56) $\int \dfrac{\sqrt{x^2 - a^2}}{x} \mathrm{d}x = \sqrt{x^2 - a^2} - a \arccos \dfrac{a}{x} + C$

(57) $\int \dfrac{\sqrt{x^2 \pm a^2}}{x^2} \mathrm{d}x = -\dfrac{\sqrt{x^2 \pm a^2}}{x} + \ln |x + \sqrt{x^2 \pm a^2}| + C$

七、含有 $\sqrt{a+bx \pm cx^2}$ 的积分 ($c>0$)

(58) $\int \dfrac{\mathrm{d}x}{\sqrt{a+bx \pm cx^2}} = \dfrac{1}{\sqrt{c}} \ln |2cx + b + 2\sqrt{c} \sqrt{a+bx+cx^2}| + C$

$(59) \int \dfrac{\mathrm{d}x}{\sqrt{a+bx-cx^2}} = \dfrac{1}{\sqrt{c}} \arcsin \dfrac{2cx-b}{\sqrt{b^2+4ac}} + C$

$(60) \int \dfrac{x\,\mathrm{d}x}{\sqrt{a+bx+cx^2}} = \dfrac{\sqrt{a+bx+cx^2}}{c} - \dfrac{b}{2c} \int \dfrac{\mathrm{d}x}{\sqrt{a+bx \pm cx^2}}$

$(61) \int \dfrac{x\,\mathrm{d}x}{\sqrt{a+bx-cx^2}} = -\dfrac{\sqrt{a+bx-cx^2}}{c} + \dfrac{b}{2\sqrt{c^3}} \arcsin \dfrac{2cx-b}{\sqrt{b^2+4ac}} + C$

$(62) \int \sqrt{a+bx+cx^2}\,\mathrm{d}x = \dfrac{2cx+b}{4c}\sqrt{a+bx+cx^2}$
$\qquad\qquad - \dfrac{b^2-4ac}{8\sqrt{c^3}} \ln|2cx+b+2\sqrt{c}\sqrt{a+bx+cx^2}| + C$

$(63) \int \sqrt{a+bx-cx^2}\,\mathrm{d}x = \dfrac{2cx-b}{4c}\sqrt{a+bx-cx^2}$
$\qquad\qquad + \dfrac{b^2+4ac}{8\sqrt{c^3}} \arcsin \dfrac{2cx-b}{\sqrt{b^2+4ac}} + C$

八、含有三角函数的积分

$(64) \int \sin^2 ax\,\mathrm{d}x = \dfrac{1}{2a}(ax - \sin ax \cos ax) + C$

$(65) \int \cos^2 ax\,\mathrm{d}x = \dfrac{1}{2a}(ax + \sin ax \cos ax) + C$

$(66) \int \sin^n x\,\mathrm{d}x = -\dfrac{1}{n}\sin^{n-1}x \cos x + \dfrac{n-1}{n}\int \sin^{n-2}x\,\mathrm{d}x$

$(67) \int \cos^n x\,\mathrm{d}x = \dfrac{1}{n}\cos^{n-1}x \sin x + \dfrac{n-1}{n}\int \cos^{n-2}x\,\mathrm{d}x$

$(68) \int \tan^n x\,\mathrm{d}x = \dfrac{1}{n-1}\tan^{n-1}x - \int \tan^{n-2}x\,\mathrm{d}x$

$(69) \int \cot^n x\,\mathrm{d}x = -\dfrac{1}{n-1}\cot^{n-1}x - \int \cot^{n-2}x\,\mathrm{d}x$

$(70) \int \sec^n x\,\mathrm{d}x = \dfrac{1}{n-1}\tan x \sec^{n-2}x + \dfrac{n-2}{n-1}\int \sec^{n-2}x\,\mathrm{d}x$

$(71) \int \csc^n x\,\mathrm{d}x = -\dfrac{1}{n-1}\cot x \csc^{n-2}x + \dfrac{n-2}{n-1}\int \csc^{n-2}x\,\mathrm{d}x$

$(72) \int \sec x \tan x\,\mathrm{d}x = \sec x + C$

$(73) \int \csc x \cot x\,\mathrm{d}x = -\csc x + C$

$(74) \int \sin ax \sin bx\,\mathrm{d}x = -\dfrac{\sin(a+b)x}{2(a+b)} + \dfrac{\sin(a-b)x}{2(a-b)} + C$

$(75) \int \cos ax \cos bx\,\mathrm{d}x = \dfrac{\sin(a+b)x}{2(a+b)} + \dfrac{\sin(a-b)x}{2(a-b)} + C$

$(76) \int \sin ax \cos bx\,\mathrm{d}x = -\dfrac{\cos(a+b)x}{2(a+b)} - \dfrac{\cos(a-b)x}{2(a-b)} + C$

$(77) \int \sin^m x \cos^n x\,\mathrm{d}x = \dfrac{\sin^{m+1}x \cos^{n-1}x}{m+n} + \dfrac{n-1}{m+n}\int \sin^m x \cos^{n-2}x\,\mathrm{d}x$
$\qquad\qquad = -\dfrac{\sin^{m-1}x \cos^{n+1}x}{m+n} + \dfrac{m-1}{m+n}\int \sin^{m-2}x \cos^n x\,\mathrm{d}x$

$(78) \int \dfrac{\mathrm{d}x}{1+\cos x} = \tan \dfrac{x}{2} + C$

$(79) \int \dfrac{\mathrm{d}x}{1-\cos x} = -\cot \dfrac{x}{2} + C$

(80) $\int \dfrac{\mathrm{d}x}{a+b\cos x} = \dfrac{2}{a-b}\sqrt{\dfrac{a-b}{a+b}} \arctan\left(\sqrt{\dfrac{a-b}{a+b}} \tan \dfrac{x}{2}\right) + C \quad (a^2 > b^2)$

(81) $\int \dfrac{\mathrm{d}x}{a+b\cos x} = \dfrac{1}{b-a}\sqrt{\dfrac{b-a}{b+a}} \ln \left| \dfrac{\tan \dfrac{x}{2} + \sqrt{\dfrac{b+a}{b-a}}}{\tan \dfrac{x}{2} - \sqrt{\dfrac{b+a}{b-a}}} \right| + C \quad (a^2 < b^2)$

(82) $\int \dfrac{\mathrm{d}x}{a+b\sin x} = \dfrac{2}{a}\sqrt{\dfrac{a^2}{a^2-b^2}} \arctan\left[\sqrt{\dfrac{a^2}{a^2-b^2}}\left(\tan \dfrac{x}{2} + \dfrac{b}{a}\right)\right] + C \quad (a^2 > b^2)$

(83) $\int \dfrac{\mathrm{d}x}{a+b\sin x} = \dfrac{1}{a}\sqrt{\dfrac{a^2}{b^2-a^2}} \ln \left| \dfrac{\tan \dfrac{x}{2} + \dfrac{b}{a} - \sqrt{\dfrac{b^2-a^2}{a^2}}}{\tan \dfrac{x}{2} + \dfrac{b}{a} + \sqrt{\dfrac{b^2-a^2}{a^2}}} \right| + C \quad (a^2 < b^2)$

九、含有反三角函数的积分

(84) $\int \arcsin \dfrac{x}{a} \mathrm{d}x = x \arcsin \dfrac{x}{a} + \sqrt{a^2-x^2} + C$

(85) $\int x \arcsin \dfrac{x}{a} \mathrm{d}x = \left(\dfrac{x^2}{2} - \dfrac{a^2}{4}\right) \arcsin \dfrac{x}{a} + \dfrac{x}{4}\sqrt{a^2-x^2} + C$

(86) $\int x^2 \arcsin \dfrac{x}{a} \mathrm{d}x = \dfrac{x^3}{3} \arcsin \dfrac{x}{a} + \dfrac{1}{9}(x^2+2a^2)\sqrt{a^2-x^2} + C$

(87) $\int \arccos \dfrac{x}{a} \mathrm{d}x = x \arccos \dfrac{x}{a} - \sqrt{a^2-x^2} + C$

(88) $\int x \arccos \dfrac{x}{a} \mathrm{d}x = \left(\dfrac{x^2}{2} - \dfrac{a^2}{4}\right) \arccos \dfrac{x}{a} - \dfrac{x}{4}\sqrt{a^2-x^2} + C$

(89) $\int x^2 \arccos \dfrac{x}{a} \mathrm{d}x = \dfrac{x^3}{3} \arccos \dfrac{x}{a} - \dfrac{1}{9}(x^2+2a^2)\sqrt{a^2-x^2} + C$

(90) $\int \arctan \dfrac{x}{a} \mathrm{d}x = x \arctan \dfrac{x}{a} - \dfrac{a}{2} \ln(a^2+x^2) + C$

(91) $\int x \arctan \dfrac{x}{a} \mathrm{d}x = \dfrac{1}{2}(x^2+a^2) \arctan \dfrac{x}{a} - \dfrac{ax}{2} + C$

(92) $\int x^2 \arctan \dfrac{x}{a} \mathrm{d}x = \dfrac{x^3}{3} \arctan \dfrac{x}{a} - \dfrac{ax^2}{6} + \dfrac{a^3}{6} \ln(a^2+x^2) + C$

十、含有指数函数、对数函数的积分

(93) $\int x \mathrm{e}^{ax} \mathrm{d}x = \dfrac{1}{a^2} \mathrm{e}^{ax}(ax-1) + C$

(94) $\int x^2 \mathrm{e}^{ax} \mathrm{d}x = \mathrm{e}^{ax}\left(\dfrac{x^2}{a} - \dfrac{2x}{a^2} + \dfrac{2}{a^3}\right) + C$

(95) $\int x^n \mathrm{e}^{ax} \mathrm{d}x = \dfrac{1}{a} x^n \mathrm{e}^{ax} - \dfrac{n}{a} \int x^{n-1} \mathrm{e}^{ax} \mathrm{d}x$

(96) $\int \mathrm{e}^{ax} \sin bx \mathrm{d}x = \dfrac{\mathrm{e}^{ax}}{a^2+b^2}(a \sin bx - b \cos bx) + C$

(97) $\int \mathrm{e}^{ax} \cos bx \mathrm{d}x = \dfrac{\mathrm{e}^{ax}}{a^2+b^2}(a \cos bx + b \sin bx) + C$

(98) $\int (\ln x)^2 \mathrm{d}x = x(\ln x)^2 - 2x \ln x + 2x + C$

(99) $\int (\ln x)^3 \mathrm{d}x = x(\ln x)^3 - 3x(\ln x)^2 + 6x \ln x - 6x + C$

(100) $\int (\ln x)^n \mathrm{d}x = x(\ln x)^n - n \int (\ln x)^{n-1} \mathrm{d}x$

(101) $\int \dfrac{\mathrm{d}x}{x\ln x} = \ln|\ln x| + C$

(102) $\int x^n \ln x \, \mathrm{d}x = x^{n+1}\left[\dfrac{\ln x}{n+1} - \dfrac{1}{(n+1)^2}\right] + C$

(103) $\int x^m (\ln x)^n \, \mathrm{d}x = \dfrac{x^{m+1}}{m+1}(\ln x)^n - \dfrac{n}{m+1}\int x^m (\ln x)^{n-1} \, \mathrm{d}x$

附录2　泊松分布数值表

$\sum\limits_{k \leqslant x} \dfrac{\lambda^k \mathrm{e}^{-\lambda}}{k!}$ 数值表

λ \ x	0.1	0.2	0.3	0.4	0.5	0.6	0.7
0	0.904837	0.818731	0.740318	0.670320	0.606531	0.548812	0.496585
1	0.995321	0.982477	0.963063	0.938448	0.909796	0.878099	0.844195
2	0.999845	0.998852	0.996390	0.992074	0.985612	0.977885	0.965858
3	0.999996	0.999943	0.999724	0.999224	0.998248	0.997642	0.994246
4	1.000000	0.999998	0.999974	0.999939	0.999928	0.999606	0.999214
5	1.000000	1.000000	0.999999	0.999996	0.999986	0.999962	0.999909
6	1.000000	1.000000	1.000000	1.000000	0.999999	0.999997	0.999990
7	1.000000	1.000000	1.000000	1.000000	1.000000	1.000000	0.999998
8							1.000000

λ \ x	0.8	0.9	1.0	2.0	3.0	4.0	5.0
0	0.449329	0.406570	0.367879	0.135335	0.049789	0.018361	0.006738
1	0.808792	0.772483	0.735759	0.406006	0.199148	0.091579	0.040428
2	0.852577	0.937144	0.919699	0.676677	0.423190	0.238105	0.124652
3	0.990920	0.988542	0.981012	0.857124	0.647232	0.433472	0.263026
4	0.998589	0.997657	0.996340	0.947348	0.815263	0.628839	0.440493
5	0.999816	0.999658	0.999406	0.983437	0.916082	0.785132	0.615961
6	0.999980	0.999958	0.999917	0.995467	0.966491	0.889326	0.762183
7	0.999999	0.999997	0.999990	0.998904	0.988095	0.948866	0.866628
8	1.000000	1.000000	0.999999	0.999763	0.996196	0.978636	0.931860
9			1.000000	0.999954	0.998897	0.991867	0.968172
10				0.999992	0.999707	0.997159	0.986205
11				0.999999	0.999928	0.999084	0.994547
12				1.000000	0.999983	0.999726	0.997931
13					0.999996	0.999923	0.999202
14					0.999999	0.999979	0.999774
15					1.000000	0.999994	0.999931
16						0.999998	0.999930
17						0.999999	0.999994
18						0.999999	0.999993
19						1.000000	0.999999
20							0.999999
21							1.000000

附录3 标准正态分布函数数值表

x	0	1	2	3	4	5	6	7	8	9
0.0	0.50000	0.50399	0.50798	0.51197	0.51595	0.51994	0.52392	0.52790	0.53188	0.53586
0.1	0.53983	0.54380	0.54776	0.55172	0.55567	0.55962	0.56356	0.56749	0.57142	0.57535
0.2	0.57926	0.58317	0.58706	0.59095	0.59483	0.59871	0.60257	0.60642	0.61026	0.61409
0.3	0.61791	0.62172	0.62552	0.62930	0.63307	0.63683	0.64058	0.64431	0.64803	0.65173
0.4	0.65542	0.65910	0.66276	0.66640	0.67003	0.67364	0.67724	0.68082	0.68439	0.68793
0.5	0.69146	0.69497	0.69847	0.70194	0.70540	0.70884	0.71226	0.71566	0.71904	0.72240
0.6	0.72572	0.72907	0.73237	0.73565	0.73891	0.72215	0.74537	0.74857	0.75175	0.75490
0.7	0.75804	0.76115	0.76425	0.76730	0.77035	0.77337	0.77637	0.77935	0.78230	0.78524
0.8	0.78814	0.79103	0.79389	0.79673	0.79955	0.80234	0.80511	0.80785	0.81057	0.81327
0.9	0.81594	0.81859	0.82121	0.82381	0.82639	0.82894	0.83147	0.83398	0.83646	0.83891
1.0	0.84134	0.84375	0.84614	0.84850	0.85083	0.85314	0.85543	0.85769	0.85993	0.86214
1.1	0.86433	0.86650	0.86864	0.87076	0.87286	0.87493	0.87698	0.87900	0.88100	0.88298
1.2	0.88493	0.88686	0.88877	0.89065	0.89251	0.89435	0.89617	0.89796	0.89973	0.90147
1.3	0.90320	0.90490	0.90658	0.90824	0.90988	0.91149	0.91309	0.91466	0.91621	0.91774
1.4	0.91924	0.92073	0.92220	0.92364	0.92507	0.92647	0.92786	0.92922	0.93056	0.93189
1.5	0.93319	0.93448	0.93574	0.93699	0.93822	0.93943	0.94062	0.94179	0.94295	0.94408
1.6	0.94520	0.94630	0.94738	0.94845	0.94950	0.95053	0.95154	0.95254	0.95352	0.95449
1.7	0.95543	0.95637	0.95728	0.95818	0.95907	0.95994	0.96080	0.96164	0.96246	0.96327
1.8	0.96407	0.96485	0.96562	0.96638	0.96712	0.96748	0.96856	0.96926	0.96995	0.97062
1.9	0.97128	0.97193	0.97257	0.97320	0.97381	0.97441	0.97500	0.97558	0.97615	0.97670
2.0	0.97725	0.97778	0.97831	0.97882	0.97932	0.97982	0.98030	0.98077	0.98124	0.98169
2.1	0.98214	0.98257	0.98300	0.98341	0.98382	0.98422	0.98461	0.98500	0.98537	0.98574
2.2	0.98610	0.98645	0.98679	0.98713	0.98745	0.98778	0.98809	0.98840	0.98870	0.98899
2.3	0.98928	0.98956	0.98983	0.99010	0.99036	0.99061	0.99086	0.99111	0.99134	0.99158
2.4	0.99180	0.99202	0.99224	0.99245	0.99266	0.99286	0.99305	0.99324	0.99343	0.99361
2.5	0.99379	0.99396	0.99413	0.99430	0.99446	0.99461	0.99477	0.99492	0.99506	0.99520
2.6	0.99534	0.99547	0.99560	0.99573	0.99585	0.99598	0.99609	0.99621	0.99632	0.99643
2.7	0.99653	0.99664	0.99674	0.99683	0.99693	0.99702	0.99711	0.99720	0.99728	0.99736
2.8	0.99744	0.99752	0.99760	0.99767	0.99774	0.99781	0.99788	0.99795	0.99801	0.99807
2.9	0.99813	0.99819	0.99825	0.99831	0.99836	0.99841	0.99846	0.99851	0.99856	0.99861
3.0	0.99865	0.99869	0.99874	0.99878	0.99882	0.99886	0.99889	0.99893	0.99896	0.99900

参考答案

习 题 一

1. (1) $x \geqslant 1$; (2) $x \leqslant 3$ 且 $x \neq 0$; (3) $x < -1$ 或 $x > 2$; (4) $-4 \leqslant x \leqslant 5$.

2. (1) $y = u^{\frac{1}{3}}$, $u = v^2$, $v = \sin\omega$, $\omega = x+1$.

   (2) $y = u^2$, $u = \ln v$, $v = \omega^{\frac{1}{2}}$, $\omega = x^2 + 5$.

   (3) $y = e^u$, $u = v^2$, $v = \sin\omega$, $\omega = \frac{1}{x}$.

   (4) $y = \arcsin u$, $u = \lg v$, $v = x-1$.

3. (1) -3; (2) 0; (3) $\frac{3}{2}$; (4) 8; (5) 0; (6) -1; (7) 1; (8) $\frac{1}{2}$; (9) $\frac{1}{6}$; (10) 2; (11) 6; (12) 1; (13) ∞; (14) $\frac{1}{2}$; (15) $\sqrt{5}$;

   (16) 1; (17) 0; (18) 2; (19) $\frac{2}{3}$; (20) 1; (21) $\frac{3}{5}$; (22) e^{-2}; (23) e^{-2}; (24) 1; (25) e^2; (26) e^{-k}.

4. (1) ∞; (2) 0; (3) 不存在; (4) 不存在.

5. 0, 0, 1, 4, 6, 不存在.

6. (1) 同阶无穷小; (2) 同阶无穷小; (3) 等价无穷小.

7. -2.

8. 略.

9. $x=0$ 第一类间断点;$x=1$ 第二类间断点.

10. $a=4$.

11. $x=0$ 跳跃间断.

12. 略.

习 题 二

1. $y = \frac{\sqrt{3}}{2} + \frac{1}{2}\left(x - \frac{\pi}{3}\right)$.

2. $(-1,-1),(1,1)$.

3. $y = 4(x-1)$ 或 $y = 8(x-2)$.

4. $a = c = \frac{b}{2}$.

5. (1) $A = f'(x_0)$; (2) $A = -f'(x_0)$; (3) $A = -f'(x_0)$; (4) $A = 2f'(x_0)$.

6. (1) 连续但不可导; (2) 连续但不可导; (3) 可导.

7. $v(t) = T'(t)$.

8. $m'(x_0)$.

9. (1) 4; (2) 40; (3) $4x$ (x 表示点到 A 的距离).

10. (1) $y' = 6x + 5$; (2) $y' = \frac{1}{\sqrt{x}} + \frac{1}{x^2}$; (3) $y' = 3x^2 - 4\sin x$;

    (4) $y' = \frac{3}{x\ln 2} + \sin x$; (5) $y' = 4(2x-1)$; (6) $y' = \frac{3}{x} + \frac{2}{x^2}$;

    (7) $y' = 2x\cos x - x^2 \sin x$; (8) $y' = \tan x + x\sec^2 x + \csc x \cot x$;

    (9) $y' = \frac{1 - 2\ln x}{x^3}$; (10) $y' = (x-b)(x-c) + (x-a)(x-c) + (x-a)(x-b)$;

    (11) $y' = \sin x(\tan x + x + x\sec^2 x)$; (12) $y' = \frac{2}{(x+1)^2}$; (13) $y' = \frac{-2}{x(1+\ln x)^2}$;

(14) $s' = \dfrac{2\cos x}{(1-\sin x)^2}$; (15) $y' = \dfrac{x\sec^2 x - \tan x}{x^2}$; (16) $y' = \dfrac{-4x}{(1+x^2)^2}$.

11. (1) $y'|_{x=\frac{\pi}{6}} = \dfrac{1}{2}$; $y'|_{x=\frac{\pi}{4}} = 0$. (2) $f'(0) = \dfrac{3}{25}$; $f'(2) = \dfrac{17}{15}$.

12. $y = \dfrac{x}{2} + 2$.

13. (1) $y' = 8(2x+5)^3$; (2) $y' = 5\cos\left(5t + \dfrac{\pi}{4}\right)$;

(3) $y' = \dfrac{-\sin\sqrt{x}}{2\sqrt{x}}$; (4) $y' = 2\tan x \sec^2 x$; (5) $y' = \dfrac{1}{x-1}$; (6) $y' = \dfrac{-2x}{(1+x^2)^2}$;

(7) $y' = \dfrac{-x}{\sqrt{1-x^2}}$; (8) $y' = \dfrac{2}{(1-2x)^2}$.

14. (1) $y' = 15(3x+1)^4$; (2) $y' = \dfrac{x}{\sqrt{(1-x^2)^3}}$; (3) $s' = A\omega\cos(\omega t + \varphi)$;

(4) $y' = 3x^2\cos(x^3)$; (5) $y' = 2\sec^2 x \tan x$; (6) $y' = \dfrac{1}{x^2}\csc^2\dfrac{1}{x}$;

(7) $u' = 3(v+1)\sqrt{v^2 + 2v + \sqrt{2}}$; (8) $y' = n\left(ax + \dfrac{b}{x}\right)^{n-1}\left(a - \dfrac{b}{x^2}\right)$;

(9) $y' = \dfrac{1}{\sqrt{(1+t)(1-t)^3}}$; (10) $y' = -2a\omega\sin(4\omega t + 2\varphi)$; (11) $y' = \dfrac{\cos x}{2\sqrt{1+\sin x}}$;

(12) $y' = -\dfrac{\sec^2 x}{2\sqrt{\tan^3 x}}$; (13) $y' = \dfrac{-2}{(1-2x)\ln 10}$; (14) $y' = \dfrac{\ln x}{x\sqrt{1+\ln^2 x}}$;

(15) $y' = 4(1+\sin^2 x)^3 \sin 2x$; (16) $y' = \dfrac{x\cos\sqrt{1+x^2}}{\sqrt{1+x^2}}$; (17) $y' = \dfrac{-x\sin x^2}{\sqrt{\cos x^2}}$;

(18) $y' = \dfrac{1}{x\ln(\ln x) \cdot \ln x}$; (19) $y' = \dfrac{2x+1}{(x^2+x+1)\ln a}$; (20) $y' = \dfrac{-2\sin 6x}{\sqrt[3]{(1+\cos 6x)^2}}$;

(21) $y' = \dfrac{3}{x} + \dfrac{x}{1+x^2}$; (22) $y' = \dfrac{1}{\sqrt{1+x^2}}$.

15. (1) $y' = \dfrac{1}{3}\sin\dfrac{2x}{3}\cot\dfrac{x}{2} - \dfrac{1}{2}\sin^2\dfrac{x}{3}\csc^2\dfrac{x}{2}$;

(2) $y' = \dfrac{\sin 2x \sin x^2 - 2x\sin^2 x \cos x^2}{(\sin x^2)^2}$; (3) $y' = \dfrac{\left(1 - \dfrac{1}{x^2}\right)\sec^2\left(x + \dfrac{1}{x}\right)}{2\sqrt{1+\tan\left(x + \dfrac{1}{x}\right)}}$;

(4) $y' = \dfrac{2x\cos 2x - \sin 2x}{x^2}$; (5) $y' = (1+x)\sin 2x - \cos^2 x$.

16. (1) 不正确，$\left(\sin\dfrac{4}{x^2}\right)' = \dfrac{-8}{x^3}\cos\dfrac{4}{x^2}$; (2) 不正确，$(\ln(1+x^2))' = \dfrac{2x}{1+x^2}$;

(3) 不正确，$(x^2 + \sqrt{1+x^3})' = 2x + \dfrac{(1+x^3)'}{2\sqrt{1+x^3}} = 2x + \dfrac{3x^2}{2\sqrt{1+x^3}}$.

17. (1) $y' = 2xe^x + 2e^x + 5x^4$; (2) $y' = \dfrac{x^2 e^x - 2xe^x}{x^4}$; (3) $y' = 10x^9 + 10^x \ln 10$;

(4) $s' = -3e^{-t}$; (5) $y' = 0$; (6) $y' = \dfrac{-x\arccos x}{\sqrt{1-x^2}} - 1$; (7) $y' = \dfrac{\dfrac{x}{\sqrt{1-x^2}} - \arcsin x}{x^2}$; (8) $y' = \dfrac{-1}{\sqrt{(x+1)(3-x)}}$;

(9) $y' = \sec^2 x + \dfrac{1}{1+x^2}$; (10) $y' = \dfrac{\arctan x}{2\sqrt{x}} + \dfrac{\sqrt{x}}{1+x^2}$; (11) $y' = -(x^2+1)e^{-x}$; (12) $y' = \dfrac{-1}{x(x+\sqrt{1+x^2})\sqrt{1+x^2}}$;

(13) $y' = \dfrac{2\arcsin x}{\sqrt{1-x^2}}$; (14) $y' = \dfrac{-1}{2\sqrt{x-x^2}}$; (15) $y' = \dfrac{e^{\frac{1}{x}}}{-x^2}$; (16) $y' = \dfrac{e^x}{2\sqrt{1+e^x}}$; (17) $y' = 2^x \ln 2 \cos 2^x$;

(18) $y' = e^{2t}(2\cos 3t - 3\sin 3t)$;(19) $y' = \dfrac{-1}{1+x^2}$;(20) $y' = \dfrac{e^x}{1+e^{2x}}$;(21) $y' = \dfrac{4\arctan\dfrac{x}{2}}{4+x^2}$;(22) $\dfrac{4}{(e^t+e^{-t})^2}$.

18. (1) $\dfrac{dy}{dx} = \dfrac{y}{y-x}$;(2) $\dfrac{dy}{dx} = \dfrac{ay-x^2}{y^2-ax}$;(3) $\dfrac{dy}{dx} = \dfrac{y-e^{x+y}}{e^{x+y}-x}$;(4) $\dfrac{dy}{dx} = \dfrac{-e^y}{1+xe^y}$.

19. (1) $y' = x^x(\ln x + 1)$;(2) $y' = \left(\dfrac{x}{1+x}\right)^x\left(\ln\dfrac{x}{1+x} + \dfrac{1}{1+x}\right)$;

(3) $y' = \dfrac{\sqrt{x+2}(3-x)^4}{(x+1)^5}\left(\dfrac{1}{2x+4} - \dfrac{4}{3-x} - \dfrac{5}{x+1}\right)$.

20. $\left.\dfrac{dy}{dx}\right|_{x=0} = \dfrac{1}{2}$.

21. 略.

22. 不一定，例如 $y = f(x) = x^2$.

23. (1) $y''' = 60x^2 - 72x$;(2) $y''' = e^x - e^{-x}$;(3) $y'' = 4(\cos 2x - x\sin 2x)$;

(4) $y'' = 9e^{3x+1}$;(5) $y'' = \dfrac{2(1-x^2)}{(1+x^2)^2}$;(6) $y'' = \dfrac{2(x-1)}{(x^2-2x+2)^2}$.

24. (1) $y^{(n)} = (-1)^{n+1}n!(1-x)^{-(n+1)}$;(2) $y^{(n)} = \dfrac{(-1)^n n!}{2}[(1+x)^{-(n+1)} - (1-x)^{-(n+1)}]$;

(3) $y^{(n)} = 2^n \sin\left(2x + \dfrac{n\pi}{2}\right)$;(4) $y^{(n)} = 2^{(n-1)}\cos\left(2x + \dfrac{n\pi}{2}\right)$.

25. (1) $y''|_{x=0} = 30$;(2) $f''(0) = -2$;(3) $y''|_{x=0} = -1$.

26. $a(t) = \dfrac{d^2 s}{dt^2} = -A\omega^2 \sin\omega t$.

27. (1) $dy = \left(\dfrac{1}{2\sqrt{x}} - \dfrac{1}{x^2}\right)dx$;(2) $dy = (\sin 2x + 2x\cos 2x)dx$;(3) $dy = \dfrac{dx}{\sqrt{(x^2+1)^3}}$;

(4) $dy = \dfrac{-2\ln(1-x)dx}{1-x}$;(5) $dy = 2xe^{2x}(1+x)dx$;

(6) $dy = e^{-x}[\sin(3-x) - \cos(3-x)]dx$;(7) $dy = \dfrac{-2xdx}{1+x^4}$;

(8) $dy = 8x\tan(1+2x^2)\sec^2(1+2x^2)dx$;

(9) $dy = -2xe^{-x^2+3}dx$;(10) $dy = \dfrac{-dx}{\sqrt{2x-x^2}}$.

28. (1) $d(2x+C) = 2dx$;(2) $d\left(\dfrac{3}{2}x^2 + C\right) = 3xdx$;(3) $d(\sin t + C) = \cos t\, dt$;

(4) $d\left(\dfrac{-\cos 3x}{3} + C\right) = \sin 3x\, dx$;(5) $d(\ln(1+x) + C) = \dfrac{1}{1+x}dx$;

(6) $d\left(\dfrac{-e^{-2x}}{2} + C\right) = e^{-2x}dx$;(7) $d(2\sqrt{x} + C) = \dfrac{1}{\sqrt{x}}dx$;

(8) $d\left(\dfrac{\tan 3x}{3} + C\right) = \sec^2 3x\, dx$.

习 题 三

1. (1) 满足，$\xi = \dfrac{1}{2}$;(2) 满足，$\xi = 0$;(3) 满足，$\xi = \dfrac{\pm\pi}{2}$.

2. (1) 满足，$\xi = \sqrt{3}$;(2) 满足，$\xi = \arccos\dfrac{2}{\pi}$.

3. 略.
4. 略.
5. 略.

6. (1) 1；(2) $\cos a$；(3) 1；(4) ∞；(5) $\dfrac{2}{5}$；(6) 2；(7) 1；(8) 1；(9) 1；(10) $-\dfrac{3}{2}$；(11) e^a；(12) 1；(13) $-\dfrac{1}{8}$；

(14) -1；(15) $\dfrac{1}{2}$；(16) $-\dfrac{1}{2}$；(17) 1；(18) 1．

7. 略．

8. (1) 单减区间 $(-1,3)$，单增区间 $(-\infty,-1)$、$(3,+\infty)$；(2) 单减区间 $(0,+\infty)$，单增区间 $(-\infty,0)$；

(3) 单减区间 $\left(-\infty,\dfrac{1}{2}\right)$，单增区间 $\left(\dfrac{1}{2},+\infty\right)$；(4) 单增区间 $(-\infty,+\infty)$．

9. 略．

10. (1) 凸的；(2) 凹的．

11. 略．

12. (1) 凸区间 $(-\infty,2)$，凹区间 $(2,+\infty)$，拐点 $(2,-5)$；(2) 凸区间 $(-\infty,2)$，凹区间 $(2,+\infty)$，拐点 $(2,2e^{-2})$；

(3) 凸区间 $(-\infty,-1)$、$(1,+\infty)$，凹区间 $(-1,+1)$，拐点 $(\pm 1,\ln 2)$；

(4) 凹区间 $\left(-\infty,\dfrac{1}{2}\right)$，凸区间 $\left(\dfrac{1}{2},+\infty\right)$，拐点 $\left(\dfrac{1}{2},e^{\arctan\tfrac{1}{2}}\right)$．

13.

(1) $y_{极大}\big|_{x=1}=10$，$y_{极小}\big|_{x=5}=-22$；(2) $y_{极小}\big|_{x=e}=e$；(3) 无极值；(4) $y_{极大}\big|_{x=-1}=17$，$y_{极小}\big|_{x=3}=-47$；

(5) $y_{极大}\big|_{x=\tfrac{3}{4}}=\dfrac{5}{4}$；(6) $y_{极大}\big|_{x=e}=e^{\tfrac{1}{e}}$；(7) $y_{极大}\big|_{x=\tfrac{5}{12}}=\dfrac{27}{\sqrt{701}}$．

14. $a=2$ 时，$f_{极大}\left(\dfrac{\pi}{3}\right)=\sqrt{3}$．

15. (1) $y_{最小}=-5$，$y_{最大}=80$；(2) $y_{最小}=-5+\sqrt{6}$，$y_{最大}=\dfrac{5}{4}$；(3) $y_{最小}=4$，$y_{最大}=13$．

16. $r=\sqrt[3]{\dfrac{V}{2\pi}}$，$h=2\sqrt[3]{\dfrac{V}{2\pi}}$．此时底直径与高的比是 $1:1$．

17. 当产量和价格分别是 250、175 元时，该产品的利润最大，最大利润是 16950 元．

18. (1) 17 岁(大约)之前单调递增，17 岁(大约)之后单调递减；

(2) 患病率最大的年龄是 17 岁(大约)，最高患病率是 30%．

19. $AD=15$ km．

20. 略．

21. 略．

习 题 四

1. (1) $\dfrac{3^{x+2}}{\ln 3}+C$；(2) $\dfrac{2}{5}x^{\tfrac{5}{2}}+\dfrac{1}{2}x^2-\dfrac{2}{3}x^{\tfrac{3}{2}}-x+C$；(3) $\dfrac{3}{2}x^{\tfrac{2}{3}}-\dfrac{6}{5}x^{\tfrac{5}{3}}+\dfrac{3}{8}x^{\tfrac{8}{3}}+C$；(4) $\sin x-\cos x+C$；

(5) $2\sqrt{x}-\cos x+e^x+C$；(6) $-4\cot x+C$；(7) $\arctan x-\dfrac{1}{x}+C$；(8) $\dfrac{1}{3}x^3-x+\arctan x+C$；

(9) $\dfrac{8}{15}x^{\tfrac{15}{8}}+C$；(10) $\dfrac{2}{\ln a-\ln 3}\left(\dfrac{a}{3}\right)^x-\dfrac{5}{1-\ln 3}\left(\dfrac{e}{3}\right)^x+C$．

2. (1) $\dfrac{2}{3}(x-1)^{\tfrac{3}{2}}+C$；(2) $\dfrac{8}{3}\ln|3x+2|+C$；(3) $-\dfrac{1}{36(2x^2-3)^9}+C$；(4) $-\ln|1+\cos x|+C$；

(5) $\dfrac{x}{2}+\dfrac{1}{12}\sin 6x+C$；(6) $-\sin\dfrac{1}{x}+C$；(7) $\dfrac{1}{2}(\arctan x)^2+C$；(8) $\ln(1+e^x)+C$；

(9) $\ln|1+\ln x|+C$；(10) $-2\cos\sqrt{x}+C$；(11) $(x^3-5)^{\tfrac{1}{3}}+C$；(12) $\dfrac{1}{2}\tan^2 x+\ln|\cos x|+C$；

(13) $2\arctan\sqrt{x}+C$；(14) $\arctan e^x+C$；(15) $2\sqrt{x}-2\ln(1+\sqrt{x})+C$；(16) $\ln\left|\dfrac{\sqrt{1+e^x}-1}{\sqrt{1+e^x}+1}\right|+C$；

(17) $\arccos\dfrac{1}{x}+C$；(18) $2\arcsin\dfrac{x}{2}-\dfrac{x}{2}\sqrt{4-x^2}+C$；(19) $\ln\left|x-1+\sqrt{x^2-2x-8}\right|+C$；(20) $\dfrac{1}{6}\arctan\dfrac{3}{2}x+C$．

3. (1) $x\arcsin x+\sqrt{1-x^2}+C$; (2) $\sin x-x\cos x+C$; (3) $x\ln^2 x-2x\ln x+2x+C$; (4) $\frac{1}{2}e^{-x}(\sin x-\cos x)+C$;

(5) $\sin x\ln\sin x-\sin x+C$; (6) $e^x(x^2+1)+C$; (7) $\frac{1}{3}x^3-\frac{3}{2}x^2+9x-27\ln|x+3|+C$; (8) $3\ln|x-2|-2\ln|x-1|+C$;

(9) $\frac{1}{2}\left[\ln|x+1|+\arctan x-\frac{1}{2}\ln(1+x^2)\right]+C$; (10) $\frac{1}{x+1}+\frac{1}{2}\ln|x^2-1|+C$; (11) $\frac{3}{2}\ln|x^2+2x+5|-\frac{7}{2}\arctan\frac{x+1}{2}+C$;

(12) $-\sqrt{1-x^2}+\arcsin x+C$; (13) $\sin x-\frac{2}{3}\sin^3 x+\frac{1}{5}\sin^5 x+C$; (14) $x[(\arcsin x)^2-2]+2\sqrt{1-x^2}\arcsin x+C$;

(15) $\frac{1}{3}(1+x^2)^{\frac{3}{2}}-\sqrt{1+x^2}+C$; (16) $2\ln|\sqrt{x+1}+1|\sqrt{x+1}-4\sqrt{x+1}+C$; (17) $\frac{1}{8}x-\frac{1}{32}\sin 4x+C$;

(18) $x\tan x+\ln|\cos x|-\frac{x^2}{2}+C$; (19) $\ln|\sin x+\cos x|+C$; (20) $\frac{1}{2}(\ln\tan x)^2+C$.

习 题 五

1. $\frac{1}{2}$.

2. (1) 0; (2) $\frac{\pi a^2}{2}$; (3) 0; (4) $\frac{3}{2}$.

3. (1) $\geqslant$; (2) $\geqslant$; (3) $\geqslant$; (4) $\geqslant$.

4.

(1) $2\leqslant I\leqslant 9$; (2) $\frac{2}{5}\leqslant I\leqslant\frac{1}{2}$; (3) $\frac{1}{e}\leqslant I\leqslant 1$; (4) $\frac{1}{2}\leqslant I\leqslant\frac{\sqrt{2}}{2}$.

5. (1) $\cos x^2$; (2) $-\sqrt{1-x^2}$; (3) $2xe^{x^2}-e^x-2x+1$; (4) $\tan x$.

6. (1) $\frac{1}{2}$; (2) $\frac{1}{24}$.

7. (1) 1; (2) 2; (3) $\frac{\pi}{4}$; (4) e^2-e; (5) $\frac{\pi}{4}-\frac{1}{2}\ln 2$; (6) $\frac{1}{4}$; (7) $-\frac{1}{8}$; (8) $e-\sqrt{e}$; (9) $\frac{1}{2}\left(1-\frac{1}{e}\right)$;

(10) $\frac{\pi}{4}-\arctan e$; (11) $\pi+\frac{4}{3}$ (12) $x<1$时无定义; (13) $2\ln 2-1$; (14) $\ln\sqrt{3}-\ln\sqrt{2}$;

(15) $1-\frac{\pi}{4}$; (16) 1; (17) 1; (18) 1; (19) $\frac{1}{5}(e^\pi-2)$; (20) $1-\frac{2}{e}$.

10. (1) $\frac{1}{2}$; (2) 发散; (3) π; (4) 发散; (5) $-\frac{1}{2}$; (6) $\frac{\pi}{2}$.

11. (1) 1; (2) ; (3) $\frac{7}{12}$; (4) $\frac{4}{3}$; (5) ; (6) $\frac{3}{2}-\ln 2$.

12. (1) $\frac{32}{3}\pi$; (2) $160\pi^2$; (3) $V_x=\frac{4}{5}\pi$，$V_y=\frac{1}{2}\pi$; (4) $V_x=\frac{64}{15}\pi$，$V_y=\frac{8}{3}\pi$.

13. 71800.
14. 21330.
15. 5.8g.
16. 70.2.
17. 182.6.

习 题 六

1. (1) 三阶; (2) 二阶; (3) 一阶; (4) 二阶.

2. (1) $y=e^{Cx}$; (2) $y=\frac{1}{2}x^2+\frac{1}{5}x^3+C$; (3) $\arcsin y=\ln(x+\sqrt{1+x^2})+C$;

(4) $y=\frac{1}{C+a\ln(1-a-x)}$; (5) $10^{-y}+10^x=C$; (6) $\tan x\tan y=C$;

(7) $(x-4)y^4=Cx$; (8) $\sin x\sin y=C$; (9) $3x^4+4(y+1)^3=C$;

(10) $(e^x+1)(e^y-1)=C$; (11) $2e^y-e^{2x}=1$; (12) $\cos x=\sqrt{2}\cos y$; (13) $y=e^{\tan\frac{x}{2}}$;

(14) $x^2 y = 4$; (15) $2\sqrt{2}\cos y = 1 + \mathrm{e}^x$.

3. (1) $y = x\mathrm{e}^{Cx+1}$; (2) $y^2 = x^2 \ln(Cx^2)$; (3) $y + \sqrt{y^2 - x^2} = Cx^2$; (4) $x + 2y\mathrm{e}^{\frac{x}{y}} = C$;

(5) $\ln y = \dfrac{y}{x} - 1$; (6) $y^2 = 2x^2(\ln x + 2)$.

4. (1) $y = (x + C)\mathrm{e}^{-x}$; (2) $y = \dfrac{x^2}{3} + \dfrac{3x}{2} + \dfrac{C}{x}$; (3) $y = C\cos x - 2\cos^2 x$; (4) $y = \dfrac{\sin x + C}{x^2 - 1}$;

(5) $x = Cy^3 + \dfrac{y^2}{2}$; (6) $y = 2 + C\mathrm{e}^{-x^2}$; (7) $2x\ln y = \ln^2 y + C$; (8) $y = \dfrac{x}{\cos x}$;

(9) $y = \dfrac{\pi - 1 - \cos x}{x}$; (10) $y = \dfrac{-5\mathrm{e}^{\cos x} + 1}{\sin x}$; (11) $\dfrac{1}{y^4} = C\mathrm{e}^{-4x} - x + \dfrac{1}{4}$;

(12) $y = \sin x + 2\mathrm{e}^{-\sin x} - 1$; (13) $y^2 = -\dfrac{2}{3}x\ln x - \dfrac{4}{9}x + \dfrac{C}{x^2}$.

5. (1) $y = \dfrac{1}{8}\mathrm{e}^{2x} - \sin x + \dfrac{1}{2}C_1 x^2 + C_2 x + C_3$; (2) $y = x\mathrm{e}^x - 3\mathrm{e}^x + \dfrac{1}{2}C_1 x^2 + C_2 x + C_3$;

(3) $\arctan\dfrac{y}{\sqrt{C_1}} = x + C_2$; (4) $y = C_1 \mathrm{e}^x + C_2$; (5) $y = C_1 \cos ax + C_2 \sin ax$;

(6) $y = -\dfrac{C_1}{x} + C_2$; (7) $y = -\dfrac{1}{2}x^2 + C_1 x + C_2$.

6. (1) $y = C_1 \mathrm{e}^{-2x} + C_2 \mathrm{e}^x$; (2) $y = C_1 \mathrm{e}^x + C_2 \mathrm{e}^{3x}$; (3) $y = C_1 \mathrm{e}^{2x} + C_2 \mathrm{e}^{3x}$ ，特解为 $y = \dfrac{1}{2}\mathrm{e}^{2x}$;

(4) $y = \mathrm{e}^{2x}(C_1 \cos x + C_2 \sin x)$; (5) $y = \mathrm{e}^{3x}(C_1 + C_2 x)$;

(6) $x = \mathrm{e}^{-t}(\cos 2t + \sin 2t)$; (7) $y = (C_1 + C_2 x)\mathrm{e}^{\frac{x}{2}}$.

7. 0.2819 .

8. 略.

习 题 七

1. (1) $D = \{(x,y) \mid |y| < |x|\}$; (2) $D = \{(x,y) \mid |y| \neq |x|\}$; (3) $D = \{(x,y) \mid x \geq 0, y \geq 0, x^2 \geq y\}$;

(4) $D = \{(x,y) \mid x^2 + y^2 < 16\}$.

2. (1) 0; (2) $-\dfrac{1}{4}$; (3) 9; (4) 2.

3. (1) $(1, 2)$; (2) $x = n\pi, y = m\pi$.

4. (1) $\dfrac{\partial z}{\partial x} = 3x^2 y - y^3, \dfrac{\partial z}{\partial y} = x^3 - 3xy^2$; (2) $\dfrac{\partial z}{\partial x} = \dfrac{2x+1}{y}\mathrm{e}^{2x+y}, \dfrac{\partial z}{\partial y} = \dfrac{xy - x}{y^2}\mathrm{e}^{2x+y}$;

(3) $\dfrac{\partial u}{\partial x} = \dfrac{2x}{x^2 + y^2 + z^2}, \dfrac{\partial u}{\partial y} = \dfrac{2y}{x^2 + y^2 + z^2}, \dfrac{\partial u}{\partial z} = \dfrac{2z}{x^2 + y^2 + z^2}$;

(4) $\dfrac{\partial z}{\partial x} = \dfrac{1}{y}\cos\dfrac{x}{y}\cos\dfrac{y}{x} + \dfrac{y}{x^2}\sin\dfrac{x}{y}\sin\dfrac{y}{x}, \dfrac{\partial z}{\partial y} = -\dfrac{x}{y^2}\cos\dfrac{x}{y}\cos\dfrac{y}{x} - \dfrac{1}{x}\sin\dfrac{x}{y}\sin\dfrac{y}{x}$;

(5) $\dfrac{\partial z}{\partial x} = \dfrac{1}{\ln(x + \ln y)(x + \ln y)}, \dfrac{\partial z}{\partial y} = \dfrac{1}{y\ln(x + \ln y)(x + \ln y)}$;

(6) $\dfrac{\partial z}{\partial x} = y(1+x)^{y-1}, \dfrac{\partial z}{\partial y} = (1+x)^y \ln(1+x)$.

5. (1) $z'_x\left(\dfrac{\pi}{2}, \dfrac{\pi}{4}\right) = 2, z'_y\left(\dfrac{\pi}{2}, \dfrac{\pi}{4}\right) = 4$; (2) $z'_x(3,4) = \dfrac{2}{5}, z'_y(3,4) = \dfrac{1}{5}$.

6. (1) $\dfrac{\partial^2 z}{\partial x^2} = 6xy$, $\dfrac{\partial^2 z}{\partial y^2} = 2x^3 - 18xy$, $\dfrac{\partial^2 z}{\partial x \partial y} = 6x^2 y - 9y^2 - 1$;

(2) $\dfrac{\partial^2 z}{\partial x^2} = -2a^2 \cos 2(ax + by)$, $\dfrac{\partial^2 z}{\partial y^2} = -2b^2 \cos 2(ax + by)$, $\dfrac{\partial^2 z}{\partial x \partial y} = -2ab \cos 2(ax + by)$.

7. (1) $dz = \left(y + \dfrac{1}{y}\right)dx + x\left(1 - \dfrac{1}{y^2}\right)dy$; (2) $dz = -\dfrac{1}{x}e^{\frac{y}{x}}\left(\dfrac{y}{x}dx - dy\right)$; (3) $du = yzx^{yz-1}dx + zx^{yz}\ln x\,dy + yx^{yz}\ln x\,dz$;

   (4) $dz = \dfrac{2}{(x-y)^2}(xdy - ydx)$.

8. $\Delta z = -0.119, dz = -0.125$.

9. (1) $\dfrac{\partial z}{\partial x} = \dfrac{2x}{y^2}\ln(3x-2y) + \dfrac{3x^2}{(3x-2y)y^2}$, $\dfrac{\partial z}{\partial y} = -\dfrac{2x^2}{y^3}\ln(3x-2y) - \dfrac{2x^2}{(3x-2y)y^2}$.

   (2) $\dfrac{\partial z}{\partial x} = 3x^2\sin y\cos y(\cos y - \sin y)$; $\dfrac{\partial z}{\partial y} = -3x^3\sin y\cos y(\sin y + \cos y)$.

   (3) $\dfrac{du}{dx} = e^{ax}\sin x$; (4) $\dfrac{dz}{dx} = -\dfrac{e^x(1+x)}{1+x^2e^{2x}}$.

10. (1) $\dfrac{\partial u}{\partial x} = f_1' + yf_2' + yzf_3'$, $\dfrac{\partial u}{\partial y} = xf_2' + xzf_3'$, $\dfrac{\partial u}{\partial z} = xyf_3'$; (2) $\dfrac{\partial u}{\partial x} = 2xf_1' + ye^{xy}f_2'$, $\dfrac{\partial u}{\partial y} = -2yf_1' + xe^{xy}f_2'$.

11. 略.

12. (1) $\dfrac{dy}{dx} = \dfrac{x+y}{x-y}$; (2) $\dfrac{\partial z}{\partial x} = \dfrac{z}{x+z}$, $\dfrac{\partial z}{\partial y} = \dfrac{z^2}{y(x+z)}$; (3) 1.

13. (1) 极大值：$f(2,-2) = 8$; (2) 极大值：$f(3,2) = 36$; (3) 极小值：$f\left(\dfrac{1}{2},-1\right) = -\dfrac{e}{2}$.

14. $x = y = z = \dfrac{2\sqrt{3}}{3}R$.

15. $\left(\pm\dfrac{4}{3}, \dfrac{4}{3}, \dfrac{4}{3}\right)$.

16. (1) $\int_0^1 dx \int_{x^2}^x f(x,y)dy$; (2) $\int_0^4 dx \int_{\frac{x}{2}}^{\sqrt{x}} f(x,y)dy$; (3) $\int_0^1 dy \int_{e^y}^{e} f(x,y)dx$; (4) $\int_0^1 dy \int_{\arcsin y}^{\pi - \arcsin y} f(x,y)dx$.

17. (1) $\dfrac{76}{3}$; (2) $\dfrac{6}{55}$; (3) $\dfrac{64}{15}$; (4) $\dfrac{9}{4}$; (5) $\dfrac{2}{3}\pi(b^3 - a^3)$; (6) $\dfrac{1}{3}R^3\left(\pi - \dfrac{4}{3}\right)$; (7) $\pi\ln 2$.

18. $\dfrac{4}{3}$.

19. 略.

习 题 八

1. 略.
2. (1) $A\bar{B}\bar{C}$; (2) $AB\bar{C}$; (3) $A + B + C$; (4) $\overline{ABC}$.
3. $A + B = B$; $AB = A$.
4. 概率是一个理论值，是不变的．而频率是一个实际值，是变量，即每次试验通常是不同的，概率不是频率的极限．
5. (1) 共有 12 种场合是
(1, 2) (1, 3) (1, 4) (2, 1) (2, 3) (2, 4) (3, 1) (3, 2) (3, 4) (4, 1) (4, 2) (4, 3) .
(2) 共有 16 种场合是
(1, 1) (1, 2) (1, 3) (1, 4) (2, 1) (2, 2) (2, 3) (2, 4) (3, 1) (3, 2) (3, 3) (3, 4) (4, 1) (4, 2) (4, 3) (4, 4) .
6. 以 $A_i\,(i = 1, \cdots, 6)$ 代表出现各点数骰子
(1) $A_1 + A_2$; (2) $A_1 + A_2 + A_3$; (3) $A_4 + A_5 + A_6$; (4) $A_1 + A_3 + A_5$.

7. $P = \dfrac{C_{13}^1 C_{13}^1 C_{13}^1 C_{13}^1}{C_{52}^4} = 0.1055$.

8. (1) $\dfrac{C_6^1 C_4^1}{C_{10}^2}$; (2) $\dfrac{C_6^1 C_4^2}{C_{10}^3}$.

9. (1) $\dfrac{C_3^1 C_{37}^2}{C_{40}^3}$; (2) $\dfrac{C_3^2 C_{37}^1}{C_{40}^3}$; (3) $\dfrac{1}{C_{40}^3}$; (4) $\dfrac{C_{37}^3}{C_{40}^3}$.

10. (1) 0.4; (2) 0.7; (3) 0.8.
11. $P = 0.19575$.
12. $P = 0.93 \times 0.88 = 0.8184$.

13. $P=0.9\times0.9\times0.9=0.729$.
14. (1) 0.02; (2) 0.72; (3) 0.26.
15. (1) $\dfrac{6}{9}\times\dfrac{5}{7}=\dfrac{10}{21}$; (2) $\dfrac{3}{9}\times\dfrac{2}{7}=\dfrac{2}{21}$; (3) $1-\dfrac{12}{21}=\dfrac{3}{7}$.
16. 0.94.
17. (1) $0.7\times0.8\times0.5=0.28$; (2) 0.97.
18. $P = P(A)+P(BC)-P(ABC) = 0.3+0.2\times 0.2 - 0.3\times 0.2\times 0.2 = 0.328$.
19. (1) $P = 0.97\times\dfrac{2}{3}+0.98\times\dfrac{1}{3}=\dfrac{73}{75}$; (2) $P=\dfrac{0.02\times\dfrac{1}{3}}{\dfrac{2}{75}}=\dfrac{1}{4}=0.25$.
20. $P = \dfrac{1}{C_{12}^3}\times\dfrac{C_9^3}{C_{12}^3}+\dfrac{C_3^2 C_9^1}{C_{12}^3}\times\dfrac{C_8^3}{C_{12}^3}+\dfrac{C_3^1 C_9^2}{C_{12}^3}\times\dfrac{C_7^3}{C_{12}^3}+\dfrac{C_9^3}{C_{12}^3}\times\dfrac{C_6^3}{C_{12}^3}=\dfrac{7056}{12100}$.
21. (1) $\dfrac{1}{2}$; (2) $\dfrac{2}{9}$.
22. $C_3^2\times 0.52^2\times 0.48$.
23. $C_5^1\times 0.03\times 0.97^4$.
24. $1-0.9995^{2000}$.
25. $C_{300}^4\times 0.01^4\times 0.99^{296}$.
26. (1) $\xi>1000$; (2) $\xi<1500$; (3) $\xi\geqslant 1000$.
27.

ξ	0	1	2	3	4	5
P	$\dfrac{C_{95}^5}{C_{100}^5}$	$\dfrac{C_5^1 C_{95}^4}{C_{100}^5}$	$\dfrac{C_5^2 C_{95}^3}{C_{100}^5}$	$\dfrac{C_5^3 C_{95}^2}{C_{100}^5}$	$\dfrac{C_5^4 C_{95}^1}{C_{100}^5}$	$\dfrac{1}{C_{100}^5}$

28.

ξ	0	1	2	3
P	$\dfrac{3}{4}$	$\dfrac{9}{44}$	$\dfrac{9}{220}$	$\dfrac{1}{220}$

29. (1) $A=\dfrac{1}{\pi}$; (2) $\dfrac{2}{3}$; (3) $F(X)=\begin{cases}0 & x<-1\\ \dfrac{1}{\pi}\arcsin x+\dfrac{1}{2} & -1\leqslant x\leqslant 1\\ 1 & x>1\end{cases}$.

30. (1) $A=1$; (2) 0.4; (3) $\varphi(x)=\begin{cases}0 & x<0\\ 2x & 0\leqslant x\leqslant 1\\ 1 & x>1\end{cases}$.

31. $M(\xi)=\dfrac{-1}{3}$, $D(\xi)=\dfrac{37}{18}$, $\sigma(\xi)=\dfrac{\sqrt{74}}{6}$.

32. $\varphi(y)=\begin{cases}\dfrac{2e^y}{\pi(e^{2y}+1)} & y>0\\ 0 & y\leqslant 0\end{cases}$.

33. $M(\xi_1)=220, D(\xi_1)=280, M(\xi_2)=220, D(\xi_2)=800$,
    $D(\xi_1)\leqslant D(\xi_2)$, 乙的均匀性较差.
34. $M(\xi_1)=2.4, D(\xi_1)=0.44, M(\xi_2)=1.9, D(\xi_2)=0.69$.
    甲的平均得分较好, 且甲的技术比较稳定
35. (1) 0.1359; (2) 0.9861; (3) 0.0392; (4) 0.8788.
36. (1) 0.8413; (2) 0.0030; (3) 0.4013; (4) 0.7612.
37. 0.9973.

习题 九

1. (1) 11; (2) 1; (3) 6.
   (4) $(x+2y)(x-y)^2$; (5) 90; (6) $(-1)^{n+1}a_n b_1 b_2 \cdots b_{n-1}$.

2. (1) $x=-1$或$x=5$; (2) $x=\pm1$或$x=\pm3$.

3. (1) 逆序数=9, 奇排列; (2) 逆序数=16, 偶排列.

4. $A_{21}=2, A_{22}=-3, A_{23}=8, A_{24}=4$.

5. (1) $x_1=1, x_2=-3$; (2) $x_1=1, x_2=2, x_3=3$.

6. (1) $A-3B=\begin{pmatrix} 4 & 2 & -10 & 9 \\ 0 & -10 & 0 & 4 \\ -2 & 6 & -16 & 4 \end{pmatrix}$; (2) $X=\begin{pmatrix} 3 & 4 & -5 & 3 \\ 5 & 0 & -7 & 8 \\ 6 & 2 & 3 & 3 \end{pmatrix}$.

7. (1) $\begin{pmatrix} 10 & 4 & 3 \\ 4 & -3 & 1 \end{pmatrix}$; (2) $\begin{pmatrix} 8 & 13 & 6 & 7 \end{pmatrix}$; (3) $\begin{pmatrix} 1 & 2 & 3 \\ 2 & 4 & 6 \\ 3 & 6 & 9 \end{pmatrix}$;

   (4) $\begin{pmatrix} -2 & -4 & -4 \\ -4 & -8 & -8 \\ -6 & -12 & -12 \end{pmatrix}$; (5) $\begin{pmatrix} -2 & 50 \\ 6 & 41 \end{pmatrix}$.

8. $\begin{pmatrix} 11 & 1 \\ 7 & 8 \end{pmatrix}$.

9. (1) $\begin{pmatrix} -9 & 0 & 6 \\ -6 & 0 & 0 \\ -6 & 0 & 9 \end{pmatrix}$; (2) $\begin{pmatrix} 0 & 0 & 6 \\ -3 & 0 & 0 \\ -6 & 0 & 0 \end{pmatrix}$.

10. 都不成立.

11. $\begin{pmatrix} 7 & 2 & 4 \\ 5 & -2 & 1 \\ 1 & 1 & -2 \end{pmatrix}$.

12. 略.

13. 略.

14. 2.

15. (1) $\begin{pmatrix} \frac{3}{2} & -\frac{5}{2} \\ -1 & 2 \end{pmatrix}$; (2) $\begin{pmatrix} -\frac{3}{8} & -\frac{1}{8} & \frac{7}{8} \\ -1 & 0 & 1 \\ \frac{3}{4} & \frac{1}{4} & -\frac{3}{4} \end{pmatrix}$; (3) $\begin{pmatrix} \frac{1}{4} & \frac{1}{4} & \frac{1}{4} \\ \frac{1}{2} & -\frac{1}{2} & \frac{1}{2} \\ -\frac{1}{4} & -\frac{1}{4} & \frac{3}{4} \end{pmatrix}$.

16. (1) $\begin{pmatrix} 2 & -1 & 1 \\ -7 & 5 & -3 \\ -3 & 2 & -1 \end{pmatrix}$; (2) $\begin{pmatrix} -11 & 2 & 2 \\ -4 & 0 & 1 \\ 6 & -1 & -1 \end{pmatrix}$; (3) $\begin{pmatrix} 1 & 3 & -2 \\ -\frac{3}{2} & -3 & \frac{5}{2} \\ 1 & 1 & -1 \end{pmatrix}$.

17. (1) $\begin{pmatrix} 3 & -2 \\ 5 & -4 \end{pmatrix}$; (2) $\begin{pmatrix} 2 & 2 \\ -1 & 1 \\ 4 & 1 \end{pmatrix}$; (3) $\begin{pmatrix} -2 & 2 & 1 \\ -\frac{8}{3} & 5 & -\frac{2}{3} \end{pmatrix}$.

18. (1) $r(A)=2$; (2) $r(A)=3$.

19. (1) $\begin{cases} x_1=-1 \\ x_2=2 \\ x_3=1 \end{cases}$; (2) 无解; (3) $\begin{cases} x_1=-2c_1+c_2+3 \\ x_2=c_1 \\ x_3=c_2 \\ x_4=-1 \\ x_5=2 \end{cases}$, c_1, c_2为任意常数;

(4) $\begin{cases} x_1 = -2c_1 + 3c_2 \\ x_2 = c_1 \\ x_3 = -4c_2 \\ x_4 = c_2 \end{cases}$, c_1, c_2 为任意常数.

20. 当 $a = 5$ 时，有无穷多解：$\begin{cases} x_1 = -\dfrac{1}{5}c_1 - \dfrac{6}{5}c_2 + \dfrac{4}{5} \\ x_2 = \dfrac{3}{5}c_1 - \dfrac{7}{5}c_2 + \dfrac{3}{5} \\ x_3 = c_1 \\ x_4 = c_2 \end{cases}$, c_1, c_2 为任意常数.

21. (1) $\lambda_1 = -4$，相应的特征向量为 $k_1 \begin{pmatrix} -6 \\ 5 \end{pmatrix}, k_1 \neq 0$，

$\lambda_2 = 7$，相应的特征向量为 $k_2 \begin{pmatrix} 1 \\ 1 \end{pmatrix}, k_2 \neq 0$；

(2) $\lambda_1 = \lambda_2 = 2$，相应的特征向量为 $k_1 \begin{pmatrix} 1 \\ 4 \\ 0 \end{pmatrix} + k_2 \begin{pmatrix} 1 \\ 0 \\ 4 \end{pmatrix}$，$k_1, k_2$ 不全为零，

$\lambda_3 = -1$，相应的特征向量为 $k \begin{pmatrix} 1 \\ 0 \\ 1 \end{pmatrix}$，$k \neq 0$；

(3) $\lambda_1 = \lambda_2 = -1$，相应的特征向量为 $k_1 \begin{pmatrix} -1 \\ 2 \\ 0 \end{pmatrix} + k_2 \begin{pmatrix} -1 \\ 0 \\ 1 \end{pmatrix}$，$k_1, k_2$ 不全为零，

$\lambda_3 = 8$ 相应的特征向量为 $k \begin{pmatrix} 2 \\ 1 \\ 2 \end{pmatrix}$，$k \neq 0$；

(4) $\lambda_1 = \lambda_2 = \lambda_3 = 2$，相应的特征向量为 $k_1 \begin{pmatrix} -2 \\ 1 \\ 0 \end{pmatrix} + k_2 \begin{pmatrix} 1 \\ 0 \\ 1 \end{pmatrix}$，$k_1, k_2$ 不全为零.

22. 略.
23. (1) $\lambda_1 = -1$，$\lambda_2 = 5$；(2) $|\boldsymbol{B}| = -5$.
24. 略.
25. -12.